神农本草经讲读

（第二版）

宋永刚　著

中国中医药出版社

· 北 京 ·

图书在版编目（CIP）数据

神农本草经讲读 / 宋永刚著 . —2 版 . —北京：中国中医药
出版社，2018.1（2020.11重印）

ISBN 978-7-5132-4648-4

Ⅰ . ①神… Ⅱ . ①宋… Ⅲ . ①《神农本草经》—研究
Ⅳ . ① R281.2

中国版本图书馆 CIP 数据核字（2017）第 308316 号

中国中医药出版社出版

北京经济技术开发区科创十三街31号院二区8号楼
邮政编码 100176
传真 010-64405750
三河市同力彩印有限公司印刷
各地新华书店经销

开本 710×1000 1/16 印张 16.5 字数 270 千字
2018 年 1 月第 2 版 2020 年 11 月第 2 次印刷
书号 ISBN 978 - 7 - 5132 - 4648 - 4

定价 69.00 元
网址 www.cptcm.com

社 长 热 线 010-64405720
购 书 热 线 010-89535836
维 权 打 假 010-64405753

微信服务号 zgzyycbs
微商城网址 https：//kdt.im/LIdUGr
官方微博 http：//e.weibo.com/cptcm
天猫旗舰店网址 https：//zgzyycbs.tmall.com

如有印装质量问题请与本社出版部联系（010-64405510）

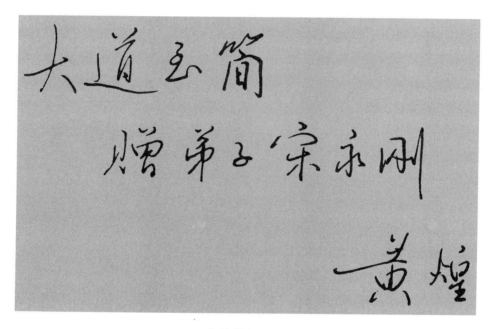

大道至简

赠弟子宋永刚

黄煌

黄煌教授题词

内容提要

　　《神农本草经》是我国现存最早的药物学专著，是中医四大经典著作之一，药物的功效和主治是其主要内容。作者通过多年的研究，以临床应用为立足点，从临床医案、各家论述、组方应用、文献考证等方面对115味药物的功效与临床应用进行了较为详细的论述，对中医临床具有重要的参考价值。

黄　序

　　《神农本草经讲读》是中医才俊宋永刚老师的力作，我读后颇感欣慰。

　　要学好中医，需要读经典。大凡方脉家，《伤寒论》要读，《金匮要略》要读，本草学经典的《神农本草经》也应该精读。相对来说，前两本经典的注释解读书籍较多，而后者却是屈指可数。注本有徐灵胎的《神农本草经百种录》、陈修园的《神农本草经读》、邹润安的《本经疏证》等，均为清代医家所撰，但通俗读本，就很难道出二三了。我赞赏宋永刚老师的眼光和勇气，《神农本草经讲读》写得好、出得及时，为当今青年中医们读经典、用经典提供了一本很好的参考读物。

　　立足临床，力求实用；不求其全，但求其真；讲解通俗，注重可读性。这是作者编写本书的原则，我完全赞同。在当今社会，只有在这种思想指导下编写的中医书籍，才能为年轻人所接受，才能被广大的临床医生所认可。我相信，《神农本草经讲读》一定会被广大的读者所喜爱。

宋永刚老师长期从事中医的教学和临床工作，对古典中医学情有独钟。2008 年，他来南京中医药大学当访问学者，他是冲着经方来的，冲着方证药证研究来的。回去后，他先出版了《名方 60 首讲记》《中医小方杂谈》，是讲方的；这次，他又撰写了《神农本草经讲读》，是讲药的。宋永刚是务实的。因为对于临床医生来说，方药的应用是永远打不完的基本功。在我看来，当今我国中医界学术水平的提高，不在于理论上的大突破，而在于经典医学思想的广覆盖以及方药应用技能的大提高。宋永刚老师所做的工作，对于促进当今中医学术的发展以及中医人才的培养提高，是有积极意义的。

南京中医药大学教授 黄煌

2011/12/1

自 序

教学与临床既久，回想起来，接触最多的是经方，而学习与应用经方就不得不翻阅原文，即《伤寒论》和《金匮要略》，在多次品尝到经方成功治验的成就后，越发对中医经典产生来自内心的好感，也越发感叹经典就是经典，绝非虚传。

在众多的经方中，半夏厚朴汤是我特别擅长使用的一个经方，原方主治"妇人咽中如有炙脔"，笔者使用半夏厚朴汤不下百余次，已经远远超出了治疗"梅核气"的范围，大部分情况用于治疗咽喉诸疾。而急慢性咽炎、化脓性扁桃体炎等以咽喉疼痛为主诉的病证，在多方治疗不效的情况下，以半夏厚朴汤合桔梗汤为主方进行加减，至今无一败案。

为什么半夏厚朴汤合桔梗汤治疗咽喉诸痛会有如此好的疗效？除了方药对证之外，还有没有更令人信服的理论依据？带着这些疑问，我走进《神农本草经》。书中记载，半夏主"咽喉肿痛"，厚朴主"气血痹"，桔梗主"胸胁痛如刀刺"，甘草主"金创肿"等，看来答案并不难找。

阳和汤主治"阴疽"，方中麻黄能够"破癥坚积聚"；百合固金汤主治肺肾阴虚之咳喘，方中当归"主咳逆上气"；真武汤主治阳虚水肿，方中芍药能够"利小便"；当归贝母苦参丸主治"妊娠小便难，饮食如故"，方中苦参能够"逐水"，主"溺有余沥"等。以上功效并非为诸药的常用功效，但都能在《神农本草经》中找到答案。

《黄帝内经》《难经》《神农本草经》《伤寒杂病论》被称为中医的

四大经典，其中《神农本草经》（简称《本经》）是我国现存最早的药物学专著。

《神农本草经》书名首见于西晋皇甫谧的《针灸甲乙经·序》，张华在《博物志》中简言之为《神农经》，至南朝时，《本经》的流传版本中药物至少有"595种、441种、319种"三种，道教思想家陶弘景，对三种不同传本的内容进行整合，从中选定了365味药物及其内容，又从《名医别录》中选择了365味药物及其内容，共计730种，在保留上、中、下三品分类的基础上，按照药物的自然属性创造性地将药物分为玉石、草木、虫兽、果、菜、米食及有名无用七大类。陶氏为了区分两种底本不同资料源的内容，采用"朱文"和"墨文"两色书写方式予以标记，这对《神农本草经》的传承具有十分重要的文献价值。

此后，诸多本草专著如《新修本草》《本草纲目》等均传载了《本经》的内容。自宋代至清代，有多本《本经》的复辑本问世。近半个世纪以来，随着学院教育的迅速发展，人们对《本经》的研究成果日益增多，如著名的本草研究专家尚志钧校点的《神农本草经校点》，张树生、马长武主编的《神农本草经贯通》，叶显纯、叶明柱所著的《神农本草经临证发微》，陕西中医学院张登本教授的《全译全注神农本草经》等。其中，叶显纯教授结合运用《本经》药物的经验，从临床角度进行了研究，具有重要的临床参考价值。

近年来，随着对《伤寒杂病论》研究的深入，人们对《本经》药物研究的热情也日益提高，其应用经验散在于公开发表的杂志、报刊及专著中，这为笔者撰写本书提供了丰富的材料。笔者涉足医林20余载，始终坚持在教学、临床一线，对药物与方剂的研究有一定的体会。于是，经过数年的潜心研究，终于完成了该书的撰写。

本书的写作坚持以下几个原则：

一、立足临床，体现实用。《本经》是一部关于临床药物学的专著，主要内容就是药物的功效与应用。只有立足于临床研究该书，才能真正体现《本经》这一经典的价值。所以，笔者广泛搜集临床资料，从临床的角度进行了阐释与论证。

二、不求其全，但求其真。《本经》收载365味药物，但均未提及药物的基源，这部分内容已不可考证。虽然《本经》中的药物经过了两千多年的临床验证，但部分药物的功效尚未查找到应用的记录，对于这部分内容，笔者也略而不谈。笔者所阐释的药物或内容均已经过临床的验证。

三、讲解通俗，注重可读。据考证，《本经》大约成书于汉代，距今已有两千多年的历史，其原文词义深奥，加上字义的变迁，使得临床医师对《本经》中部分药物的理解存在一定的困难，从而影响了其在临床上的应用。所以，笔者运用通俗易懂的语言对其进行讲解，便于读者理解。

《本经》收载365味药物，按上、中、下三品进行分类，这种分类过于笼统。所以，笔者打乱了《本经》的编排顺序，借鉴现行《中药学》的编排体例，按药物的功效进行分类并编排，更符合现代业医者的翻阅习惯。

中医药学是一个伟大的宝库，药物是其重要内容之一，《本经》内容丰富，博大精深，笔者虽然潜心于斯数载，未能也不可能将这一经典中的全部内容研究清楚，加上笔者的水平有限，错讹之处在所难免，恳请同道指正。

宋永刚

2011年于山东烟台养马岛

目　录

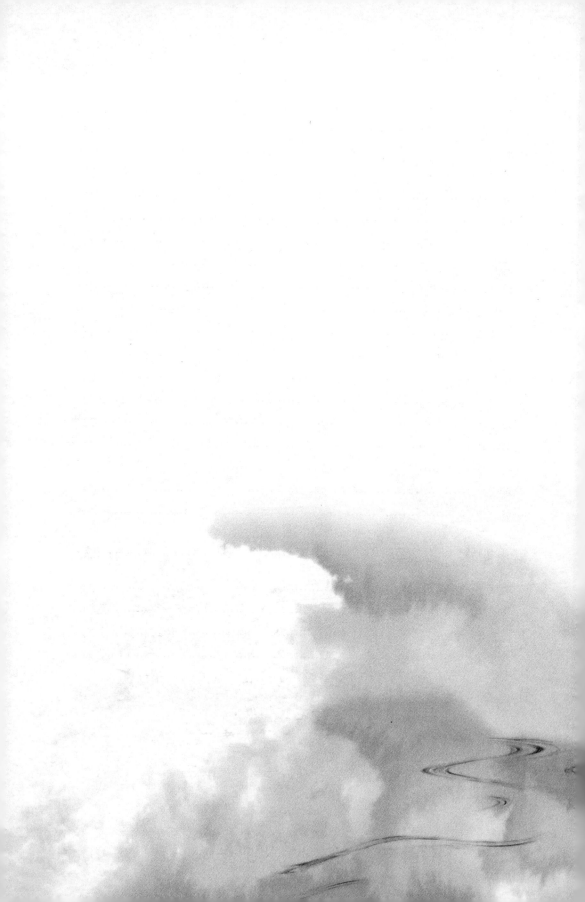

第一章　解表药

凡以发散表邪，解除表证为主要作用，治疗表证的药物，称为解表药，大多具有辛味。本章内容主要介绍麻黄、桂枝、细辛、防风、白芷、葛根、升麻、柴胡共8味药。

麻　黄

原文：味苦温。主中风伤寒头痛，温疟，发表出汗，去邪热气，止咳逆上气，除寒热，破癥坚积聚。

麻黄为《本经》中品，为麻黄科植物草麻黄、中麻黄、木贼麻黄的草质茎。现代中药学教材认为，具有发汗作用的药味是辛味，因麻黄具有较强的发汗作用，故认为麻黄味辛，这与《本经》所言不符。笔者认为，有关五味的理论并不具有普适性，也就是说具有发汗作用的药物并不一定具有辛味；反过来讲，具有辛味的药物也不一定具有发汗作用。

对于麻黄是否具有辛味争议很大，但并不能由此而对其发汗作用进行质疑，不仅如此，麻黄强大的发汗作用自古至今被广泛认可。故《本经》云其"发汗出表"，这是麻黄的最基本作用。

中医治疗疾病时有一个原则，那就是祛除邪气时要给邪气一个出路。经云："其在皮者，汗而发之。"也就是说，侵犯到人体肌表的邪气，要通过发汗的方法来治疗。麻黄通过其发汗作用，可治疗外感风寒之邪所致的头痛，这在《伤寒论》中有具体的临床应用："太阳病，头痛，发热，身疼，腰痛，骨节疼痛，恶风，无汗而喘者，麻黄汤主之。"临床上凡外感风寒所致的头痛、无汗、恶寒等，均可用本方来治疗。2007 年秋，笔者一朋友受凉后头痛，鼻塞，无汗，微恶风寒，诊断为外感风寒表实证，予麻黄汤加白芷，仅服一剂，2 小时后头痛即愈。可能是未能发汗的缘故，患者一夜未眠，笔者分析系麻黄的兴奋作用所致。这是对《本经》原文主治"中风伤寒头痛"一个很好的例证。

取麻黄的发汗作用，可治疗外感风寒所致的恶寒、发热、鼻塞、流清涕、无汗、脉浮紧等风寒表实证。有的患者突出表现为发热，若伴有无汗，用手触之干热而无汗（笔者最常触摸患者背部），取《伤寒论》之麻黄汤原方煎服汗出即效，不但退热迅速，而且往往半剂或一剂即安。笔者观察：治疗外感风寒，卫阳被郁之发热，大多数患者在服用麻黄汤半剂，盖被 20 分钟左右即可出大汗，伴随着大量的汗出，体温迅速下降，疗效极佳，多不反弹，屡试屡验。

2007 年深秋的一个下午，我带儿子外出游玩，由于穿衣较少，可能外感风寒，出现鼻流清涕、打喷嚏等，体温并不高，当时未处理。晚饭后，儿子犯困，躺在床上不愿活动。看到此种情况，我断定孩子生病，以手试温，儿子体温在 39℃ 左右（我用手测温的准确度比较高），且全身干燥、无汗、呼吸气热，时有咳嗽。怎么办？以前都是去药店买退热药、消炎药，这次我决定用中药。疏方：麻黄 15g，桂枝 10g，杏仁 10g，生甘草 5g，担心并发炎症，加生石膏 30g。去药店抓药 2 付，共 3.5 元。急煎，由于放入的水较多，而煎药时间短，煎出的药液太多，给儿子喝了半付药的量，覆被取汗，药后大约 20 分钟开始出汗，很快全身大汗淋漓，儿子体温降至正常。第二天上午，体温正常，唯略有咳嗽，鼻塞流清涕，已无大碍。风寒表实证已解，余药弃之，不得再用。

笔者认为，原文中的"去邪热气"并非是热邪，而是风寒外束肌表，阳气内郁而出现的发热，这种发热的治疗方法是发汗，故麻黄能治之。本品能够"除寒热"，可以理解为祛除恶寒发热，麻黄是发散风寒药，恶寒发热是表证的表现，故能治之。

温疟，现在一般认为属于疟疾的一种，即先发热后恶寒的一类疟疾。不过笔者认为，此处的温疟，可以理解为恶寒发热一类的疾病，"有一分恶寒，便有一分表证"，所以，温疟当作表证解也未尝不可。

现代中药学一般认为麻黄有三大功效：发汗解表，宣肺平喘，利水消肿。因其能宣肺平喘，故可用于外感风寒所致的咳嗽、喘息等，这在临床上的应用极为广泛，最常与杏仁配伍应用。若治疗风寒外束之咳嗽，可与杏仁、甘草同用，即三拗汤，这是治疗风寒咳嗽的基本方；若见外感风寒，内停水饮之咳嗽、痰多清稀等，可与桂枝、半夏、细辛等同用，如小青龙汤；若外感风寒，入里化热而致邪热壅肺之咳喘，须配伍清热泻火之石膏，如麻黄杏仁甘草石膏汤，等等，用麻黄类方治疗咳喘的病例还很多，不胜枚举，只要辨证准确，疗效均佳。这些均可以看作是本品能够"止咳逆上气"的佐证。药理研究也发现，麻黄所含的麻黄碱、伪麻黄碱均具有缓解支气管平滑肌痉挛的作用。

陈瑞春先生认为临床用麻黄治咳嗽药量宜轻不宜重。因为肺为华盖，轻清在上，所以用麻黄治咳，旨在宣肺，用量宜轻。吴鞠通说的"治上焦如羽，非轻不举"，即是指肺药要轻用。再者，麻黄用量过大，有耗伤肺气之虞，每剂3～5g，用得恰到好处。陈瑞春毕生喜欢用麻黄治咳嗽，尤其是冬春两季咳嗽，麻黄是必用药，夏秋也不忌用麻黄，但用量都很轻。如果嫌其量轻不能祛病，可以用前胡、桔梗、紫苏叶、紫菀、款冬花之类药，辅佐麻黄宣肺，既达到宣肺止咳的目的，又无耗气或留邪之弊。陈瑞春先生还认为，如在小青龙汤中用麻黄其量可用10g，因其有五味子的收敛，麻黄量大无碍。麻黄炙用，药力更缓和而有效，量稍大亦无妨。

现代药理研究还证实，麻黄具有一定的活血作用，故能够"破癥坚积聚"，所谓的"癥坚积聚"实际上是指能够看得见摸得着的肿块一类的病证，比如肌肉深部组织的脓肿、慢性骨髓炎、骨结核等。此类疾病大多表现为漫肿无痛，局部皮色不变，但均比较顽固，缠绵难愈，大多属于阴证疮疡的范围，用阳和汤治疗具有一定的效果。阳和汤的药物组成是：熟地黄一两（30g），麻黄五分（1.5g），鹿角胶三钱（9g），白芥子二钱（6g），肉桂一钱（3g），生甘草一钱（3g），姜炭五分（1.5g）。方中麻黄用量并不大，既能散寒散结，又能制约熟地黄的滋腻之性。如治刘某，25岁，2000年5月17日初诊。产后4个月，双侧乳房冷痛1个月。曾经多家中、西医院诊断为乳腺增生性病变或慢性乳腺炎，服用抗生素及疏肝理气化痰散结类中药，症状时轻时重。诊见：尚在哺乳期，乳汁量少，皮色如常，双侧乳房均可触及结块，大小不等，最大如黄豆大小，质中，光滑，活动，压痛，自觉乳内冷痛、酸痛，喜温熨，伴见形体消瘦，舌质淡、苔白，脉沉细。西医诊断：乳腺小叶增生病。中医诊断：乳癖，证属虚寒型。治以温中和阳，散寒通滞，方用阳和汤加味。处方：熟地黄10g，鹿角胶（烊化）9g，白芥子（炒研）5g，干姜炭、麻黄各1.5g，肉桂、甘草各3g，黄芪 30g，夏枯草 20g。每天 1 剂，水煎服。服 2 剂后，冷痛明显好转，乳液增多。守上方继服 3 剂，冷痛痊愈，结块减小。去肉桂、麻黄、白芥子等辛散温化诸药，继服 5 剂，诸症悉除。随访 1 年未复发。[新中医，2005，（3）：72]

综上所述，《本经》记载了麻黄的发汗、平喘、散结等作用，而对其利水作用却没有认识到。

桂 枝

原文：味辛温。主上气，咳逆，结气喉痹，吐吸，利关节，补中益气。久服通神，轻身不老。

桂枝为《本经》上品，原名牡桂，为樟科植物肉桂的嫩枝，味辛性温，主"上气"，即气机上冲，这种气机上冲可见于中医的奔豚。奔豚是指病人自觉有气从少腹上冲胸咽的一种病证，时发时止。由于气冲如豚之奔突，故名奔豚气。西医的神经症、冠心病等有类似症状者，可参照本证辨证论治。临床以患者自觉气从少腹上冲胸咽为主要症状特征。发作时，常伴有腹痛、胸闷气急、心悸、惊恐、烦躁不安，甚则抽搐、厥逆，或少腹有水气上冲至心下，或兼有乍寒乍热等。临床所见，有不少患者在发作时可见腹主动脉不自主的跳动，此类患者大多形体消瘦。

桂枝治疗气上冲，在《伤寒论》中有较多的应用记录，如"太阳病，下之后，其气上冲者，可与桂枝汤，方用前法。若不上冲者，不得与之"。这里明确强调桂枝汤治疗气上冲。再如"烧针令其汗，针处被寒，核起而赤者，必发奔豚，气从少腹上冲心者，灸其核上各一壮，与桂枝加桂汤"，此条则进一步说明桂枝具有平冲降逆的作用。还有，苓桂术甘汤主治"伤寒若吐若下后，心下逆满，气上冲胸，起则头眩，脉沉紧，发汗则动经，身为阵阵摇者"。通过对《伤寒论》含桂枝的方剂分析发现，此类方剂大多能够治疗心悸，在桂枝甘草汤中表达得更为明确："发汗过多，其人叉手自冒心，心下悸，欲得按者，桂枝甘草汤主之"。类似的条文还有很多。再者，含有桂枝的炙甘草汤主治"伤寒，脉结代，心动悸"。

徐某，男，64 岁，军人，2001 年 10 月 13 日。平素体健，忽于今年春末某日，感觉小腿"刷"地一下，一股气上冲至腹部、胸部、咽喉，周身冷汗，难受之极，惊恐莫名，但一分钟即过。此后，或一天有 1 ~ 2 次发作，或多至10 多次，睡在床上也发，也有十天半月安然无恙者。去空军总医院住院检查一个月，无任何发现，未予确诊。此奔豚气病也。察其脉沉而弦，舌质淡，边有齿痕。拟以调营卫，降冲逆为治，用桂枝加桂汤加味：桂枝 18g，赤、白芍各10g，炙甘草 6g，大枣 7 个，生姜 20g，肉桂 10g，生龙骨 30g，牡蛎 30g。7 剂。服毕，多次随访，未再发作。(《绍奇谈医》)

咳逆即咳喘，也是气机上逆的一个表现，不过咳逆是呼吸系统疾患。小青龙汤主治外寒内饮之咳喘证，一般认为方中的桂枝是外散风寒的药物，不过，桂枝对于咳喘也具有一定的治疗作用。药理研究发现：桂枝所含的挥发油由呼吸系统排出，对呼吸道有消炎作用，且可稀释其分泌液的黏稠度，有祛痰、止咳作用。

吐吸即指呼吸，不管是外邪，还是痰饮、瘀血等内因，均可影响到肺的功能而引起呼吸异常，这种异常即表现为咳喘，而桂枝能够主治"咳逆"，当然也就能够主"吐吸"。

由于气机不利，咽喉为之不利，故发为喉痹，相当于急慢性咽喉炎等病证。桂枝所治的喉痹，多为慢性炎症，绝无热证可言。查其咽：不红或暗红。问其苦：夜间疼痛加重。查其舌：舌淡或暗，苔滑。诊其脉：脉涩或结。此属痰饮内结。治疗当以化痰散结。如《伤寒论》之半夏散及汤，由桂枝、甘草、半夏各等分组成，主治"少阴病，咽中痛"。

由于桂枝具有辛散温通的特点，故能够温通经脉而"利关节"，主治风湿痹阻之关节疼痛等病证。现代临床将桂枝广泛用于痹证的治疗，如风湿性关节炎、类风湿性关节炎、颈椎病、腰肌劳损、膝关节病变、坐骨神经痛等。在《伤寒杂病论》中运用桂枝"利关节"的方剂很多，如桂枝芍药知母汤主治"诸肢节疼痛，身体尪羸，脚肿如脱，头眩短气，温温欲吐者"，桂枝附子汤主治"伤寒八九日，风湿相搏，身体疼烦，不能自转侧，不呕不渴，脉浮虚而涩者"，黄芪桂枝五物汤主治"血痹阴阳俱微，寸口关上微，外证身体不仁，如风痹状"等。

刘某，患四肢麻木一年余，夜晚尤甚。用维生素 B_{12} 与维生素 B_1 肌肉注射60 余日，疗效不明显。后改为针灸治疗，初针有小效，继之无效。症见气虚懒言，疲乏无力，四肢麻木以上肢较甚，臀部发凉，脉双沉细，舌质淡嫩，苔薄

白。取黄芪桂枝五物汤治之，服 15 剂，诸症俱蠲。[四川中医，1983，（5）：27]

桂枝辛散温通，能够助阳化气，一般用于助肾阳，化膀胱之气，治疗阳气虚弱、气化不利之水肿、小便不利等。然本品亦能振奋中焦阳气，治疗中焦虚寒证，如《伤寒论》之小建中汤，此即为"补中益气"，名为补气，实则补阳。如果从补益气血的角度来理解，用少量的肉桂更为合适。一般认为，在补益气血的方剂中，配伍少量的肉桂，能够振奋人体的阳气，对补益气血的方剂具有增强作用，如十全大补汤即是在八珍汤的基础上加黄芪、肉桂而成。

因其能"补中益气"，又属上品，故久服能够"通神，轻身不老"笔者认为这与道家的养生思想有着密切的关系。

《本经》介绍药物时只介绍其性味、功效、主治等，而未对药物的基源进行描述，所以部分药用植物存在着不确定性。牡桂究竟是指桂枝，还是肉桂，至今仍有争议。而从《本经》所描述牡桂的性味、作用来看，桂枝完全能够治疗上述病证，而肉桂为辛热之品，与桂枝有所区别，虽然不是区别要点。从现代药理研究看，桂枝与肉桂在有效成分及药理方面无区别。然二者所含挥发油的高低有很大不同。所以，有学者认为，桂枝与肉桂的作用相同而力量不同，桂枝含挥发油少而力弱，肉桂含挥发油多而力强。经方中的药名只有桂枝而无肉桂，但是从现代临床应用来看，有单用桂枝者，有单用肉桂者，也有桂枝、肉桂同用者。以上三种情况，笔者均有应用的情况。单就其发汗作用而言，肉桂的作用确实比桂枝强，这是不争的事实。

细　辛

原文： 味辛温。主咳逆，头痛脑动，百节拘挛，风湿痹痛，死肌。久服明目，利九窍，轻身长年。

细辛为《本经》上品，为马兜铃科植物辽细辛、细辛或汉城细辛的带根全草。

细辛主咳逆，即咳嗽，肺气上逆，在《伤寒论》中应用广泛，小青龙汤、苓甘五味姜辛汤、射干麻黄汤等方中均含本品，治疗外寒内饮或痰饮内停所致的咳嗽，临床应用时多与干姜、五味子等同用，笔者常用量多在 5g 左右。

细辛因其"根极细而味极辛"得名。其味辛，走窜之性甚强，能够温通经脉，擅长止痛。

细辛的止痛作用甚强，广泛用于多种疼痛性疾病的治疗，如牙痛、胃痛、各种痹痛等。药理研究也发现细辛具有较强的止痛作用。笔者运用细辛、白芷各 10g，煎后漱口，治疗风冷牙痛，疗效极佳。《景岳全书》载二辛煎，由北细辛三钱、石膏一两组成，治"阳明胃火，牙根口舌肿疼不可当，先用此汤漱之，漱后敷以二香散，或仍服清胃等药以治其本"。上二味，用水二碗，煎一碗，乘热频漱之。

细辛与麻黄、附子等同用，即《伤寒论》之麻黄细辛附子汤，广泛用于风寒湿所致的诸痹痛，如治某女，32 岁。2007 年 11 月 18 日初诊。腰剧烈疼痛 1 周，在弯腰起身、上楼梯时明显加重，伴小腹痛。在某医院经针灸治疗无效。刻诊：面色㿠白，大便不成形，舌质淡，边有齿痕，脉沉细。此为肾阳虚、寒湿凝滞之候。治宜温肾散寒，除湿止痛。处方：苍术 30g，附片（先煎 2 小时）80g，北细辛 15g，麻黄 15g，川乌（先煎 2 小时）30g，草乌（先煎 2 小时）30g。3 剂后，腰痛大减，仅感腰酸软不适，去麻黄、川乌、草乌，加杭巴戟、淫羊藿等补肾填精之品合交泰丸，3 剂后病愈。[湖北中医杂志，2008，（2）：77]

细辛也是治疗头痛的常用药，临床上常在辨证选方的基础上加入本品以增强止痛治标之功。此即为原文之"头痛脑动，百节拘挛，风湿痹痛"。

由于细辛具有良好的温经止痛作用，治疗血虚受寒之冻疮时，可与当归、桂枝、芍药等同用，如当归四逆汤、当归四逆加吴茱萸生姜汤等。冻疮易于溃破而形成"死肌"。

王某，男，33 岁，2003 年 2 月 18 日初诊。患者自述：10 年来在街边摆摊，以修理自行车为生，每至冬季，颜面、耳部、手足均有不同程度的冻伤，今年尤为严重，白天手足肿痛，夜间奇痒难忍，已不能从事正常工作半月余，外涂药膏，煎药熏洗，口服西药（药名不详）均不见效。经查：该患者颜面、耳郭多处冻伤，两颧部已溃烂流水，手指红肿胀大，手背部红肿较甚，局部已溃烂。双足趾多处红肿，左足跟后上方已溃烂流水。又问诊得知：该患者素日恶风惧寒，从不敢食寒凉之品，且手足易冷，虽属青壮年龄，但腰部酸困，且早泄，舌淡苔白，脉沉细缓。属血虚寒凝，内有久寒之当归四逆加吴茱萸生姜汤证无疑，随投该方以养血通脉，温阳散寒。当归30g，白芍20g，通草10g，桂枝30g，吴茱萸10g，细辛3g，生姜30g，大枣12枚，炙甘草10g。嘱其水煎，黄酒为引，日服1剂，3剂后复诊。2月22日二诊，患者述：服药1剂，如虫行皮中状，自觉浑身发热，非常舒适。当晚痒痛大为减轻，3剂服尽痛痒消失。为巩固疗效，守方继服10剂告愈。随访2004年冬，虽气温较往年更低而未再复发。［河南中医，2005，（10）：17］

一般而言，细辛无补益作用，所以不宜久服，而原文云"久服明目""轻身长年"恐为不妥。不过，临床上配伍适当，亦可中病。不仅《本经》记载本品能够明目，陶弘景也谓其"最能除痰明目"，受其启示，胡兆满先生在治疗眼科病证时，每于辨证方中伍入该药，屡获良效。如曾治一视神经萎缩之视力减退目生飞蚊患者，其罹病近十载，影响工作，苦不堪言，曾多次住院经中西医综合治疗，先后服中药近百剂，疗效不显，几经辗转，方邀余诊治。查阅前医之方，大凡补益肝肾、养血益精、明目退翳之属，余观其脉证，乃方证无违。遂宗原法，试伍细辛治之。药用：细辛7g，枸杞、丹参、草决明、木贼、密蒙花、熟地、菟丝子各15g，龟甲、沙苑蒺藜各12g，全蝎5g。连服15剂，症状明显好转。续服20剂，竟获痊愈。［四川中医，1995，（3）：19］

细辛味辛，具有开窍作用，可用于外寒客窍之暴聋、暴盲等。如1991年1月13日一女初诊，38岁，因双眼视力突然丧失10天就诊。自述10天前不慎落水，衣裤尽湿，归家后迅即更换清洗，拥被而卧，但始终寒冷浸骨，彻夜不暖，次日醒来，两眼昏黑，渺无所见，仅存光感，伴身痛恶寒，心甚骇异。即去医院专科检查，内、外眼及颅内均未见异常，西医给予观察治疗1周无效。转来我处求治。其人面青神疲，唇黯舌胖苔白。全身仍强痛不适，两眼昏暗，不辨人物，仅有光感，且终日困顿欲寐，六脉沉细如丝。辨证属寒中少阴，治则宣肺温肾。方药麻黄细辛附子汤：麻黄15g，辽细辛10g，附片30g。上方服1剂，汗微出，身痛减，光感增强，2剂尽，汗出较多，身痛已，两眼可辨人物。服至4剂尽，视力恢复，诸症痊愈。［中医杂志，1994，（8）：504］

从临床应用来看，本品的通窍作用最常用于鼻塞的治疗。治疗外感之鼻塞，常在辨证选方的基础上酌加本品，具有良好的通窍作用；若见慢性鼻炎、鼻窦炎等鼻塞症状明显者亦可辨证选用本品，临床极为常用。

本品不仅用于有形之窍闭证，对于窍闭神昏，细辛也是常用之品。治疗痰厥、中恶所致的神志昏迷，可单用末吹鼻取嚏；治疗风痰上壅，癫痫昏厥者，可单用末吹鼻取嚏，或配伍天南星、半夏等祛痰之品。

药理研究发现，细辛具有较强的毒性，其毒性成分为黄樟醚，易于挥发，所以久煎本品可降低其毒性。而在《本经》中却未记载其毒性，不仅如此，《本经》把细辛列为上品，故云"久服"能够"轻身长年"，显然与道家的养生思想有关。其后历代本草也未说细辛有毒，到南宋陈承认识到"细辛单用末，不可过半钱匕，多则气闷而死"，虽未明确说明细辛有毒，但已经认识到细辛的毒副作用。此后，"细辛不过钱"的说法就流传下来。药典规定细辛煎服用量为1～3g，显然与陈承的说法不相符。散剂的用量与煎剂的用量应该有很大的差别。所以，现今善用细辛的中医临床工作者所用细辛的用量已经大大超出了一钱的限制。笔者临床应用本品时多在5～8g，常规煎服，从未产生中毒反应。

防 风

原文：味甘温。主大风眩痛，恶风，风邪目盲无所见，风行周身骨节疼痛，烦满。久服轻身。

防风为《本经》上品，是伞形科植物防风的根，因善祛外风而得名，所治病证均与风有关。伤于风，故恶风。

首先，防风主治"大风眩痛"，即外感风邪所致的眩晕、头痛等。从临床应用来看，川芎茶调散是治疗风邪头痛的主方，即含本品。《普济方》治偏正头痛，痛不可忍，用防风、白芷各四两，共为细末，炼蜜和丸，如弹子大，空心服。而用防风治疗眩晕者，临床鲜见。

其次，防风并无明目之功，现代临床鲜有用者。但若风邪上攻可致视物昏涩，用本品的目的在于祛风而不是明目。治疗风邪上攻之目疾，必须配伍明目之品，如《东医宝鉴》治头目不清用防风散，由防风、川芎、白芷、菊花、甘草各一两组成，为末，每服二钱，清茶调下。若因失血，血不养睛，羞明视蒙，眉骨太阳酸痛者，常与当归、熟地、白芍、生地等同用，如《原机启微》之当归补血汤。若圆翳内障，不痛不痒，渐至失明者，与茺蔚子、玄参、知母等同用，如《秘传眼科龙木论》之防风散。若小儿热毒上攻，目生翳障，与大黄、栀子、赤芍等同用，如《活幼口议》之小防风汤。

防风素有"风药中之润剂"之称，说明防风具有祛风胜湿作用，风湿外侵，闭阻经络，气血不通，则"周身骨节疼痛"，即发为痹。也有不少患者因疼痛而心烦意乱，即"烦满"。防风既能祛风，又能胜湿，为治疗痹证常用之品，独活寄生汤、桂枝芍药知母汤等均含防风，二方均是治疗痹证的常用名方。

现代药理研究发现，防风具有抗炎、镇痛等作用，这为本品治疗风湿性疾患提供了药理依据。

风湿祛，则身体轻，故能"轻身"，此说与道家的养生思想有很大关系。然本品非补益之品，不宜久服。

总之，防风之名与其功效可以说是名副其实。

白 芷

原文：味辛温。主女人漏下赤白，血闭阴肿，寒热风头，侵目泪出，长肌肤、润泽，可作面脂。

白芷为《本经》中品，为伞形科植物白芷或杭白芷的根，因具有治疗白癜风等色素脱失作用而得名。这种作用可用作美容，故能够"长肌肤、润泽"，并可"作面脂"而成为常用的美容护肤品。现在美容市场上以其为原料的化妆品和美容产品层出不穷。而纯正的白芷，其美容效果更为显著。白芷对美白祛斑有显著的作用，并可改善微循环，促进皮肤的新陈代谢，延缓皮肤衰老。

某女，36岁，额部面颊黄褐斑年余，颇为烦恼，遍寻美容，究访医道，取效甚微，诊其别无他疾，嘱其以白芷、珍珠，共研极细粉，每晚蛋清调涂敷面，湿热熏20分钟，7天后容颜靓净，褐消斑退，实有惊人之喜。[河南中医，2006，（2）：74]

药理研究表明，白芷基本作用有三方面，一是白芷含挥发油，局部外用，使血管扩张，改善血液循环，从而促进皮肤色素的吸收；二是作为香料使用，可以赋予芳香气味；三是白芷有抗菌和抑制皮肤真菌作用，又是古人治疗痤疮的常用药物，临床观察白芷尚对灼伤性瘢痕有治疗作用。

此外，白芷中所含呋喃香豆精类化合物有光敏作用，当其进入机体后，一旦受到日光或紫外线照射，则可使受照射处皮肤发生日光性皮炎，使受照部位红肿、色素增加、表皮增厚等，这种机理可用于白癜风等色素脱失性疾病的治疗，临床屡见报道。对于正常肤色是否有影响，尚未见临床报道。

涂华中于 20 世纪 80 年代初曾师事于上海中医学院周光英教授，先生以重剂白芷治疗痤疮，取效甚佳。近年来笔者效法治愈了众多痤疮患者，如治王某，女，24 岁。述其面部痤疮反复发作 1 年余，近 1 月有加重趋势，用中西药多方治疗其症状未能控制。诊见：额头两面颊及三角区见红色小疖肿，兼有白色粉刺，亦有挤压溃破渗出多处，诊时为经前，有焦虑、烦躁不安情绪。追述患者半年来经量渐减，而白带增多。舌质淡红，苔白微腻，脉象弦滑。予肺脾同治兼以疏肝调冲，解郁化湿。处方：白芷 30g，苦参 9g，淫羊藿 9g，柴胡 10g，白术 10g，白果 10g，山药 15g，黄芩 9g，赤芍 10g，甘草 6g。上方连服 6 剂症减。继以白芷为主药调治半月，痤疮诸症尽衰，随访 1 年未见复发。[中医杂志，2000，（ 3 ）：137]

白芷虽为辛温之品，但其性燥烈，具有燥湿止带作用，可用于妇科白带的治疗。白带分湿热带下与寒湿带下两种，白芷均可应用。治疗湿热带下，常与黄柏、车前子、薏苡仁等同用；治疗寒湿带下，则宜与白术、茯苓等同用。原文提到的"主女人漏下赤白"指的是月经过多、崩漏和带下。不过，白芷治疗月经过多或崩漏，未见临床报道。而用白芷治疗带下，则为临床所常用。赤即黄赤，是指黄带，证属湿热；白是指白带，证属寒湿或湿浊。白芷用于月经过多或崩漏，现今临床较少应用，但在古代医籍中尚有应用的记录，如《杨氏家藏方》用芳香散治崩漏不止，由香白芷一两半，龙骨一两，荆芥叶半两组成。共为细末，每服一钱，温酒调下，米饮汤调亦得，食前服。彭景星介绍：在 20 世纪 60 年代，农妇郭某患头痛，鼻流浊涕，向余索方。当时据都梁丸与《金匮要略》排脓汤意，予白芷、甘草、桔梗、青茶各 10g 为方，服药 5 剂，不仅头痛浊涕诸症大减，而素有带下过多之疾竟愈。因而笔者后来在治带方药中，常加入白芷，每获良效。[中医杂志，2000，（ 7 ）：393]

白芷不仅用于妇科带下病，也可治疗"血闭阴肿"，即阴肿阴痒之类的病证，但不一定是血瘀所致，而是由于寒湿内侵或湿热下注所致。由于白芷对多种细菌具有不同程度的抑制作用，所以，外洗时具有良好的治疗作用。庞相荣治前庭大腺脓肿一例，女，45岁，阴部肿物渐大半年，近日疼痛，行走不便，诊其一侧小阴唇下部有肿物若鸡卵，痛不可及，皮色发红，此乃阴疮，因经济拮据，拒不接受手术。给白芷12g，土茯苓30g，黄柏12g，牡丹皮12g，熏洗，用药3天脓溃，7天脓尽、肿消、肌敛疾去。[河南中医，2006，（2）：74]

"寒热风头"是指外感风寒之邪侵袭上焦所致的偏正头痛。白芷善入阳明经，是阳明经头痛的引经药，阳明经头痛主要表现在前额疼痛。白芷在治疗头痛时常与川芎同用，以增强止痛作用。头痛系风寒所致者，配伍荆芥、紫苏等；系风热而致者，宜配伍菊花、桑叶等。《兰室秘藏》治头痛用白芷散，由石膏、白芷各二钱，薄荷叶、芒硝各三钱、郁金一钱组成，上为极细末，口含水，鼻内蓄之。《鸡峰普济方》治头痛不可忍，不问偏、正头痛，亦治赤眼、牙痛，用干姜、香白芷各半两、蒿角子一钱，上为细末，每日用半钱许，作三次，细细搐之入鼻内，揉动两太阳穴，其痛立止。现代药理研究发现，白芷香豆素具有显著的镇痛效果。

此外，"寒热"也可以指外感风寒所致的恶寒发热，白芷具有解表散寒作用，是治疗风寒感冒的常用药，但临床应用白芷治疗风寒感冒时，伴有头痛或鼻塞者最宜用，因为白芷不仅具有止痛作用，而且具有良好的通鼻窍之功。

外感之邪"侵目"，则见"泪出"。其实，白芷并非具有明目作用，而是具有疏散外邪的作用。《续本事方》治"睛疼难忍，用白芷、赤芍、防风、细辛各等分，上为末，每服三钱，水一盏，砂糖二钱，同煎七分，去滓温服，不拘时候。"

总之，《本经》对白芷功效的认识比较全面。不过，现行中药学认为本品以发散风寒为主，列为解表药，而《本经》对本品治疗妇女带下作用最为重视。

葛　根

原文：味甘平。主消渴，身大热，呕吐，诸痹，起阴气，解诸毒。

葛根为《本经》中品，为豆科植物野葛的根，其"主消渴"，首先体现在张锡纯先生的玉液汤当中，其次后世医家在治疗糖尿病时常常选用本品，不仅能够降糖，而且能够治疗或预防糖尿病并发症。药理研究也发现本品具有良好的降糖作用，这为本品治疗糖尿病提供了依据。当然，消渴并非就是糖尿病，不过有诸多糖尿病患者表现为阴虚型消渴，此时就可以用本品来治疗。原文所讲的"起阴气"可以理解为滋阴生津止渴，既可用于消渴，也可用于热病口渴。

张发荣教授以葛根芩连汤为基础通过加减，广泛用于治疗糖尿病的诸多证候中。方中葛根用量较大，多为 20 ~ 50g，因其既可清泄肺胃实热，又能生津养液，对糖尿病患者的口干口苦症状有明显改善。黄连用量多在 6 ~ 12g，其过量易苦寒伤中，更易耗伤津液，有燥结者，长期服用则加重便秘之弊，故无便秘者用之为宜。葛根与黄连同用又可制约黄连之燥。黄芩多用 15 ~ 20g，其苦寒之性弱于黄连，对清肺胃实热之效佳。[中医杂志，2005，（2）：103]

葛根主治"身大热"，这种大热，最常体现在外感高热之中，《伤寒六书》之名方柴葛解肌汤即含本品。黄某，男，26 岁，2005 年 7 月 25 日初诊。患者自述雨淋受凉后发热（T39.5℃）2 天，伴头痛，咽干，无汗恶寒，周身酸楚，面红口干；咽充血（++），苔薄黄，舌质红，脉浮数，血常规和 X 线胸片检查未见异常，西医诊断：急性上呼吸道感染，中医诊断：外感高热，证属外感风寒，郁热入里，治宜解肌清热，给予柴葛解肌汤加减。柴胡 12g，葛根 20g，黄芩 12g，赤芍药 12g，桔梗 12g，甘草 5g，羌活 6g，白芷 6g，石膏（先煎）60g，麻黄 5g，知母 12g。1 剂，水煎顿服，复煎 1 次。服药 24 小时后汗出热退，头痛、周身酸楚缓解，再进 2 剂银翘散收效。[内蒙古中医药，2010，（3）：95]

现代中药学及药理研究并未提及本品具有止呕作用，一般不用于呕吐的治疗。不过，在古代医籍中有应用的记录，如《补缺肘后方》治卒干呕不止，用葛根，捣绞取汁，服一升许。

葛根具有解肌之功，可治疗项痛强痛，在《伤寒杂病论》中有多处应用，如葛根汤、桂枝加葛根汤等。葛根所主治的项背强痛，即为痹痛，临床上笔者常用本品治疗颈椎病、肩周炎等病证，其用量多在 50 ~ 100g 之间。这种解肌作用不仅为临床所证实，而且药理研究发现，本品所含的葛根黄酮对血管具有明显的扩张作用。现从葛根中提取出葛根黄酮，广泛用于心脑血管疾病的治疗。冠心病即为胸痹，也是诸痹的一种类型。

痛风性关节炎属于中医痹证的范围，陈双四先生认为葛根治疗痛风作用机理，与葛根有扩张心脑血管，促进体内血液循环，增加对体内尿酸的排泄有关。陈氏常以生葛根 50～100g 嘱病人水煎代茶饮，预防痛风性关节炎的复发，效果良好。同时，重用葛根合四妙丸治疗痛风性关节炎，疗效显著。如治李某，男，48 岁。因左足肿痛伴发热 3 天，于 1995 年 8 月 3 日入院。查体：面色红，手足心热，左足踝关节、足背及第 1 跖趾关节肿胀，足背至第 1 跖趾关节皮肤色红，触之灼热、疼痛，行走不便，口干，舌质红，苔微黄腻，脉细弦数。实验室检查：血白细胞 9.6×10^9/L，中性粒细胞 0.71，淋巴细胞 0.29，血沉 54mm/L，血尿酸 435μmol/L。双肾 B 超示：左侧肾盏及上段输尿管多个小结石。西医诊断：痛风性关节炎。中医诊断：热痹。治宜清热通络，祛风胜湿。方药：生葛根 50g，黄柏 12g，苍术 10g，薏苡仁 30g，川牛膝 10g，忍冬藤 15g，秦艽 15g，防己 12g，豨莶草 15g，萆薢 15g，生甘草 6g。服 4 剂后红肿热痛明显减轻，再服 6 剂，症状消失能行走，以原方去萆薢，加五加皮 15g，带药 10 剂出院。1 年后随访未复发。［中医杂志，1999，（6）：325］

"诸毒"是指多种毒性，所以"解诸毒"一语似乎能够解多种毒，但这一功效临床鲜用，至今也没有发现葛根究竟是解药物中毒，还是食物中毒。既无临床报道可佐证，也无药理实验依据。不过，虽然传统认为葛花能够解酒毒，葛根也具有一定的解酒毒作用，这也算得上是"解毒"作用。

总之，《本经》重视葛根对消渴的治疗作用，故列之于首。然对本品的止泻作用却未提及，而后世用本品治疗泄泻极为常见。

升　麻

原文：味甘平。主解百毒，杀百精老物殃鬼，辟温疫瘴邪蛊毒。久服不夭。

升麻为《本经》上品，为毛茛科植物大三叶升麻、兴安升麻或升麻的根茎。李时珍云："其叶似麻，其性上升，故名。"

现代一般认为本品能够升举阳气，清热解毒，透发麻疹。其中，本品临床最常用的功效是清热解毒，因善归阳明经，大清阳明经热毒，治疗热毒上攻之口舌生疮、牙龈肿痛，可配伍黄连、生地等，如清胃散；热毒上攻之大头瘟，如腮腺炎、急性扁桃体炎等，须配伍黄芩、黄连、连翘等以清热泻火解毒，如普济消毒饮。

以上均是本品清热解毒的功效体现。名医方药中对本品"解百毒"深有体会：用升麻解诸毒，效验颇良。临床上可以定性为"毒"病的情况大致可归纳为两种：①可定性为火病而系暴发者，如具有传染性的温毒、时疫之类疾病皆属其范畴之内；②因误食药物或有毒食物所致疾病。这两种情况均可在辨证论治的基础上，使用较大剂量的升麻。十余年来，方先生曾重点对病毒性肝炎患者及其他药物中毒患者在辨证论治的同时，重用升麻进行治疗。其剂量一般均在30g，多时曾用到45g，效果很好，无一例有不良反应。(《百家名医用药经验》)

李春贵认为：临床治疗由于药物引起的中毒患者，在辨证论治的同时，重用升麻，效果很好，其用量在30～40g之间。治温某，女，22岁，学生。主诉1年前因发热、咳嗽在某院诊断为肺结核，用卡那霉素、链霉素、PAS等治疗1月余，出现耳堵、耳聋、恶心、嘴唇发麻、视物模糊等症状，终止抗结核治疗，但停药后症状未好转。半年前诊断为前庭功能丧失、链霉素中毒性耳聋。经用西药治疗1个月，耳聋未见改善，中医以补肾之剂配合针灸治疗近3个月，亦未见明显进步。细察其证，除两耳失聪外，并时见轻微的头晕耳鸣，舌苔薄白，脉弦缓。综合脉证分析，肝虽开窍于耳，心亦开窍于耳，突然耳聋，心气闭塞也，脉弦缓者，肝虚也，治宜补肝之精，益心之阴，开心之窍。处方：升麻35g，鳖甲30g，龙骨30g，远志15g，菖蒲20g。服药4剂后，两耳已有听觉，且头晕症状减轻，耳鸣有所好转，效不更方，加减进退20余剂，听力恢复。后嘱其用散剂，每服5g以善后。[中医杂志，2006，(3)：177]

康大夫之子误食12粒蓖麻子后，言头痛头晕，恶心欲呕，腹胀，阵发性腹痛，颜面浮肿，口唇发绀，视其舌，舌面无苔，舌质紫暗，脉浮数带弦。余思及《神农本草经》有升麻"解百毒"之说，速兑50g升麻煎后予300mL顿服，未初服下，申时容色转佳，头痛、腹痛亦渐次转轻，且身溅溅然有汗，晚饭后再服1次，第2天已无不适。[中医杂志，2006，(3)：177]

云本品"杀百精老物殃鬼，辟温疫瘴邪蛊毒"均可视作本品"解百毒"的进一步阐释。

至于本品"久服不夭"，因本品为上品而主养命也，从现代药理研究来看，并无实际意义。

由于本品具有升举阳气作用，常配伍柴胡、黄芪等治疗气虚下陷、内脏脱垂等，如胃下垂、子宫脱垂等，而在《本经》中未见记载，可能当时人们未曾认识到本品的升阳作用。升麻配伍葛根、芍药、甘草即升麻葛根汤，主治麻疹初起，或透发不畅，说明升麻具有透疹作用，人们在《本经》时代亦未认识到。

柴 胡

原文：味苦平。主心腹肠胃中结气，饮食积聚，寒热邪气，推陈致新，久服轻身，明目益精。

柴胡为《本经》上品，为伞形科植物柴胡或狭叶柴胡的根。《本经》原名茈胡，茈有柴与紫两种读音，茈草、茈姜当读为紫，而茈胡则读为柴。后人为了区分二者，改茈胡为柴胡。

"心腹肠胃中结气"既可以指无形的邪气，也可以包括痰饮、瘀血等有形的实邪，更包括"饮食积聚"。

"心腹肠胃"的范围甚广，然主要集中在腹部，包括胃、肠、肝、胆、胰等疾患。从其临床应用来看，柴胡治疗上述部位的疾病最为常用，代表方当属大、小柴胡汤、四逆散等。

"结气"，也就是气结，即气滞。柴胡主要归肝胆经，最擅长疏肝解郁，是疏肝解郁的要药。只要"心腹肠胃"有结气，就可以用柴胡类方来治疗。如胃肠气滞之胁肋疼痛，可用四逆散治疗。"按之心下满痛"之少阳阳明合病，宜选用大柴胡汤，本方治疗胆囊炎、胆结石、胰腺炎等胆胰系统疾病最为常用。对于"呕而发热者"之外感发热，即可选用小柴胡汤。以上仅是举例说明，三方的应用远胜于此。

黄红勤认为柴胡具有疏通胃肠之功，在临床中每遇气机郁滞而致的脘腹胀满而不大便者，大剂量应用柴胡根常收佳效。如一男患者，50岁，平素身体健康，大便2～3日一行，稍干，1周前因家事不和而致气郁脘胀，厌食，大便5日未行，急给以柴胡根60g，水煎分2次服用，服后大便得通，下燥屎数

枚，腹胀减轻，第 2 天柴胡根 30g，水煎服，药后诸症消失，大便正常。[中医杂志，2000，（11）：649]

以柴胡为主药的方剂，其应用指征均符合柴胡证，临床表现有：寒热往来，胸胁苦满，默默不欲饮食，心烦喜呕，口苦，咽干，目眩脉弦等。《伤寒论》第 101 条："伤寒中风，有柴胡证，但见一证便是，不必悉具。"所以，只需具备一两个以上症状，就可选用柴胡类方进行治疗。

《医学衷中参西录》记载："一人年过四旬，胁下掀疼，大便七八日未行，医者投以大承气汤，大便未通而胁下之疼转甚。其脉弦而有力，知系肝气胆火恣盛也，投以拙拟金铃泻肝汤加柴胡、龙胆草各四钱，服后须臾大便通下，胁疼顿愈。审是，则《神农本草经》谓'柴胡主肠胃中饮食积聚，推陈致新'者，诚非虚语也。且不但能通大便也，方书通小便亦多有用之者，愚试之亦颇效验。盖小便之下通，必由手少阳三焦，三焦之气化能升而后能降，柴胡不但升足少阳实兼能升手少阳也。"

"寒热邪气"既可以指寒邪或热邪所致诸证，也可指邪入少阳而表现为往来寒热。但不论是寒邪或热邪，其入侵部位均在少阳。此时，即可用本品来治疗。如外感发热之寒热往来，可配伍黄芩、生姜等，即小柴胡汤。临床上，若见外感发热者，可用复方柴胡注射液肌肉注射，退热效果佳。若煎汤内服，须加大柴胡的剂量，一般为 20～60g。笔者治疗外感高热，麻黄汤是最常用方剂。而对于高热伴咽喉干燥，口苦目赤者，多用小柴胡颗粒冲服。

"推陈致新"一语实难理解，不过可从其字面来解释，"陈"即陈旧之废物，如瘀血、痰饮等均属人体代谢的产物，"新"即新生之义，意即气血等精微物质。故"推陈致新"可理解为祛邪以便扶正。一般认为柴胡为和解药，配伍黄芩、人参等既能祛外邪，又能扶正。在《中药学》中有"一味丹参，功同四物"之说，意即丹参具有补血作用，然实际上丹参并无补血之功。不过，瘀血阻滞，则新血不生。丹参通过其活血作用，使瘀祛血生。这种机理实际上也就是"推陈致新"。

本品绝无补益之功，所以"久服轻身"之说属道家之学，临床无实用价值。

柴胡亦无"明目益精"之功，但与补益肝肾配伍，可治疗肝肾不足，目睛失养之视物昏花等。《医学启源》记载："以柴胡为主，草龙胆为使，治眼疾中必用之药也。治黄目赤肿，睛胀，瘀肉高起，痛不可忍。"不过，柴胡明目之功在临床上应用较少。

第二章 清热药

> 凡以清解里热为主要作用，治疗里热证的药物，称为清热药，其性寒凉。本章介绍的药物主要有石膏、知母、天花粉、地黄、玄参、牡丹皮、黄芩、黄连、龙胆、苦参、决明子、白鲜皮、射干、夏枯草、蚤休等15味药。

石 膏

原文： 味辛微寒。主治中风寒热，心下逆气，惊，喘，口干舌焦，不得息，腹中坚痛，除邪鬼，产乳，金创。

石膏为《本经》中品，为硫酸盐类矿物硬石膏族石膏，主含含水硫酸钙（$CaSO_4 \cdot 2H_2O$），即为生石膏，生石膏所含的水加热后丢失而成煅石膏。

原文云其辛而微寒，而现在大多认为辛甘大寒。简言之，其差别在于"微寒"与"大寒"上，就四气的性质而言，没有差别，但在程度上差别很大。

笔者认为，之所以认为石膏性大寒，与石膏的临床用量有很大的关系，药典规定，石膏的常规剂量为 15 ~ 60g，临床一般用量在 30g 以上。即使石膏性微寒，用如此大的剂量，其清热之力一定增强，故云其"大寒"，之所以产生"微寒"与"大寒"认识上的差别，就在于用量的大小不同。量少清热力弱，故呈现微寒之性，量大清热力强，即为大寒之性。

与植物类药材相比而言，石膏的成分可谓最单纯不过了，主含含水硫酸钙（$CaSO_4 \cdot 2H_2O$）。药理研究表明石膏的清热机理可能与所含的 Ca^{2+} 有关，不过 $CaSO_4$ 是难溶于水的化合物。就此而论，在 500mL 水中 10g 的石膏与 100g 的石膏其浓度均处于饱和状态，理论上讲，其清热力是相同的。然而，中医临床表明，100g 石膏的清热力远远胜于 10g 石膏的清热力。所以，对于石膏的清热机理，现代药理还没有彻底研究清楚。

石膏清热的代表方是白虎汤，方中石膏配伍了粳米，姜宗瑞先生从石膏与粳米的配伍角度较好地阐释了石膏的清热机理。他在《经方杂谈》中说：20 世纪 90 年代，农村的饮水问题尚未解决，仍饮用浅井水，味苦涩。因水中多含钙镁等矿物质，烧水的铝壶数月便结一层厚厚的"水锈"，主要是水中的钙离子因加热而形成的钙盐。一次，烧水的壶漏了，只能用做饭的铝锅烧水，半月的时间，锅内也结了一层"水锈"，后购得了新壶，再次用烧水的锅煮稀饭，不料饭熟之后，"水锈"全都混入饭中了，不能吃了。因悟谷米（做饭用小米，白虎汤用粳米，同类）可使"水锈"溶解，难怪烧水的壶用久了生"水锈"，而做饭的锅从来不生"水锈"。由此想到了白虎汤中的石膏、粳米，石膏主要成分为硫酸钙，微溶于水，若不用粳米汤煎药，石膏则难以被吸收利用。这么说，粳米不仅仅能护胃、养胃，还有促进石膏吸收利用的作用，是白虎汤中不可缺少的一味。

临床应用石膏时并非必须配伍粳米，也可以配伍其他药物，有不少中医在应用白虎汤时以山药代粳米，也能达到同样的清热效果，是不是粳米、山药所含的淀粉使石膏的溶解度增加？当然，中药的成分是多样的，只要进行了配伍，石膏的溶解度就有可能增加。所以，单味药物的研究与复方的研究是不同的。但复方的研究是非常复杂的，这是由其成分的多样性决定的。

凡外感病证均出现"寒热"，因石膏性寒，主治热证，所以"寒热"是一个偏义词，即热也。

首先，石膏主治外感之邪入里化热所致诸证，这种病证既可以是邪热充斥气分而表现为气分实热证，症见大热、大汗、大渴（如口渴、口干舌焦等）、脉洪大，此时宜配伍知母、炙甘草、粳米，即《伤寒论》之白虎汤。

1954 年，石家庄洪水泛滥，灾后乙型脑炎暴发流行，死亡严重。在西医没有特效疗法的情况下，石家庄市卫生局紧急组织以郭可明为主治大夫的乙型脑炎科研治疗小组，小组由 7 个人组成。郭可明系统运用中医温病学理论，使用白虎汤和清瘟败毒饮、安宫牛黄丸等，重用生石膏，治疗乙型脑炎取得了令人满意的效果。1954 年，治疗小组一共收治了 31 例乙型脑炎患者，无一例死亡。1955 年的治疗也获得了 90％以上的治愈率。控制了 1954 年的疫情后，郭可明又因为成功医治了一名苏联专家而名声大振。1955年夏季，一名在邮电部工作的苏联专家患了乙型脑炎，经过4个多月的治疗，病情未见好转，而且一度生命垂危。卫生部命郭可明赴京参与抢救，郭可明运用中医疗法，7天之后，这位苏联专家竟奇迹般地神志清醒过来，转危为安。郭可明的神奇疗法当即轰动全国。1956年3月5日下午，毛泽东主席在怀仁堂接见了参加全国第二次政治协商会议的郭可明。当时卫生部长李德全介绍说："这是石家庄传染病医院的郭可明大夫，石家庄的乙型脑炎和苏联专家的乙脑都是郭大夫治好的。"毛泽东主席握着郭可明的手说："了不起啊！"郭可明激动得不知说什么好。新华社记者拍下了这一难忘的情景，留下了珍贵的历史画面。

伤寒大家刘渡舟教授治一女，3岁，出麻疹后，高热不退，周身出汗，一身未了，又出一身，随拭随出，与《伤寒论》所说"濈濈汗出"之证极为相似。患儿口渴唇焦，饮水不辍，视其舌苔薄黄，切其脉滑数流利。辨为阳明气分热盛而充斥内外，治急当清热生津，以防动风痉厥之变。处方：生石膏30g，知母6g，炙甘草6g，粳米一大撮。服1剂即热退身凉，汗止而愈。（《刘渡舟临证验案精选》）

其次，温热之邪即温病（相当于传染病）侵袭人体，从气分传变至血分，而表现为气血两燔，症见神昏谵语、肌肤发斑等，宜与清热凉血之地黄、玄参等配伍，如《温病条辨》之化斑汤。若温热邪气深入心包，热蒙心窍，则见神昏谵语等，原文中的惊、邪鬼等均属此种情况。

《本经》言石膏"主中风"，近人少用。盖石膏质重则能入里，味辛则能发散，两擅内外之能，性寒则能清热，"而为阳明胃府之凉剂宣剂也"（张隐庵）。风为阳邪，在太阳则恶寒发热，然必审其无汗、烦躁而喘者，方可以石膏配麻黄发越在内郁热，达肌表而出；在阳明则发热而微恶寒，然必审其口干舌焦、大渴而自汗者，可与石膏配知母辛寒清热除烦，以折阳明炎炎之势。

首先，《金匮要略》之风引汤，方中重用诸石重镇之品，其中石膏专清风化之热，合他药共奏下热清热、重镇息风之功以除热瘫痫；《备急千金要方》也有"凡中风人多热"的认识，虽未予详论，但已用石膏等"冷药"治之。至金元时期，刘河间指出："凡中风病多因热甚，而风燥者为其兼化，以热为其主也。"治疗上，提出防风通圣散一类方剂。日人矢数道明等所著《汉方辨证治疗学》曰："此方（指防风通圣散）对肥胖、面赤、头晕眼花及便秘倾向，半身不遂有效。"并载入服用防风通圣散 3 个月治愈脑出血后之障碍的病例："某男，56 岁，发生右侧半身不遂已 3 年，右手足活动受碍，有语言障碍，右口角麻木，头痛，肩凝，腰痛等症。诊时大便秘结，收缩压 200mmHg，面色灰白，脉实有力，舌苔黄褐色，腹诊见全腹硬而膨满，投予防风通圣散，处方：当归、芍药、川芎、山栀子、连翘、薄荷叶、生姜、荆芥、防风、麻黄各 1.2g，大黄、芒硝各 1.5g，白术、桔梗、黄芩、甘草各 2g，石膏 3g，滑石 5g。服药 1 月后诸症状减轻，连服 3 月左右即说话自如，已能自由活动。"

其次，《古今录验》之小续命汤"治中风痱，身体不能自收，口不能言，冒昧不知痛处，或拘急不得转侧"。由麻黄、桂枝、当归、人参、石膏、干姜、甘草各三两，川芎一两，杏仁四十枚组成。现代临床多用本方治疗脑血管溢外、多发性神经炎等疾病表现为四肢不收者，如姜宗瑞先生在《经方杂谈》一书介绍：患者，男，21 岁。1992 年春，突发四肢无力，四处诊治，诊断各异，有的说是破伤风，有的说是低钾。后经县医院逐一排除，但也未能明确诊断，因而就诊我室。四肢对称性乏力，足不能行，手不能握，无疼痛，触觉无异常，腱反射消失，张口自如，神志清楚，无发热，舌淡红，苔薄白微黄，脉浮滑，诊为风痱。用《古今录验》续命汤：麻黄 30g，肉桂 30g，石膏 30g，杏仁 15g，太子参 30g，干姜 15g，甘草（炒）30g，当归 30g，川芎 20g，加水 2000mL，煎至 700mL，分 3 ~ 5 次于 1 日内服完，温覆取汗。服药 3 剂，汗出遍身，四肢肌力如常人。至今未复发，已结婚生子。

还有，《医学发明》载大秦艽汤（秦艽、石膏各二两，当归、白芍、川芎、生地、熟地、白术、茯苓、甘草、黄芩、防风、羌活、独活、白芷各一两，细辛五钱，每服一两）治中风手足不能运掉，舌强不能言语，风邪散风，不拘一经者。此处的"手足不能运掉，舌强不能言语"即相当于西医学的脑血管意外。

以上说明，石膏"主中风"的作用不容忽视。临诊上要掌握石膏的特性及其适应证并作配伍，就能收效。

心下是一个部位，大多为胃的病变，石膏所具有的特性均表现为沉降，首先，本品为矿物质重，其次性大寒而沉降，故能降炎上之火，如胃火上炎，即为"心下逆气"，石膏是清胃热的常用药物，若见胃火上炎之牙龈肿痛、口舌生疮等，可与黄连、升麻等同用。

石膏也是擅长清肺热的常用药，若见咳逆气急（喘、不得息），身热不解，有汗或无汗，甚则鼻扇，口渴，舌苔薄白或黄，脉浮而数等邪热壅肺证，可配伍宣肺平喘之麻黄，如《伤寒论》麻杏甘石汤。

腹痛多为寒阻所致，故小柴胡汤方后注云："若腹中痛者，去黄芩，加芍药三两。"然邪热阻滞，亦可导致腹痛。清代名医张锡纯在《医学衷中参西录》中有明确的记载："《神农本草经》谓石膏能治腹痛，诚有效验。曾治奉天刘某腹疼，三年不愈。其脉洪长有力，右部尤甚，舌心红而无皮，时觉头疼眩晕，大便干燥，小便黄涩，此乃伏气化热，阻塞奇经之经络，故作疼也。为疏方：生石膏两半，知母、花粉、玄参、生杭芍、川楝子各五钱，乳香、没药各四钱，甘草二钱，一剂疼愈强半。即原方略为加减，又服数剂痊愈。愚弱冠，有本村刘氏少年，因腹疼卧病月余，昼夜号呼，势极危险。延医数人，皆束手无策。闻愚归，求为诊视，其脉洪长有力，盖从前之疼犹不至如斯，为屡次为热药所误，故疼益加剧耳。亦投以前方，唯生石膏重用二两，一剂病大轻减。后又加鲜茅根数钱，连服两剂全愈。盖此等证，大抵皆由外感伏邪窜入奇经，久而生热。其热无由宣散，遂郁而作疼。医者为其腹疼，不敢投以凉药，甚或以热治热，是以益治益剧。然证之凉热，脉自有分，即病患细心体验，亦必自觉。临证者尽心询问考究，自能得其实际也。"故胡希恕认识到："（石膏）主要用其除热，其适应证为口舌干燥、红肿热痛、肌腹挛缩坚痛、心烦汗出等证，是宗于《神农本草经》。"

产乳，是指石膏可用于产后热病，张锡纯即持这种观点："盖言其性不甚寒凉，可用于产后也。乃后世注《神农本草经》者，不知产乳之乳字原作生字解，而竟谓石膏能治妇人无乳，支离殊甚。要知产后无外感之热，石膏原不可用。若确有外感实热，他凉药或在所忌，而独不忌石膏，以石膏之性非大寒，乃微寒也。是以汉季张仲景所著《金匮》中有竹皮大丸，治妇人乳中虚、烦乱、呕逆，中有石膏。夫乳中者，生子之时也，其烦乱呕逆必有外感之实热也，此实通《神农本草经》石膏主产乳之义以立方也。"他还说："从来产后之证，最忌寒凉。而果系产后温病，心中燥热，舌苔黄浓，脉象洪实，寒凉亦在所不忌。然所用寒凉之药，须审慎斟酌，不可漫然相投也。愚治产后温证之轻者，其热虽入阳明之腑，而脉象不甚洪实，恒重用玄参一两，或至二两，辄能应手奏效。若系剧者，必用白虎加人参汤方能退热。然用时须以生山药代粳米，玄参代知母，方为稳妥。医方篇中白虎加人参以山药代粳米汤下附有验案可参观。盖以石膏、玄参，《神农本草经》皆明言其治产乳，至知母条下则未尝言之，不敢师心自用也。"同时附病案以证之："友人毛某曾治一少妇，产后十余日，周身大热，无汗，心中热，而且渴。延医调治，病势转增，甚属危急。毛某诊其脉，甚洪实，舌苔黄而欲黑，撮空摸床，内风已动。治以生石膏三两，玄参一两，野台参五钱，甘草二钱。为服药多呕，取竹皮大丸之义，加竹茹二钱，煎汤一大碗，徐徐温饮下，尽剂而愈。观此案，则外感之热，直如燎原，虽在产后，岂能从容治疗乎？孙思邈曰：智欲圆而行欲方，胆欲大而心欲小。世俗医者，遇此等证，但知心小，而不知胆大。岂病患危急之状，漠不关于心乎？在女子有因外感之热内迫，致下血不止者，亦可重用白虎加人参汤治之。邻村李氏妇，产后数日，恶露已尽，至七八日，忽又下血。延医服药，二十余日不止，其脉洪滑有力，心中热而且渴。疑其夹杂外感，询之身不觉热，舌上无苔，色似微白，又疑其血热妄行，投以凉血兼止血之药，血不止而热渴亦如故。因思此证实夹杂外感无疑，遂改用白虎加人参汤，方中生石膏重用三两，更以生山药代粳米煎汤三盅，分三次温饮下，热渴遂愈，血亦见止。又改用凉血兼止血之药而愈。"

金创，即刀剑所致的外伤，又名金疮，石膏在煅用时能够收敛生肌、止血，故可用于外伤出血、水火烫伤等。《小儿卫生总微论方》治诸金刃所伤，血出不止：石膏、槟榔、黄连（去须）各一两，黄柏半两。上为细末，随多少掺敷疮上，血定，便入水不妨。《肘后备急方》治"汤火烂伤，石膏捣末以敷之。"清末医家张锡纯进一步明确了石膏治疗金疮是取其止血作用，他说："《本经》谓石膏治金疮，是外用以止其血也。愚尝用煅石膏细末，敷金疮出血甚效。盖多年壁上石灰善止金疮出血，石膏经煅与石灰相近，益见煅石膏之不可内服也。"

石膏有生用、煅用两种用法，一般认为清热泻火、除烦止渴时宜生用，而收敛生肌时宜煅用。

总之，石膏寒凉之性显著，清热之力较强，临床应用本品时，凡热性病证见脉洪数滑大而有力、唇红而干或舌干唇焦、舌质红、口渴欲饮、饮不解渴或汗出而渴等，放胆用之必效。

知　母

原文： 味苦寒。主消渴热中，除邪气，肢体浮肿，下水，补不足，益气。

知母为《本经》中品，为百合科植物知母的根茎，味苦性寒，能够清热泻火。后世诸多医家认为，本品能够治疗消渴而具有滋阴作用，故多谓其味甘。而《医学衷中参西录》云："知母原不甚寒，亦不甚苦，尝以之与黄芪等分并用，则分毫不觉凉热，其性非大寒可知。又以知母一两加甘草二钱煮饮之，即甘胜于苦，其味非大苦可知。寒、苦皆非甚大，而又多液，是以能滋阴也。有谓知母但能退热，不能滋阴者，犹浅之乎视知母也。是以愚治热实脉数之证，必有知母；若用黄芪补气之方，恐其有热不受者，亦恒辅以知母。"

本品主"消渴热中"，是指治疗消渴病，热中是指热邪伤犯人体。传统认为消渴的病机是阴虚为本，燥热为标。本品具有滋阴润燥之功，故能治疗消渴。古今医家应用本品治疗消渴的方剂较多，如张锡纯的玉液汤由山药、葛根、黄芪、知母、五味子、鸡内金、天花粉等组成。药理研究也证实，知母能够改善消渴患者的口渴状态，所含知母聚糖具有降血糖作用。

知母所"除邪气"，实指热邪。如《伤寒论》之白虎加人参汤，用石膏配伍知母、粳米、甘草、人参，治疗热盛伤津之烦渴引饮或渴饮不止。

知母主治"肢体浮肿，下水"之功，体现在仲师之桂枝芍药知母汤中，该方主治"诸肢节疼痛，身体尪羸，脚肿如脱，头眩短气，温温欲吐。"《经方传真》指出："慢性关节炎下肢或腕指关节肿痛者，用本方有良验。本方加石膏治年余不解的风湿热有奇效。本方与桂枝茯苓丸合用，治疗下肢肿的脉管炎亦验。"并载一病案："徐某，男，19岁，1966年2月15日初诊。左足肿疼已五六年，近两年加重。经拍片证实为跟骨骨质增生。现症：左足肿疼，怕冷，走路则疼甚，口中和，不思饮，苔薄白，脉沉弦。此属风寒湿客表，为少阴表证，治以强壮发汗驱湿，与桂枝芍药知母汤：桂枝 10g，白芍 10g，知母 12g，防风 10g，麻黄 10g，生姜 12g，苍术 12g，川附子 6g，炙甘草 6g。结果：上药服 7 剂，左足跟疼减，走路后仍疼，休息后较治疗前恢复快。增川附子为 9g 继服，1 个月后左足跟肿消，疼痛已不明显。"

知母的"下水"之功不能理解为利水渗湿，无论是中医临床还是药理均不能证实本品的利尿作用，其"下水"之功仅见于桂枝芍药知母汤。

"补不足"是指本品具有补阴作用，而"益气"则是指补益阴气。总而言之，本品具有滋阴之功，临床上常用本品治疗阴虚火旺所致潮热、盗汗等，如知柏地黄丸。若云本品补益正气，治疗气虚证，则未见临床应用的报道。

而张锡纯则认为本品"益气"的机理在于清热，他说："谓其益气者，以其能除食气之壮火而气自得其益也。"不过，这种作用是间接性的。

天花粉

原文：味苦寒。主消渴，身热，烦满，大热，补虚安中，续绝伤。

天花粉为《本经》中品，为葫芦科植物栝楼或双边栝楼的根。《本经》原名栝楼根，味苦性寒（现多认为甘而微苦性寒），能够清热泻火，生津止渴，故"主消渴"及"身热""大热"。本品主治消渴，多与邪热伤阴有关。在《金匮要略》中有瓜蒌瞿麦丸，主治"小便不利者，有水气，其人苦渴"，"苦渴"形容口渴比较明显。瓜蒌配伍牡蛎即瓜蒌牡蛎散，主治"百合病，渴不差者"，也说明口渴的程度较重。张锡纯之玉液汤，由山药、葛根、黄芪、知母、五味子、天花粉组成，主治消渴，现临床常用于糖尿病的治疗。

瓜蒌瞿麦丸治消渴案：陈某，女，36 岁，1994 年 12 月 20 日初诊。患者因口渴多饮，小溲量多，持续半月，在本市人民医院住院治疗一周，各项实验室检查未发现异常，诊为"精神性烦渴"，服谷维素、维生素 B₆ 等少效，建议到本院中医治疗。患者来诊时口渴多饮，小溲量多清长，一昼夜要喝四热水瓶开水，小溲两痰盂多，腰酸膝冷，胃纳欠佳，舌质淡红，苔薄黄少津，脉沉细。四诊合参诊断为"消渴"，由肾阳不足，下寒上燥所致。肾阳虚，府气虚冷，既不能温化水液使津上承，致上焦燥热，其人苦渴；又不能制约水液，致小溲多清长。治当温下润上，方用瓜蒌瞿麦丸改汤剂治疗：瓜蒌根 30g，瞿麦 15g，淮山药 20g，制附子 10g（先煎半小时），茯苓 20g。5 剂后，口渴大减，饮水量、小溲量减半，胃纳亦可。此肾阳渐振，气化功能趋向正常。继服 5 剂，口渴、多尿基本消失，饮食正常。原方剂量略减，继进 5 剂，患者无口渴多饮多尿，无腰膝酸冷，消渴治愈。随访一年未发。［四川中医，1996，（11）：39］

瓜蒌牡蛎散治百合病案：患者，男，50 岁。欲卧不能卧，欲行不能行，一月来时寒战，时发烧，时昏睡，时惊叫，时而能食，进而汤水不能下咽，大便硬，尿如血水，涓滴作痛。经县医院检查，诊断为结核性脑膜炎及慢性肾盂肾炎。此证颇与百合病相似，用百合地黄汤治疗，日服 1 剂。10 天后病情好转，再用瓜蒌牡蛎散加减出入，服药 30 余剂后，诸症消失。［中医杂志，1965，（11）：21］

玉液汤治糖尿病案：陆某，女，51 岁，1996 年 10 月 26 日初诊。素体丰腴，病消渴 2 载，始因口渴多饮，口中有甜味，在某医院检查尿糖（++），空腹血糖 9.8mmol/L，餐后 2 小时血糖 13.4mmol/L，诊断为 2 型糖尿病。先后给予"降糖灵、优降糖、达美康、消渴丸"等药物治疗，症情有所改善，体重下降，尿糖转阴，血糖控制尚满意，但仍口咽干渴，不欲多饮，纳谷不香，倦怠乏力，面色萎黄，大便溏薄，舌质淡红，苔薄白，脉细。前医迭投滋阴润燥之剂，症情无改善。余辨证认为脾阳不振，运化无权，清气不升，肺体失于濡润，而病燥渴。崇张锡纯升提元气止泻法，投玉液汤，重用黄芪 50g，加干姜 8g，吴茱萸 6g，苍术 10g，连服 5 剂后燥渴减轻，谷食增进，精神好转，继以原方加减调治旬日，病情稳定。［实用中医药杂志，2000，（2）：45］

"烦满"说明本品具有清热除烦的功效，但对于"满"而言，恐为不妥，所以笔者认为"烦满"当为"烦渴"错简，以上病案均是对本品治渴的例证。《本草汇言》也认为"（天花粉）性甘寒，善能治渴，从补药而治虚渴，从凉药而治火渴，从气药而治郁渴，从血药而治烦渴，乃治渴之要药也。"

心烦口渴者属上热，下利便溏者属下寒，再加上情志抑郁，此病证须选用柴胡桂枝干姜汤，方中柴胡、黄芩和解少阳，疏肝解郁；瓜蒌根、牡蛎清上焦热而止渴；桂枝、干姜温下焦寒。

患者，男，41 岁。初诊于 1999 年 4 月 10 日。患慢性乙肝 3 年余，曾在某医院治愈。半月前因迁家劳累，心情不快，口苦咽干，口渴心烦，但不多饮，四肢倦怠，两胁胀痛，右胁尤甚，不欲纳食，午后腹胀特重，大便稀，1日3行，小便反少，1天才1次，舌淡边红苔滑，脉沉弦细。据上脉证，诊为胆热肝郁，脾不健运，津虚饮结。投以柴胡桂枝干姜汤：柴胡24g，黄芩9g，桂枝9g，干姜6g，天花粉12g，牡蛎6g，炙甘草6g。上7味，以水2000mL，煮取1000mL，去渣，再煎取500mL，分3次温服。服上方7剂后，诸证大减，口已不渴不苦，欲饮食，四肢有力，胁时痛，腹稍胀，舌淡苔薄，脉弦细，以本方合当归芍药散14剂而愈。1个月后复查肝功，未见异常。［北京中医，2004，（4）：244］

天花粉不仅能够清热泻火，其性甘寒，能够养胃阴止口渴，有"补虚安中"之功也，实际上是指其养阴作用。

"续绝伤"是指天花粉能够治疗跌打损伤，因本品具有消肿之功。从古籍记载到现今临床，天花粉治疗跌打损伤的经验不多。取其消肿之功，可用于疮疡肿痛的治疗。张锡纯认为本品"善通经络，解一切疮家热毒，疗痈初起者，与连翘、山甲并用即消；疮疡已溃者，与黄芪、甘草并用，更能生肌排脓，即溃烂至深旁串他处，不能敷药者，亦可自内生长肌肉，徐徐将脓排出。"药理研究发现，天花粉所含的天花粉蛋白，毒性较强，终止妊娠有效，这也是其"续绝伤"作用的应用延伸。

总之，《本经》与现今对天花粉功效的认识基本一致。需要进一步说明的是，瓜蒌的果实亦可入药，名瓜蒌。在《金匮要略》中有瓜蒌桂枝汤、瓜蒌瞿麦丸、瓜蒌牡蛎散等方，方中皆用瓜蒌根而非瓜蒌，可见在汉代的诸医籍中，瓜蒌之名实际上是指瓜蒌根。也许在当时，人们还未认识到瓜蒌的化痰作用。

地　黄

原文：味甘寒。主折跌绝筋，伤中，逐血痹，填骨髓，长肌肉。做汤，除寒热积聚，除痹。生者尤良。

地黄为《本经》上品，又名干地黄，玄参科植物地黄的块根。药典规定，干地黄为生地黄晒干而成。其味甘性寒，能够养阴生津，因善入血分，故又具有清热凉血之功，广泛用于血热证及阴虚证。

本品能够主治"折跌绝筋"，"逐血痹"，说明本品应该具有活血之功，但现在教科书中只字未提，也就是不认可其活血作用。然本品的确可用于血瘀诸证，如《太平圣惠方》治骨折筋伤，跌扑疼痛，可将生地捣烂，用醋熬令热，乘热敷患处，外以布包之，每日换1次。《圣济总录》载二黄丸：药用生地黄、大黄各二两，为末，炼蜜为丸，如梧桐子大，每服10丸，温酒送下，可治疗跌打损伤，瘀血在腹中，久不消。若用本品治疗跌打损伤，外用时鲜品疗效最佳。故原文云"生者尤良"。

因其能够活血，所以能够除痹，治疗"血痹"，什么是"血痹"？《金匮要略》记载："血痹阴阳俱微，寸口关上微，尺中小紧，外证身体不仁，如风痹状，黄芪桂枝五物汤主之。"血痹的临床表现是"身体不仁"，即麻木，这种麻木既可由血虚所致，也可由血瘀所致。由于地黄既能养血，又能活血，所以无论何种血痹均可用本品来治疗。就临床而言，地黄经过配伍可治疗小儿麻痹症、雷诺病、风湿性关节炎、周围神经麻痹、肢端血管功能障碍、硬皮病等，以上病症均属于中医痹证的范围。

用生地120g，黄芩60g，苦参30g，水煎服，治疗红斑狼疮性肢痛20例，临床全部治愈。10天内治愈者13例，11～30天治愈者5例，1～3个月治愈者2例。[山东中医杂志，1981，(2)：93]

从《本经》的角度来看，地黄主治痹证，是取其活血之功。不过，从现在的临床情况来看，生地黄更多用于风湿热痹。有不少医者的经验：风湿热痹在活动期血沉较快时，患者服用大量的生地黄后，其血沉的改善明显而迅速。

自古以来民间就有人用重剂生地炖猪蹄治疗风湿性关节痛及坐骨神经痛等与瘀血阻滞有密切相关的疾病。近年来在临床上采用大剂量生地为主配合其他舒经活血药物，治疗中老年人腰腿痛、诸关节增生性疾病多例，均获良效。治疗方药：生地黄30g，全当归、生黄芪、怀牛膝各20g，防风15g。加减：腰部冷痛，得热则减，脉紧者加肉桂、附片各10g，炒杜仲15g；腰以下及腿脚偏半冷痹而疼痛者加桑寄生、独活、秦艽、茯苓、狗脊、细辛等；每睡至半夜腰痛甚，频欲转侧，晓起则止，小便艰难者，加泽泻、车前子、枸杞子、川断肉、狗脊等；腰腿痛，面色苍白，纳差乏力者，加白术、苍术、补骨脂、淫羊藿、焦杜仲等；腰腿痛胀转侧不便者，加田三七、杜木瓜、干地龙、忍冬藤等；下肢麻木痹痛者，加鸡血藤、薏苡仁、骨碎补、杜红花、川黄柏等；形体瘦弱者，可自选猪前脚七星蹄1000g，加生地黄100g，文火煨，分次食用。[浙江中医杂志，2007，（3）：131]

"做汤，除寒热积聚"是指煎服时能够治疗腹腔内有形的结块，这种作用亦与其活血作用有关，如《妇人大全良方》载交加散，治妇人营卫不通，经脉不调，腹中撮痛，气多血少，结聚为瘕，可用生地黄（捣汁）一斤，生姜（取汁）十二两，用生地汁炒生姜滓，生姜汁炒地黄滓，各稍干，焙为细末。每服三钱，温酒调下。

桃仁四物汤是活血的基本方，方中桃仁、红花、川芎、赤芍、当归均具有良好的活血作用，从《本经》的角度来看，方中生地黄也具有一定的活血之功。

"伤中"的含义有二：一是干地黄性质滋腻，易于阻碍脾胃的运化，导致患者食欲不振、腹泻便溏、舌苔白厚而腻，形成"湿困脾胃"的病理机制，故谓之伤中，此处是指地黄的不良反应而言。二是本品主治"伤中"，这个"中"是指"里"而言，即五脏受损，阴血不足，这与现在的观点一致。地黄养阴作用不但较强，而且适应范围特别广，凡五脏六腑诸阴虚证，均可用地黄来治疗，如肾阴不足，可用本品制熟，并配伍山药、山茱萸等，即六味地黄丸；若肝阴不足，胁肋疼痛者，可与川楝子、沙参等同用，如一贯煎；若见胃阴不足，可与沙参、麦冬等同用；若治阴血不足，心神失养，可用天王补心丹；若见阴血不足，阳气鼓动乏力而见心动悸、脉结代，可用地黄一斤，配伍炙甘草、人参等，如炙甘草汤……可见，对于人体诸阴血不足的病证均可应用本品。

中医认为肾主骨生髓，肝主筋，本品既然能够养肝肾阴血，也就能够"填骨髓"。若见精髓不足属阴虚者，宜用六味地黄丸，属阳虚者，宜用肾气丸。

因脾主肌肉，所以一般来讲，"长肌肉"是通过健脾作用来实现的，然本品不仅不能健脾，反且能够困脾。患者胃阴不足，则脾的运化作用也要受到影响，故此时当养胃健脾，地黄具有养胃阴的作用，故可用于胃阴不足，脾失健运之肌肉失养。如此来说，本品"长肌肉"的作用还是比较勉强的。

南京中医药大学黄煌教授讲到，《本经》说地黄"长肌肉"，麦冬主"羸瘦短气"，大枣主"补少气，少津液，身中不足"，麻仁主"补中益气"，甘草"长肌肉，倍力"。这些药物主治的共同点都是其人枯瘦乏力。因此，我在临床上常以此方治疗以肿瘤为代表的恶病质类疾病。肿瘤病人经过手术、化疗、放疗后

常常表现形体消瘦干枯，动辄气喘心慌，大便干结，病情进入虚劳阶段。此时只要食欲尚佳者都可用本方。（《经方的魅力》）

与现行中药学相比，《本经》特别强调了地黄的活血作用，虽然临床应用不多，但也值得我们在临床上进一步观察。

玄 参

原文：味苦微寒。主腹中寒热积聚，女子产乳余疾，补肾气，令人目明。

玄参为《本经》中品，为玄参科植物玄参的根，现行教科书认为，玄参主要作用有三：清热凉血，解毒养阴，软坚散结。正因为本品能够软坚散结，所以能够主治"腹中寒热积聚"，即主治腹腔内有形的结块，如肝硬化、脾肿大、腹腔内肿瘤、腹腔部淋巴结肿大等。后世在此基础上进一步发挥，可用本品治疗其他部位的结块，如颈部淋巴结结核、甲状腺肿大、急性乳腺炎、前列腺肥大、急性前列腺炎，可与贝母、牡蛎同用，以增强软坚散结之功，即消瘰丸。

葛某，男，14 岁，1995 年 5 月 12 日初诊。半年前发现颈部右侧结核 4 枚，开始如黄豆大，逐渐增大如杏核，经西医确诊为"右侧颈部淋巴结结核"。曾用抗痨药治疗无效，来门诊治疗。患者颈部右侧肿物两个，分别为 2cm×2cm，2cm×1cm 大小，并有数个如蚕豆大的肿物，边缘整齐、坚硬，推之可动，有轻度压痛，表面皮色正常。用本方汤剂煎服：玄参 12g，煅牡蛎 20g，贝母 12g，夏枯草 10g，5 剂，服后肿物缩小、变软。继服 5 剂肿物全消，一年后随访未见复发。[甘肃中医学院学报，1997，（3）：45]

原文主治"女子产乳余疾"，即产后病，产后病是什么病？《金匮要略》指出："新产妇人有三病，一者病痉，二者病郁冒，三者大便难。"通过对痉、郁冒、大便难的病机分析，玄参可用于产后大便难，此时可与地黄、麦冬同用，即增液汤，对于产后阴津亏虚，肠失滋润所致的肠燥便秘较为适宜，此证多见大便秘结难下，伴口燥咽干，口渴，舌质干红或瘦小，脉细数等。本品之所以能够治疗上述病证，主要取其滋阴之功也。这种滋阴作用，不仅用于产后肠燥便秘，也可用于杂病的阴虚燥热证，如消渴病患者的阴虚证也常用本方来治疗，如薛某，女，46岁，工人。初诊：起病1月余，多食善饥，烦渴多饮，饮亦不解，小便频数，大便干结，二三日一行，形体日渐消瘦，精神疲惫，夜寐多梦，舌边尖红，脉虚数。化验检查：尿糖（+++），空腹血糖210mg%，因服D860出现胃肠道反应，换用中药。证属肺胃积热，津液亏耗，阴虚火旺，治宜滋阴降火，生津润燥，方药：玄参、生地各15g，麦冬12g，知母、天花粉各10g，生石膏18g，黄精30g。服7剂后，口渴饥饿感减轻，小溲转清，继服7剂，自觉病去大半，精神好转，方中去石膏加生黄芪，益其气更增其液，又服15剂，尿糖转阴，空腹血糖已降至120mg%，后以消渴丸善后。［陕西中医，1987，（9）：416］

清代名医张锡纯对本品的上述作用也有深刻的认识，他在《医学衷中参西录》中说："《本经》谓其治产乳余疾，因其性凉而不寒，又善滋阴，且兼有补性，故产后血虚生热及产后寒温诸症，热入阳明者，用之最宜。愚生平治产后外感实热，其重者用白虎加人参汤，以玄参代方中知母，其轻者用拙拟滋阴清胃汤亦可治愈。诚以产后忌用凉药，而既有外感实热，又不得不以凉药清之，唯石膏与玄参，《本经》皆明载治产乳，故敢放胆用之。然石膏又必加人参以辅之，又不敢与知母并用。至滋阴清胃汤中重用玄参，亦必以四物汤中归、芍辅之，此所谓小心放胆并行不悖也。"中医素有产后多虚、多瘀、多热之说，因玄参偏凉，故可用于产后诸证属热者。

张锡纯还说："《本经》又谓玄参能明目，诚以肝开窍于目，玄参能益水以滋肝木，故能明目。且目之所以能视者，在瞳子中神水充足，神水固肾之精华外现者也，以玄参与柏实、枸杞并用，以治肝肾虚而生热，视物不了了者，恒有捷效也。"张氏指出，肝开窍于目，玄参能够滋肝肾之阴，故能明目，所以这句话也是对原文"补肾气，令人目明"的一个例证。然而，现今临床很少用本品治疗肝肾不足、目失所养所致的目疾。

而赵秀君认为玄参能入肺以清肺家燥热，解毒降火，在临床上常用玄参配伍他药治疗急性结膜炎，效果良好，这是明目功效的一个例证。魏某，男，23岁，2006年4月13日初诊。患者近日来两眼白睛发红，有干涩及异物感，伴有灼热样疼痛，作痒，怕光，流泪，眼眵多而黏稠，不易睁眼，左眼较重，检查两眼白睛充血，羞明，舌红，苔薄白，脉洪数。西医诊断为急性结膜炎。中医辨证为风热犯肺，治法以疏风清热为主。处方：玄参 30g，生石膏 24g，金银花 15g，蝉蜕 9g，菊花 9g，淡竹叶 12g。水煎 2 次，早晚分服。服药 3 剂，眼疾痊愈。[中医杂志，2010，（2）：150]

总之，"主腹中寒热积聚"说明《本经》对玄参散结作用较为重视，而现行中药学认为玄参以清热凉血为主要作用，所以，对玄参主要功效的认识，古今差别还是比较大的。

牡丹皮

原文： 味辛寒。主寒热中风瘛疭、痉、惊痫邪气，除癥坚、瘀血留舍肠胃，安五脏，疗痈疮。

牡丹皮为《本经》中品，为毛茛科植物牡丹的根皮，《本经》原名牡丹。一般认为牡丹皮属于清热凉血药，不仅具有清热凉血作用，同时也具有良好的活血化瘀之功。

牡丹皮性寒，故能清热凉血，可治疗"寒热中风瘛疭、痉、惊痫邪气"等热证。瘛疭是指手足挛缩或弛纵为主的一类病证；痉是指痉挛抽搐；惊痫邪气是指惊风癫痫等抽搐性疾病。总之，三者均是抽搐一类的病证，多系邪热内扰，肝风内动所致，因牡丹皮归肝经，故可用本品来治疗。

用牡丹皮治疗肝风内动，临床较为少用。而用于温病热入营血则为常用之品，如清营汤、犀角地黄汤等均含本品，分别治疗温病营分证、血分证。无论是营分证，还是血分证，只要邪热引动肝风就会出现抽搐，即表现为瘛疭、痉、惊风。

牡丹皮具有良好的活血作用，故可治疗瘀血所致的多种病证，如"癥坚、瘀血留舍肠胃"等。瘀血祛除，气血调畅，则五脏安和，故能"安五脏"。来源于《金匮要略》的桂枝茯苓丸，由桂枝、茯苓、桃仁、牡丹皮、芍药组成，主治"妇人素有癥病"，相当于子宫肌瘤、卵巢囊肿、盆腔脓肿等病症。实际上，本方不仅限于妇人，男子出现腹腔内的疾患如慢性前列腺炎、前列腺肥大等亦可用本方来治疗。此外，痔疮、痤疮、黄褐斑、下肢静脉血栓等证属瘀血阻滞者用本方治验的病案也屡见报道。

邹某，女，39 岁，1984 年 10 月 5 日初诊。患者诉 10 年前流产后至今不能怀孕。询知前医或从脾肾论治，或从气血虚衰论治，俱不见效。诊见面色无华而晦暗，经来腰酸腹痛，月经量少，色暗红，伴小量粒状瘀块。每次月经均持续漏下 10 天始净。经后轻度眩晕。舌淡暗，舌边瘀斑隐约可见，舌苔薄白，脉沉涩。属寒凝气滞，痛积为患。宜活血逐瘀，推陈致新之治。以桂枝茯苓丸加味治之。处方：桂枝、茯苓、赤芍、丹皮、香附（酒炒）各 10g，桃仁 5g，益母草 30g。水煎服，每日 1 剂。2 天后复诊告谓，服药 1 剂后，犹月经来潮，下黑褐色稀水盈碗。减量再服，之后觉浑身舒畅，稍觉疲乏。继以当归生姜羊肉汤调治之。1 年后顺产 1 男，母子平安。[江西中医药，2004，（6）：47]

"疗痈疮"实际上与其活血作用密不可分。气血瘀滞于外，积于肌表而成外痈，如乳痈；积于体内而成内痈，如肠痈、肺痈等。痈肿之变，除与瘀血阻滞有关外，也总与邪热壅聚有关。而牡丹皮既能活血，又能清热。其中，治疗肠痈之大黄牡丹汤由大黄、芒硝、牡丹皮、桃仁、瓜子仁组成，疗效卓著，为临床所常用，使许多患者免除手术之苦。

患者，男，60 岁。1991 年 10 月 5 日，因右下腹疼痛，并连及腹股沟压痛，在乡卫生院诊为阑尾炎，静脉点滴青霉素 1 周，不愈。到县医院复查，仍诊为阑尾炎，改用氨苄青霉素、甲硝唑治疗 3 天，症状仍无进退。于 1991 年 10 月 15 日，请我诊治。见右下腹及腹股沟压痛，淋巴结无肿大，无腹膜刺激征，大便数日未行，苔白，脉紧。处理：用白面兑水和成泥，以压痛点为中心，做直径 10 ~ 20cm 面圈，先以大蒜 3 枚捣为泥，填敷圈内，约 30 分钟，患者自觉火热刺痛，难以忍受时，除去蒜泥，再以大黄、芒硝各等分为末（30 ~ 50g），米醋调成糊状，填入圈内，直到疼痛消失。内服大黄牡丹汤：大黄 30g，牡丹皮 20g，桃仁 15g，芒硝（溶化）10g，甜瓜子（炒焦，打碎）20g。加水 1200mL，煎取 400mL，将芒硝溶化，分 3 次温服。次日复诊，解下大便盈盆，自觉腹痛消失，稍有压痛，单用内服剂，药味同上，减芒硝用量，嘱多加水，延长煎煮时间，服法同上。3 天痊愈。（《经方杂谈》）

综上所述，牡丹皮的作用主要是清热凉血，活血化瘀，与现今教材中的讲解基本一致。

黄 芩

原文： 味苦平。主诸热，黄疸，肠澼泄利，逐水，下血闭，恶疮疽蚀，火疡。

黄芩为《本经》中品，为唇形科植物黄芩的根。《本经》谓本品苦平，而现在认为其性寒，为苦寒之品，既能清热燥湿，又能泻火解毒，所以本品能够主治"诸热"，诸热说明黄芩可治疗多种热邪所致的疾病，如邪热或湿热之邪所致的胃肠湿热、肝胆湿热、肺热咳喘、胆火上炎等。

黄芩治疗胃肠湿热证，症见泻利不爽，肛门灼热，大便臭秽，腹痛，里急后重等，此即为"肠澼泄利"，这在《伤寒论》中即有应用，如"太阳与少阳合病，自下利者，与黄芩汤；若呕者，黄芩加半夏生姜汤主之。"黄芩汤由黄芩、芍药、生姜、大枣四药组成，主治湿热泄泻腹痛等，被后世誉为"治痢之祖剂"。在治疗湿热泻痢时，也可与黄连、葛根等同用，即葛根黄芩黄连汤，是治疗湿热泻痢的代表方、首选方。

黄芩可用于治疗肝胆湿热，症见黄疸，其色鲜明如橘子色，伴有胁痛、口苦、便秘、尿赤等，多与柴胡、大黄、枳实等同用，如大柴胡汤，本方特别擅长治疗肝胆结石或肝胆结石阻滞性黄疸。若见肝火上炎之目赤肿痛、耳鸣耳聋或肝胆湿热下注之阴肿阴痒等，须配伍龙胆、栀子等，如龙胆泻肝汤，本方成药为龙胆泻肝丸，现广泛用于临床，疗效可靠。

黄芩善清肺热，症见咳嗽或气喘，吐痰黄稠，舌红苔黄等，可与金银花、桑白皮等同用；若病情较轻，可单用本品煎汤内服，即清金汤。据《本草纲目》记载，李时珍对黄芩这味药体会很深，因为该药救过李时珍的命。"余年二十时，因感冒咳嗽既久，且犯戒，遂病骨蒸发热，肤如火燎，每日吐痰碗许，暑月烦渴，寝食俱废，六脉浮洪，遍服柴胡、麦冬、荆沥诸药，月余益剧，皆以为必死矣。先君偶思李东垣'治肺热如火燎，烦躁引饮而昼盛者，气分热也，宜一味黄芩汤，以泻肺经气分之火'。遂按方用片芩一两，水二盏煎一盏顿服，次日身热尽退，而痰嗽皆愈，药中肯綮，如鼓应桴，医中之妙，有如此哉。"译成白文即：李时珍20岁那年，因患感冒咳嗽，此时又犯了房事，出现骨蒸发热，肌肤如火燎一样热烫，每日咳嗽，吐痰一碗左右，加上暑热烦渴，睡不好觉，吃不下饭。尽管用柴胡、麦冬、荆芥、竹沥等药，治疗一个多月，病势反而加剧，大家都以为李时珍必死无疑。这时，李时珍的父亲偶然想起金元名医李东垣说过的一段话："治肺热如火燎，烦躁引饮而昼盛者，宜一味黄芩汤。"于是单用黄芩一两煎汤，让李时珍服下，很快，病势便得以逆转，身热尽通，痰嗽皆愈。辨证用药贴切，黄芩的效力非凡，由此可见一斑。

黄芩质轻，性味苦寒，归肺经，善清肺热。肺主皮毛，故肺热炽盛则变现于肌肤而见肤如火燎；肺之宣肃失常，聚湿成痰，与热搏结，故吐痰黄稠。此皆肺热之象也。本方仅由黄芩一药组成，须大剂量方能发挥清肺作用，故用至一两（30g）。

本品逐水，可治疗水肿，因其性寒，故主热水也。治疗湿热水肿，可与茯苓、泽泻、木通等清热利尿之品同用；治疗湿热蕴结之尿赤涩痛，可与黄柏、薏苡仁、蒲黄等同用。药理研究发现：黄芩的水提物、醇提物、黄芩苷、黄芩苷元等静脉注射可使麻醉兔的尿量增多；正常家兔口服其醇提物以及正常小鼠腹腔注射黄芩苷与黄芩苷元均有利尿作用；浸膏与黄芩苷静注对麻醉犬也有利尿作用。

"血闭"是指血瘀，故"下血闭"是指黄芩具有活血化瘀之功。然无论从临床的应用来看，而是从其药理作用来看，黄芩均无活血之功。

"恶疮疽蚀，火疡"均指疮疡之类的病变，特别是指热毒疮疡，治疗大头瘟毒之清瘟败毒饮即含黄芩。从临床应用来看，湿热蕴结或热毒壅聚之疮疡肿痛，黄芩最为常用。可见，云本品主治"恶疮疽蚀，火疡"绝非虚言。

总之，清热泻火燥湿是黄芩的主要功效，广泛用于湿热、实火证，在《本经》时代已经被人们发现并利用。后世认为黄芩具有止血、安胎之功，实与其清热之功密不可分。

黄 连

原文：味苦寒。主热气，目痛眦伤泣出，明目，肠澼腹痛下利，妇人阴中肿痛。久服令人不忘。

　　黄连为《本经》上品，为毛茛科植物黄连、三角叶黄连或云连的根茎。一般来说，特别苦的药物大多具有较强的寒性。黄连味甚苦，故具有大寒之性，清热力强，可广泛用于气分热盛证、心火上炎证、胃火牙痛、肝胆火盛证等实热证，故主治"热气"。

　　若见温热病高热，烦躁谵语等，常与黄芩、黄柏、栀子同用，即黄连解毒汤，本方清热泻火力极强；用治心火亢盛之心烦不眠、烦躁易怒、口舌生疮等，常配伍朱砂、地黄等，如朱砂安神丸，现药店及药房有成药可供使用；胃火炽盛，循经上炎而致牙龈肿痛，则配伍升麻、牡丹皮等，如清胃散。

　　肝火或邪热上攻头目，可致"目痛眦伤泣出"，即表现为目痛、怕光、流泪等多种目疾。此类疾病多见于眼结膜炎、眼睑炎等眼部的感染性疾患，而眼睛红肿、结膜充血、眼痛眼痒、眼屎较多等均为热象的具体表现。治疗上述疾病，黄连可与夏枯草、菊花、枸杞子等配伍，煎汤内服，也可单用黄连煎汤外洗，均具有良好的疗效。此即为"明目"之功也。

　　黄连煎汤外洗不仅可用于眼部的感染性疾病，对于其他部位的感染性疾患也可治疗，黄连单煎外洗可治疗妇人阴中肿痛，即湿热下注所致的外阴瘙痒、阴道炎等疾患。如果与苦参、蛇床子等配伍，清热解毒，消肿止痛疗效更佳。

　　黄连煎汤外洗之所以具有良好的疗效，在于黄连中所含的有效成分为小檗碱，现代药理研究证实，小檗碱具有良好的抗菌消炎作用，对多种细菌均具有明显的抑制或杀灭作用。最初从黄连中提取出来的黄连素在临床上已应用多年而长久不衰。

　　黄连的这种抗菌消炎作用不仅可用于体表的感染性疾患，对于胃肠道感染所致的急性胃肠炎尤为适宜，所以能够主治"肠澼腹痛下利"，肠澼相当于痢疾，而腹痛、下利是痢疾的临床表现。黄连所治的痢疾一般见有泻下脓血，血多脓少，大便臭秽，大多黏滞不爽，里急后重，肛门灼热，同时伴有明显的腹痛，发热，口干口苦，舌苔黄腻，脉滑数而有力，以上表现均为湿热或热毒所致。因为黄连不仅具有良好的清热燥湿之功，而且具有较强的泻火解毒作用，被历代医家称之为厚肠止痢的要药。临床上治疗湿热泄泻或湿热痢疾，可与葛根、黄芩等配伍应用，如葛根黄芩黄连汤；若患者纯下鲜血，高热而病重者，多属热毒血痢，则与白头翁、黄柏、秦皮同用，即白头翁汤。

　　现代药理研究发现：黄连有良好的镇静、镇惊、安神作用，对失眠烦躁，焦虑、注意力不集中等，在辨证的基础上加入黄连 10g，能明显提高疗效，消除注意力不集中后，有利于提高记忆力，正如《神农本草经》所载："久服令人不忘。"

临床所见，有不少高血压患者或血液黏稠度偏高的患者就诊时以健忘为主诉，晨起时头昏脑胀，而在下午时较为清醒，同时症见唇红、舌红、口苦或口中黏腻不爽，苔黄厚或黄腻，胃脘部按压时出现疼痛或轻度不适，或伴有大便溏而不爽等，服用黄连的配方后，患者大多血压稳定，头脑清醒，口中清爽，大便成形。原来的头昏脑胀改善尤为明显，这也是"久服令人不忘"的一个具体应用。

南京中医药大学黄煌教授认为，作为黄连证的客观指征，舌象与脉象十分重要。舌质坚老，舌色红或黯红、舌苔黄腻而厚。所谓坚老，为其质地苍老坚敛，舌边无光泽。著者称此为"黄连舌"。相反，若舌质淡红胖嫩，舌苔薄白或无苔者，黄连就应慎用了。黄连脉多滑数或数促，如脉迟身凉者，黄连应慎用。（《张仲景50味药证》第3版）

患胃肠湿热或肝胆湿热证的患者，由于舌苔黄厚而腻，患者自觉口中黏腻不爽或口苦，黄厚的舌苔覆盖了味蕾，其味觉功能下降，所以初服黄连煎剂时，并不觉得甚苦，反而感觉口中清爽。但在服药三五剂后，湿热邪气逐渐解除，舌苔逐渐变薄，味觉逐渐恢复，此时患者多诉"同样的药为什么越来越苦，越来越难喝？"这种情况往往是药证相符、疾病逐渐好转的表现。此时，患者当减量服用或停服，或改用他药以善后。

俗言"哑巴吃黄连，有苦不能言"，人人皆知黄连味极苦，中医认为，味特苦的药最易败胃，所以在应用黄连时一定辨证准确，同时用量不宜过大。经验表明，给胃口正常人每天服 10g 黄连，一般在服用三五天后，患者的胃口明显下降，这是黄连味苦败胃的典型表现。

龙　胆

原文：味苦涩。主骨间寒热，惊痫邪气，续绝伤，定五脏，杀蛊毒。久服益智不忘，轻身耐老。

龙胆为《本经》上品，又名龙胆草，为龙胆科植物条叶龙胆、龙胆、三花龙胆或坚龙胆的根及根茎。味苦的中药很多，但属大苦大寒者为数不多，如黄连、苦参、龙胆草等均为大苦大寒之品。故《本经》云本品味苦涩，即味特苦而兼有涩味。龙胆草的苦寒之性，为中医界所公认。赵炳南经验：我早年曾治一患者，据其肝胆湿热炽盛而投用龙胆草15g（在此之前我最多用9g），谁知药后病人竟昏厥在地，呼之不应，我急往视之，其脉尚存，经采用灌浓糖水等措施。患者很快清醒，并大呼"苦死我也！"当时我曾亲尝药液，确实苦涩良久不消。然而药苦何以能产生如此强烈反应？以后读《本草经疏》得知，"龙胆草味既大苦，性复大寒，纯阴之药也，虽能除实热，胃虚血少之人不可轻投"。而我当时对病情观察不细，没有了解到病人因病痛已数日进食不多，服药时又系空腹，加之对药性认识不够，所以没有采取相应的预防措施，终致有此意外之事。经过多年的实践，我深深体会到即使胃虚之人，有肝胆实热证，龙胆草亦可使用，但必须同时兼顾脾胃。相反，无胃虚情况，若重用胆草时，亦应事先告知病家药苦，使其有精神准备，或在服药后吃些糖果，以缓和胆草的苦味，这样，就可以避免一些不必要的不良反应。（《名老中医医话》）

《本草经疏》亦云："草龙胆味既大苦，性复大寒，纯阴之药也。"虽能除实热，胃虚血少之人不可轻试。凡病脾胃两虚因而作泄者忌之。凡病虚而有热者勿用。亦勿空腹服。饵之令人溺不禁，以其太苦则下泄太甚故也。

所以，现行教材指出龙胆草大苦大寒，脾胃虚弱者忌服是有道理的。

正因为本品具苦寒之性，主归肝胆经，其清热之力较强，而主"骨间寒热，惊痫邪气"。《神农本草经实录》解释到"（龙胆）主骨间寒热，治肝邪犯肾之寒热。惊痫邪气，肝火犯心之邪"。这种解释有点牵强。笔者认为"骨间寒热"理解为热即可，也就是说龙胆草能够解除热邪，特别是肝胆火盛和肝胆湿热证，以龙胆草为主药的龙胆泻肝汤即是清肝胆湿热、泻肝胆实火的代表方。张某，男，40岁，2008年5月20日初诊。因右胁肋部刺痛1周，局部红色皮疹、簇集水泡3天来院就诊。局部皮色发红，有灼热感，见粟粒样红色丘疹，簇集水疱，呈带状分布，伴口干纳呆，烦躁易怒，小便黄，大便干结，舌红、苔黄腻，脉弦滑。诊断为带状疱疹。证属肝胆热甚，实热内蕴，阻于肌肤。治拟龙胆泻肝汤加减。处方：龙胆草10g，山栀10g，黄芩10g，柴胡10g，生地10g，车前子30g，泽泻10g，玄胡15g，生大黄（后下）10g，麦冬10g，苍术10g，滑石 30g。5 剂，每日 1 剂，水煎 200mL 药液，早晚各服 100mL，5 月 25 日二诊，症状大减，皮疹明显消退，稍有隐痛，大便通畅，效不更方，原方改生大黄为制大黄 10g，去滑石，加谷芽 30g，麦芽 30g，继进 5 剂而愈。[江苏中医药，2009，（12）：48]

肝主筋，热盛则风动，而发为惊痫抽搐。龙胆草通过泻肝胆火的作用而达到清热息风的目的。邢某，女。32 岁，1999 年 6 月 2 日初诊。左眼不能闭合 3 天。患者初感左侧耳部疼痛，渐及左侧面颊麻木，左眼不能闭合，且左嘴角喝水时漏水，伴心烦易怒，口苦，舌尖有瘀点、苔薄黄，脉弦。经神经科检查，诊断为面神经麻痹。方用龙胆泻肝汤加减。处方：龙胆草、黄芩、柴胡、当归、防风各 10g，栀子、木通、泽泻各 6g，生地黄 15g，蜈蚣 2 条，甘草 5g。5 剂，每天 1 剂，水煎服。二诊：左耳部疼痛消失，效不更方，守方服 5 剂。三诊：面部麻木大减，笑时嘴角略有歪斜。守方再服 5 剂病愈，随访 1 年未复发。按：本例患者出现口眼歪斜，左侧面颊麻木，口苦，心烦易怒，舌苔薄黄，脉弦，均为风热之邪侵犯头面肝经证候。邪入肌肤则麻木，风热之邪中络则耗气伤血，引血动风，风动则口眼歪斜，肌肉抽动。治以清肝经之热为法，原方去利尿渗湿之车前子，加防风祛风、蜈蚣息风止痉以治中风口眼歪斜。全方清肝经之热兼祛风止痉，故获良效。[新中医，2002，（8）：66]

湿热之邪浸淫肌肉、筋骨而致筋痿不用，即为"绝伤"，龙胆草清热燥湿以解除湿热浸淫，从而表现为"续绝伤"之功，临床上，对于重症肌无力、运动神经元疾病、多发性肌炎及皮肌炎、周期性麻痹、多发性神经炎、强直性脊柱炎等疾病属于湿热证者，均可在二妙散的基础上加用本品进行治疗。

肝胆有热，最易侵及他脏，龙胆草能够清肝泻火，可使他脏不受肝火之侵，故有"定五脏"之功，尤其适用于脾胃疾患。

"蛊毒"泛指湿热邪气引起的皮肤瘙痒之类的疾患。药理研究发现，龙胆草煎剂对于诸多皮肤瘙痒性疾患而表现为湿热证者确有较好的疗效。所以，龙胆草外用时不因味极苦而表现为较强的治疗作用。

一般而言，"益智"之品多为补虚之药，多具有补虚益智之功，因为健忘等大多为正虚失养所致。但火热之邪同样可使人昏蒙或健忘，此类患者大多性情急躁易怒，面红目赤，舌红，苔黄，脉数或弦而有力。小量使用龙胆草，能够清肝泻火，改善患者的记忆力，从而表现出"益智不忘，轻身耐老"的功效。

总之，要正确理解《本经》对龙胆的描述，必须结合龙胆草的清热燥湿与泻火解毒的功效来理解。否则，就会进入龙胆草不仅能够祛邪，亦能补虚的误区。

苦　参

原文：味苦寒。主心腹结气，疝瘕积聚，黄疸，溺有余沥，逐水，除痈肿。补中，明目止泪。

苦参为《本经》中品，为豆科植物苦参的根，性味苦寒，属于中药的三大苦寒药之一，所含的苦参碱、氧化苦参碱是其苦味的主要成分，也是苦参的有效成分。

正因为本品具有显著的苦寒之性，其清热燥湿之力甚强，广泛用于多种湿热证。无论内服，还是外洗均有良好的疗效。

"心腹结气，疝瘕积聚"均是指腹腔内有形的结块，这种结块系湿热内阻所致。如湿热内阻，胆汁外溢所致的黄疸，可在辨证的基础上加用苦参。据报道，苦参治疗急性传染性肝炎，肝肿大及肝功能的恢复较快。所以，《本经》云本品治疗黄疸也是有其临床依据的。

临床上，凡遇黄疸型肝炎，无论急性、慢性肝炎或肝硬化，只要有湿热蕴结见症，特别是下焦湿热明显，又有皮肤瘙痒者，均在辨证方药的基础上加用苦参，获效甚速。余曾治一黄疸型慢性肝炎患者，表现身目俱黄，口中黏腻，脘痞腹胀，大便溏而不爽，小便黄赤等湿热内蕴脾胃之象。用茵陈蒿汤合栀子柏皮汤治疗1周，药力仍显不足，黄疸不见下降，反略有上升，且出现明显的皮肤瘙痒，下肢红点散在，瘙痒难忍，渐次红点扩大呈米粒大小之水泡，破溃后渗出液较多，小便赤热不利，白带多而色黄，呈湿热浸渍肌肤，迫及下焦之象。故在原方基础上加苦参15g，诸症随之豁减，黄疸消除，逐渐治愈。说明苦参擅长清下焦湿热，治皮肤瘙痒，消身目黄疸。以后屡用于临床，多能获效。［中医杂志，1995，（12）：709］

前列腺肥大或慢性前列腺炎亦属于"疝瘕积聚"的范畴，临床有应用本品治疗的报道。此外，本品具有一定的利尿作用，即"逐水"，苦寒又能清热，故能够治疗湿热蕴结所致的"溺有余沥"，即热淋，相当于泌尿系感染，常配伍当归、贝母等药，如当归贝母苦参丸。药理研究发现，苦参所含的苦参碱、氧化苦参碱等均具有广泛的抗菌消炎作用。吴一纯教授治李某，女，48岁，干部。1992年4月6日初诊。患者小便淋涩反复发作13年，烦劳后小便涩痛、急迫频数9天，服用呋喃坦丁、复方新诺明等治疗效果欠佳，故请中医诊治。刻下小便频数、急迫难忍、涩痛不畅，黄赤混浊。伴心烦易怒，大便干结，胸闷气促，面目时肿，双目干涩，乏力倦怠，月经期前后不定。舌质暗红、尖有红点、苔薄黄腻，脉象细弦。尿常规：脓球（＋）。诊为再发性尿路感染发作期。辨为血虚热郁，三焦、膀胱气化不利。处方：当归18g，川贝母12g，苦参15g。3剂，水煎服，每日1剂。4月10日复诊：药进3剂，两便畅利，诸症显减。舌苔薄黄腻，脉细稍弦。处理仍宗上法，适当调整方中用量。处方：当归24g，川贝母10g，苦参10g。6剂，水煎服。4月17日再诊：两便畅利。自述：双目干涩，腰膝酸痛，月经期前后不定。舌质暗红、苔薄白而干，脉细略弦。诊为再发性尿路感染恢复期、更年期综合征。辨为肝肾阴虚。嘱长期服用杞菊地黄丸，每次9g，每日2次，连服3个月以上。并嘱患者怡情志，适寒温，远辛辣，戒烦劳。日前随访，患者连续服用杞菊地黄丸近10个月，尿路感染未发。［江西中医药，1994，（3）：19］

本品苦寒，能够清热燥湿，泻火解毒，无论内服外用均可治疗热毒蕴结所致的痈肿疮毒。尤其是皮肤科瘙痒性疾患，临床单用苦参或配伍他药煎汤外洗具有良好的杀虫止痒之功，是外洗方中的主药、要药。苦参能"除痈肿"，这里的痈肿是指体表组织的感染，当指阳证、热证，而非寒证，因苦参清热之功疗效非凡。这种功效与苦参抗菌消炎的作用密切相关。

用苦参治疗皮肤病，尤其对过敏性皮疹及皮肤湿疹疗效显著。由于临床上抗生素应用很广泛，而部分病员在应用先锋霉素、磺胺类等药物后，引起药物性皮炎，全身皮肤发出红色丘疹且连成大片状，瘙痒不适，如及时停用过敏的抗生素，并给患者服用中药，有助于改善临床症状，具体处方如下：苦参10g，地肤子15g，白鲜皮15g，赤芍10g。煎汤口服，每日1剂。一般服用2剂后即可见效，临床症状明显好转，服药5剂后，皮疹基本消退。此方共治疗30例，总有效率为93％。临床上对皮肤湿疹患者，不论皮肤损害的部位在何处均可治疗。原则上用上方口服，但对有的患者因皮肤瘙痒伴有滋水，甚至瘙痒难忍出黄水多，可加苍术 10g，黄柏 10g，以加强化湿清利之功，往往收到很好的疗效。[中医杂志，1995，（10）：581]

苦参具有良好的抗菌消炎作用，对于眼部的感染亦效，故能"明目止泪"。受古人经验的启示，根据异病同治的原则，灵活使用苦参，治疗鼻前庭炎、外耳湿疹、急慢性中耳炎、结缘湿疹、春季卡他性结膜炎等疾病，取得了较为满意的疗效。陈某，男，10岁，双眼奇痒，揉擦不解，眵泪胶黏，畏光灼热，历时 10 天。经抗过敏、消炎等法治疗，始尚有效，继而效微。检查：双眼睑结膜充血，有大而扁平的淡红色的乳头状增生，球结膜上可见如鱼子样的颗粒，角膜附近结膜胶样肥厚，呈灰白色的假膜。舌质偏红、苔微黄腻。取苦参 10g，黄芩 6g，赤芍 8g，丹皮 8g，菊花 6g，谷精草 6g，蝉蜕 6g，生甘草 6g。水煎内服，日服 2 次。再煎汤去渣，外洗双眼并湿敷片刻。服 6 剂，诸症明显好转。苦参改为 6g，余药不变，另加枸杞子 8g，茯苓 8g，又服 10 剂，自觉症状全部消失。[中医杂志，1996，（1）：6]

云其"补中"，实与其清热燥湿作用相关。湿热困脾，则脾胃不运。苦参可祛除湿热，则脾胃运化复常。一旦湿热祛，则苦参停用。若无湿热内停，苦参败胃之力有余，而补中之力绝对不足。所以，常规而言，苦参不能作为补中常用药来使用。

现行中药学认为苦参能够清热燥湿，泻火解毒，利湿等，可见《本经》对苦参性能功效的认识与现今的认识基本一致。不过，临床医师对苦参的应用有较大的扩展，抗心律失常、抗过敏、平喘、镇静安神等作用已为大部分医者所接受。

决明子

原文：味咸平。主青盲，目淫肤赤，白膜，眼赤痛泪出。久服益精光，轻身。

决明子为《本经》上品，为豆科植物决明或小决明的成熟种子。《本经》谓本品味咸，与现在的认识不符，无论是从其功效来分析，还是口尝，均无咸味的依据。一般认为本品甘平（平中偏凉）或甘凉。主要归肝、大肠经。

本品偏凉，归肝经，能够清肝泻火，明目，还能平肝。故《本经》谓其"主青盲，目淫肤赤，白膜，眼赤痛泪出"，均为目疾。这说明在《本经》时代已经认识到决明子的明目作用。正因为具有明目作用，故有"决明子"之名，因属植物类药，故又有"草决明"之称。

《诸病源候论》："青盲者，谓眼本无异常，瞳子黑白分明，而不见物耳。"《僧深集方》治失明，目中无他病，无所见，如绢中视，用马蹄决明二升，捣筛，以粥饮服方寸匕。

"目淫""眼赤泪出"等均属于急性炎症性病变，如急性结膜炎、麦粒肿等感染性疾病。由于感染性疾病的发作，导致眼周围皮肤发红，故"肤赤"。

"白膜"是指眼被白膜遮挡，相当于白内障之类的疾病。

综上所述，决明子可广泛用于多种虚实目疾，属热者，可与清肝明目药同用，如菊花、木贼、青葙子等；属肝肾不足者，可与补肾明目药同用，如枸杞子、菟丝子等。

决明子药性较为平和，虚实目疾均可配伍应用，小量久服亦无明显的不良反应，故云"久服益精光，轻身"。自古至今，决明子在食疗方面的应用非常广泛，如决明子泡茶饮、做药枕等对于虚实目疾、高血压、便秘等均有一定的保健作用。

虽然决明子药性较为平和，然其药性偏凉，入大肠经，具有通便之功，对于津枯肠燥便秘者，可与生地黄、玄参、火麻仁等同用。药理研究证实：决明子含大黄素、芦荟大黄素、大黄酚、大黄酸等蒽醌类物质，与大黄具有相类似的药理成分与药理作用。

总之，人们在《本经》时代对决明子的明目之功已经有了较为深刻的认识，所以，"决明"之名绝非虚言。

白鲜皮

原文：味苦寒。主头风，黄疸，咳逆，淋沥，女子阴中肿痛，湿痹死肌，不可屈伸，起止行步。

白鲜皮为《本经》中品，《本经》原名白鲜，现其正名为白鲜皮，为芸香科植物白鲜的根皮。

"头风"是指头面部受风所致的瘙痒、疼痛等之类的病证。白鲜皮为止痒要药，临床广泛用于风疹、湿疹等皮肤瘙痒类疾病，其止痒效果显著。临床应用本品时大多在辨证选方的基础上加用本品以止痒治标。如在治疗湿热内阻型风疹、湿疹等疾病时，多在消风散的基础上加白鲜皮、地肤子等；治疗营卫不和之瘙痒性疾病时，多在桂枝汤的基础上加白鲜皮等。

用白鲜皮30g，滑石20g。共为细末，打片。每片0.5g。用法：日服2次，每次3～4片。主治：荨麻疹。用上法共治疗7例荨麻疹，全部治愈。周某，女，52岁。患顽固性荨麻疹5年之久，曾用扑尔敏、强地松等治疗，不能控制。经用白鲜皮片，连服7日痊愈。随访半年未见复发。[辽宁医学杂志，1977，（2）：13]

能够治疗黄疸且具有良好疗效的中药很多，如茵陈、大黄、郁金等。而白鲜皮治疗黄疸虽有悠久的历史记载，但临床鲜用。《本草纲目》记载："（白鲜皮）为诸黄风痹要药。"《本草述》："治湿痹及黄疸症。"《杂病源流犀烛》载白鲜皮汤，用于湿热黄疸的治疗。而近代药理对本品的利胆作用没有报道，这可能与我们对白鲜皮的利胆作用未加重视的结果。

咳逆是指咳嗽气逆，《本经》记载白鲜皮治疗咳嗽，临床应用不多。若见咳无明显原因而经过反复治疗而不愈者，多与机体过敏有关，此时在辨证选方的基础上加用本品10g，往往效佳。

淋沥多是指泌尿系感染。药理研究发现，白鲜皮具有良好的抗菌消炎作用，对泌尿系感染性疾患亦有治疗作用。然中医利尿通淋药较多，加上泌尿系感染并非疑难病症，白鲜皮应用的机会不多。

由于本品具有燥湿止痒之功，可治疗女子阴中肿痛、瘙痒等，大多配伍苦参、黄柏、蛇床子等煎汤外洗，临床常用。

本品苦寒，能够清热燥湿，配伍苍术、黄柏、牛膝等，可治疗风湿热痹之关节红肿痛，即原文中"湿痹死肌，不可屈伸，起止行步"，类似于风湿性关节炎活动期或风湿热等。

现行中药学将白鲜皮归为清热燥湿药，具有清热燥湿，杀虫止痒之功，为皮肤科常用药，广泛用于湿疹、银屑病、白癜风、老年性阴道炎、外阴炎等瘙痒性疾病。可见，《本经》对白鲜皮的认识与现今的认识差别较大。《本经》所提到的"黄疸，咳逆，湿痹死肌"等尚需等待临床的进一步验证。

射 干

原文：味苦平。主咳逆上气，喉痹咽痛不得消息，散结气，腹中邪逆，食饮大热。

射干为《本经》下品，为鸢尾科植物射干的根茎。《本经》云其苦平，与现在的认识不一致，现在一般认为其性寒，而有清热解毒，祛痰利咽之功。

首先，本品具有良好的清热解毒利咽之功，多用于热毒或痰热所致的咽喉肿痛，症见咽喉疼痛，局部充血红肿，扁桃体多肿大，或失音，或伴有咽干、口苦、便秘等，宜配伍清肺利咽之品如山豆根、木蝴蝶、桔梗、甘草等。若伴便秘，宜配伍胖大海、牛蒡子等，既能利咽解毒，又能通便。《圣济总录》载射干汤治喉痹：射干（细锉），每服五钱匕，水一盏半，煎至八分，去滓，入蜜少许，旋旋服。本品利咽之功，最为临床所习用，此即本品所说的"喉痹咽痛，不得消息"。痹，即闭也，闭塞不通也，不通则痛，所以，喉痹即喉痛。"不得消息"是指咽喉疼痛呈持续性，无休止，临床上大部分的咽喉肿痛均有此特点。"散结气"是指射干具有散结的功效，射干之所以能够治疗"喉痹咽痛"，除与其苦寒清热解毒的功效有关外，"散结气"也是其作用机理之一，使局部壅滞的热毒之邪疏散而解。

其次，本品主"咳逆上气"，即治疗咳喘，这种咳喘必与痰有关，有形之痰阻于咽喉，影响肺之宣降，故而咳喘，这种咳喘必见喉中痰鸣或痰声辘辘，治疗上当祛痰利咽为主。药理研究也证实，射干具有良好的祛痰作用。射干治疗咳逆上气在《金匮要略》中即有记载："咳而上气，喉中水鸡声，射干麻黄汤主之。"本方对于喉中痰鸣的咳喘具有非凡的疗效。

王某，女，20岁，学生。2009年9月25日初诊。晚上躺下后咳喘发作，有痰鸣音，憋气，伴咽部有痰，口干，便秘。2 周前因感冒后发热，经输液后发热退，但遗留咳嗽。患者形体胖，面色白，平素怕冷，冬天易患气管炎。根据《金匮要略》"咳而上气，喉中水鸡声"而疏射干麻黄汤加味：射干 10g，麻黄 10g，干姜 10g，细辛 6g，五味子 6g，紫菀 10g，款冬花 10g，半夏 10g，大枣 10g，桔梗 6g，黄芪 20g。煎服，日 1 剂，4 剂。10 月 2 日二诊：患者药后喘平，胸不闷，痰鸣音消失。仍轻度咳嗽，晨起明显，吐痰量少清稀，痰出方止。大便秘结，舌质淡红，脉沉弱。自述冬天易感冒，平素手足冷，背部发冷。证属阳虚体质无疑，遂疏：炙麻黄 10g，细辛 5g，附子 15g，黄芪 30g，干姜 10g，五味子 6g，甘草 5g。煎服，日 1 剂，6 剂。10 月 9 日短信反馈：不再咳喘，汗出和畏寒有所改善，稍有痰和便秘，已无大碍。

仇某，女，56 岁。2010 年 2 月 18 日就诊。患者 10 余年前无明显诱因于冬季出现咳嗽，咳白黏痰，之后每年冬季发作，油烟刺激后加重，严重时呼吸困难，喉间痰声辘辘，曾在当地卫生所诊断为"慢性支气管炎"，予解痉、祛痰等方法治疗（药用氨茶碱、盐酸氨溴索）后咳喘痰鸣缓解不理想，寒冷、油烟刺激后频繁复发。近 2 月来因咳喘加重前来就诊，刻下症见：胸闷憋气，咳喘气急，咳白黏痰，咳声重浊憋闷，吸冷气、油烟，进食呛咳后明显加重，喉间痰鸣音较重，咳甚时头胀头痛，胃口、睡眠尚可，二便可，舌淡红，苔薄，脉沉。因患者无鼻塞清涕、后背僵硬不适，故考虑头胀头痛为咳嗽剧烈所致，并非风寒束表证，从而排除小青龙汤证。患者呼吸困难，喉间痰声辘辘，咳嗽，咳白黏痰，冬季发作，油烟刺激后加重，这是典型的"咳而上气，喉中水鸡声"，因此断定为射干麻黄汤证。中医诊断：喘证（寒饮伏肺，肺气不降）。治以温肺散寒，化饮止咳。拟射干麻黄汤原方。处方：射干 10g，生麻黄 6g，半夏 12g，紫菀 10g，款冬花 10g，细辛 6g，五味子 6g，生姜小鸡蛋大，红枣（切开）5枚。5 剂，水煎服，日 1 剂。2 月 21 日二诊：患者服上方 1 剂后咳喘明显减轻，3 剂服完咳喘、闷憋、痰鸣、头痛诸症悉除，疗效之迅速大出患者意料，遂停药。嘱咐患者自备数剂汤药于家中，病情复发后随即服用。之后寒冷、油烟刺激后也未再发，随访至今病情稳定。（中国中医药报，2010-7-23）

"腹中邪逆，食饮大热"系指腹中邪气，这种邪气是指热邪或痰热之邪，然临床应用较少，仅在少量古籍中有应用的记录，如《补缺肘后方》治水蛊腹大，动摇水声，皮肤焦，用乌扇（即射干）细捣绞汁，服如鸡子，即下水。

总之,《本经》首先提及射干能够主治"咳逆上气,喉痹咽痛不得消息",与现在的认识相一致。其他的功效与主治,古今较少应用。

夏枯草

原文:味苦辛寒。主寒热瘰疬,鼠瘘头疮,破癥,散瘿结气,脚肿湿痹。轻身。

夏枯草为《本经》下品,为唇形科植物夏枯草的果穗,其味苦辛性寒,与现在的认识一致。苦寒能够清热燥湿,辛寒能够散结清热。所以,现一般认为本品具有清热燥湿,泻火散结,明目等作用。

因其味辛,而具有结散"破癥""散瘿结气"之功,故可治疗"寒热瘰疬,鼠瘘头疮"等结块性病证。瘰疬是指颈部的淋巴结结核,鼠瘘是指淋巴结溃破后,长期溃破而不愈合,流棉絮样东西,犹如老鼠盗洞的样子,故名。

夏枯草具有良好的散结作用,广泛用于以结块为主要表现的多种病症,如全身各处的淋巴结肿大、瘿瘤、无名肿块、各种肿瘤、子宫肌瘤、乳腺增生。治疗以上病证时,多在辨证的基础上加用本品以达治标之功。为增强消肿散结作用,常与玄参、贝母、牡蛎(即消瘰丸)等同用。

临证恒取其清肝散结之功,用之治疗因肝气郁滞、痰火凝结之睾丸炎及颈、腋下或腹股沟淋巴结肿乃至乳腺小叶增生,以夏枯草为主药,常用量为30 ~ 60g,并随病发部位而加味。睾丸炎加武靴藤、川楝子、荔枝核、蒲公英等;颈淋巴结肿加土牛膝、豨莶草、海藻、昆布等;腋下淋巴结肿加山油麻、黄药子、赤芍、全蝎等;腹股沟淋巴结肿加和他草、一枝黄花、乳香、没药等;乳腺小叶增生加橘叶、丹参、王不留行、路路通等。上述诸症治愈后,嘱以夏枯草30g,豨莶草15g,煮青皮鸭蛋续服,吃蛋服汤,每周1 ~ 2次,以巩固疗效。[中医杂志,1999,(7):392]

"脚肿湿痹"是指湿邪侵袭人体,趋于下肢而致的湿痹,症见下肢或关节沉重、疼痛、肿大,取夏枯草燥湿散结之功,可使湿祛肿消。如《本草汇言》引《窦氏全书》:"治脚气频发,肿痛难履,夏枯草(酒浸一宿,晒干,炒)、木瓜

（醋拌炒）各等分，为末，每早食前服三钱，白汤引。"

因夏枯草性寒而能清热，以治热痹为宜。药理研究发现，本品具有显著的抗炎消肿作用。

临证中，笔者发现夏枯草治疗热痹有显著疗效。这一经验，来自临床偶得。5年前诊治一位6岁男性患儿，患急性风湿热已2月余。经用青霉素、阿司匹林等治疗，用药期间诸症均好转，但停药数天，病情复发同前。如此反复数次，后服中药治疗近1月，病情时轻时重。余接诊时周身大关节游走性疼痛较剧，双膝、左腕及右踝关节灼热红肿，痛不可触，活动明显受限，双肘及膝关节伸侧可见1～3枚坚硬的皮下结节。体温38.6℃，汗出较多，心前区可闻及Ⅲ级收缩期吹风样杂音。血沉90mm/h，舌质红、苔薄黄，脉弦数。细审其证，属热痹无疑，前医用白虎桂枝汤加味，药证合拍，何而不效，久思不得其解，暂给重剂白虎汤2剂，服后又不效。后想起"火郁发之"的经训，悟得此为关节局部邪热蕴滞，郁而不散所致。遂在上方中加夏枯草15g，取其清散郁结之火、行经络、消结核的功能。服3剂后关节灼热肿痛大减，体温恢复正常。原方再进6剂诸症基本消除，嘱原方减量连续服药1月。治疗期间化验血沉两次，均正常，随访2年未见复发。受此启发，余治疗热痹时，在辨证基础上均加入夏枯草10～30g，收效较佳。[中医杂志，1999，（8）：454]

至于本品"轻身"之说，亦当与其祛湿的作用有关，湿邪的特点是重着，机体受湿后表现为沉重感，故有夏枯草有"轻身"之功。不过，临床较少应用。

以上是《本经》对本品的认识，经过2000余年的发展，中医对于本品的认识不断完善，现在我们普遍认识到夏枯草除具有以上作用外，有两个作用不容忽视，即清肝明目与安神。

首先，本品能够平肝、清肝明目。因为夏枯草苦寒，善清肝泻火，平肝阳，临床上多用于肝火上炎或肝阳上亢所致的头痛、眩晕等，常与菊花、决明子、黄芩、钩藤等同用。现代药理研究发现，本品具有降血压作用，在高血压属肝阳上亢的证型中极为常用。本品明目之功，在古籍中多有记载，如《本草纲目》"夏枯草治目珠疼至夜则甚者，神效；或用苦寒药点之反甚者，亦神效。"

其次，本品具有安神作用。《冷庐医话》引《医学秘旨》，治"阴阳违和，二气不交，不寐，以半夏、夏枯草各三钱浓煎服之。盖半夏得阴而生，夏枯草得至阳而长，是阴阳配合之妙也"。上海中医药大学陶御风的经验：在治疗不寐时常以上方合半夏秫米汤、甘麦大枣汤三方合用，作为基本方，药味虽不多，但常有满意效果。

夏枯草 15g，煮半夏 10g。每日 1 剂，水煎服，连用 4 剂。共治 62 例 68 例次，以失眠纠正为有效。结果有效 61 例次，有效率 89.71%。[福建中医药，1993，(1)：59]

蚤　休

原文：味苦微寒。主惊痫摇头弄舌，热气在腹中，癫疾，痈疮阴蚀，下三虫，去蛇毒。

蚤休为《本经》下品，为百合科植物云南重楼或七叶一枝花的根茎，又名重楼，其味苦而微寒，能够清热解毒，与现在的认识一致。现在普遍认为本品具有良好的清热解毒作用，广泛用于多种热毒证。

贵阳中医学院学报[2005，(3)：45]介绍：蚤休清热解毒之力甚强，善能消肿止痛，适用于多种热毒证。余将蚤休用于多种内脏急性炎症，有显著解毒消炎效果。肺炎方：蚤休 9g，杏仁 15g，大贝 9g，桔梗 9g，百部 15g，黄芩 10g，鱼腥草 30g，青蒿 15g，甘草 3g。适于急性肺炎等肺部感染，症见咳嗽稠痰，烦渴，胸闷或痛，舌红苔黄，脉象滑数。若高热，加生石膏，便秘加熟军、牛蒡子，喘甚加白果，咯血加白及、茅根、藕节。

正因为本品能够清热解毒，亦可用于热毒疮疡，即"痈疮阴蚀"，此时多与金银花、连翘、蒲公英等清热解毒之品同用。

原文记载本品主"惊痫摇头弄舌，热气在腹中，癫疾"，此类病证均为肝风内动所致，而现代多认为本品能够息风定惊，用于肝热生风之惊风、高热、抽搐等。贵阳中医学院学报[2005，(3)：45]载脑炎方：蚤休 9g，僵蚕 9g，石菖蒲 9g，黄连 5g，甘草 3g，钩藤 15g，竹茹 10g，贯众 15g，鲜荷叶 12g，土茯苓 15g，紫花地丁 15g。适用于病毒性脑炎等脑系感染，症见发热，头痛，抽搐，烦躁，呕吐，复视等证。若为结核性脑炎，加蓂草花、夏枯草、青蒿、丹参；乙型脑炎加生石膏、大青叶、滑石。便秘或大便溏滞不爽，必用熟军。另载消痫镇惊汤：代赭石 30g，蚤休 10g，石决明 30g，炒酸枣仁 15g，珍珠母 30g，白人参 3 ~ 6g，天竺黄 12g，桑椹 15g，法半夏 12g。适用于癫痫证，突然昏仆不省人事，牙关紧急，抽搐吐沫。以及非惊厥性发作之其他类型癫痫。

三虫，泛指体内常见的寄生虫，如《诸病源候论》卷五十："三虫者，长虫、赤虫、蛲虫。"即蛔虫病、姜片虫病、蛲虫病。故"杀三虫"是指蚤休具有驱杀体内寄生虫的作用。不过，临床上驱杀肠内寄生虫时，多用西药肠虫清来治疗，效高且便捷。

"去蛇毒"说明本品能够治疗毒蛇咬伤，如《浙江民间常用草药》记载："七叶一枝花根（即蚤休）二钱，研末开水送服，每日二至三次，另以七叶一枝花鲜根捣烂，或加甜酒酿捣烂敷患处。"虽然有应用的记录，但毒蛇咬伤多属急症、重症，建议送有条件的医院进行急救处理。

第三章　泻下药

> 凡能攻积、逐水，引起腹泻，或润肠通便，治疗饮食积滞或水湿内停病证的药物称为泻下药。本章内容主要介绍大黄、朴硝、消石、甘遂、大戟、芫花、巴豆共7味药。

大　黄

原文：味苦寒。主下瘀血，血闭寒热，破癥瘕积聚，留饮宿食，荡涤肠胃，推陈致新，通利水谷，调中化食，安和五脏。

大黄为《本经》下品，为蓼科植物掌叶大黄、唐古特大黄或药用大黄的根及根茎，其味苦性寒，善泄血分之结，并具清热之功，《本经》与现今的认识一致。

由于大黄具有良好的活血化瘀作用，即主"下瘀血"、破"癥瘕积聚"，故能够主治"血闭寒热"，即瘀血证。本品治疗瘀血证，不论内服、外用均有良效。

首先，本品内服治疗瘀血证，在《伤寒杂病论》中有广泛的应用，如抵当汤、抵当丸、下瘀血汤、大黄䗪虫丸等均主治瘀血证。其中，活血之力最强者当属抵当汤，由大黄、桃仁、虻虫、水蛭四药组成，主治瘀血重证。

近代经方家曹颖甫治一周姓少女，住小南门，年约十八九，经事三月未行，面色萎黄，少腹微胀，证似干血痨初起。因嘱其吞服大黄䗪虫丸，每服三钱，日三次，尽月可愈。自是之后，遂不复来，意其差矣。越三月，忽一中年妇女扶一女子来请医。顾视此女，面颊以下几瘦不成人，背驼腹胀，两手自按，呻吟不绝。余怪而问之：病已至此，何不早治？妇泣而告曰：此吾女也，三月之

51

前曾就诊于先生，先生令服丸药，今腹胀加，四肢日削，背骨突出，经仍不行，故再求诊。余闻而骇然，深悔前药之误。然病已奄奄，尤不能不一尽心力。第察其情状，皮骨仅存。少腹胀硬，重按痛亦甚。此瘀积内结，不攻其瘀，病焉能除？又虑其原气已伤，恐不任攻，思先补之，然补能恋邪，尤为不可。于是决以抵当汤予之。虻虫一钱，水蛭一钱，大黄三钱，桃仁50粒。次日母女复偕来，知女下黑瘀甚多，胀减痛平，唯脉虚甚，不宜再下，乃以生地、黄芪、当归、潞党参、川芎、白芍、陈皮、茺蔚子，活血行气，导其瘀积。一剂之后，遂不复来。后六年，值于途，已生子，年四五岁矣。(《经方实验录》)

桃核承气汤来源于《伤寒论》，由桃仁、桂枝、大黄、芒硝、甘草组成，主治太阳病蓄血轻证，以"少腹急结、其人如狂"为使用要点。笔者善用本方治疗痛经，其痛经的特点是经前疼痛明显，月经色黑有瘀块，同时伴有少腹硬满而痛，大便秘结等。

某女，20岁，学生。2011年1月3日以痛经1年余而来诊。自述每月月经来前腰痛、腹痛，月经色黑，血块较多。月经周期准，平素大便偏干，舌体瘦小，齿印明显。患者形体偏瘦，面暗，纳眠均可。处以桃核承气汤：肉桂20g，桃仁20g，制大黄10g，芒硝（冲）6g，甘草10g。5剂，经前5天服用，每日1剂。2月28日复诊：患者诉说药后痛经明显减轻，唯药后脐腹疼痛，系大黄、芒硝等对胃肠道的刺激所致。药后亦无明显腹泻。嘱上方甘草改为20g，继服5剂以巩固疗效。

其次，取本品的活血作用，外敷患处，可用于跌打损伤之瘀滞肿痛，宜配伍芒硝、三七等共研细末，凉水或冷醋调敷，绝大部分患者多在1剂药后，痛止肿消。

"留饮宿食，荡涤肠胃，推陈致新，通利水谷，调中化食，安和五脏"等均是对大黄泻下攻积作用的详细描述。

大黄最重要的作用是泻下，是治疗胃肠积滞证的最常用之品，因本品能"荡涤肠胃""通利水谷""调中化食"，从而主治"留饮宿食"，即不消化的饮食水谷。这种不消化的饮食，停于胃脘部者，形成积滞。本品可与甘草同用，即大黄甘草汤，主治"食已即吐者"，正因为饮食积滞于胃脘，不能受纳，故"食已即吐"。对于不消化的饮食停于大肠、失于传导者，谓之积滞，须与枳实、厚朴等同用，如大、小承气汤等。

许叔微医案：一武弁李姓，在宣化作警。伤寒五六日矣。镇无医，抵郡召予。予诊视之：脉洪大而长，大便不通，身热无汗，此阳明证也，须下。病家曰：病者年逾七十，恐不可下。予曰：热邪毒气并留于阳明，况阳明经络多血少气，不问老壮，当下，不尔，别请医占。主病者曰审可下，一听所治。予以大承气汤。半日，殊未知。诊其病，察其证，宛然在。予曰药曾尽否？主者曰：恐气弱不禁，但服其半耳。予曰：再作一服，亲视饮之。不半时间，索溺器，先下燥粪十数枚，次溏泄一行，秽不可近，未离已中汗矣，濈然周身。一时顷，汗止身凉，诸苦遂除。次日予自镇归，病人索补剂。予曰：服大承气汤得差，不宜服补剂，补则热仍复，自此但食粥，旬日可也。故予治此疾，终身止大承气，一服而愈，未有若此之捷。

"推陈致新"在柴胡的讲解中已经作过解释，结合本品的功效来分析，不难看出，不论是大黄的活血作用，还是泻下作用，均能体现出"推陈致新"的作用机制。

"安和五脏"泛指邪祛正安。这里的"五脏"，笔者理解为以胃肠道为主，因为大黄最突出和最重要的功效均是泻下通腑作用。

总之，笔者认为《本经》主要论述了大黄的活血与泻下两大作用，而对于大黄的清热作用和利胆退黄作用则未重点提及。不过，这两大作用在汉代已经得到了充分的重视，这从张仲景对本品的应用即可看出。

首先，看一下大黄的清热作用。"心气不足，吐血、衄血，泻心汤主之"之《金匮要略》泻心汤，由大黄、黄芩、黄连三药组成，具有良好的清热泻火，凉血止血作用，主治血热出血证。至宋代《太平惠民和剂局方》之八正散，主治热淋，由木通、萹蓄、瞿麦、大黄等组成，大黄的主要作用就是清热泻火。此外，临床上若见肺热咳喘而兼腑气不通者，配伍大黄能够釜底抽薪，既能泻下通便，还能清热泻火。

其次，大黄具有良好的利胆退黄作用。茵陈蒿汤在中医临床上的广泛应用是对大黄利胆退黄作用的最好明证。药理研究也证实了大黄的利胆作用。

袁某，男，23岁。因黄疸8天而入院。病人于入院前12天开始畏寒发热，伴有上呼吸道感染，疲乏，食欲不振。曾在联合诊所服消化药片，无任何进步。4天后热退，巩膜及皮肤随即出现黄疸，小便深黄，乃入院治疗。体检：体温36.5℃，脉搏72次/分钟，呼吸20次/分钟，血压110/60mmHg；巩膜及皮肤有轻度黄染，心肺未见异常，腹软、无压痛，肝脾未触及。化验检查：血红蛋白 135g/L，红细胞 6.3×10^{12}/L，白细胞 8.7×10^{9}/L，中性粒细胞 0.60，淋巴细胞 0.39，单核细胞 0.01；血康、华氏反应阴性；尿胆红素阴性、尿胆原 1/5 弱阳性；大便孵化 3 次均阴性；黄疸指数 40 单位，胆红素 4mg/L，凡登白直接反应阳性，麝香草酚浊度 4 单位（正常值 0 ~ 2.5 单位），麝香草酚絮状试验阴性；胆固醇 152mg/L，胆固醇酯 70mg/L，马尿酸试验 2.0g（以安息香酸计）。诊断为黄疸型传染性肝炎。于入院后第二天开始服茵陈蒿汤，每日一剂。服药一周后黄疸显著减退，一般情况亦见进步，黄疸指数降至 8 单位，胆红素 0.8mg/L，马尿酸试验 3.1g……服药第 3 周末，临床上黄疸已不可见，黄疸指数 10 单位，胆红素 0.5mg/L，马尿酸试验 3.16g。食欲增加，情况良好，于住院第 25 天出院。[上海中医药杂志，1957，（ 8 ）: 19]

朴　硝

原文： 味苦寒。主治百病，除寒热邪气，逐六腑积聚、结固留癖。能化七十二种石。炼饵服之，轻身神仙。

朴硝为《本经》上品，《本经》原名朴消，主要含 Na_2SO_4。在一般的中药学教材中大多介绍芒硝，其主要成分与朴硝相同，而芒硝所含的是 $Na_2SO_4 \cdot 10H_2O$。二药在入汤剂时，其成分是相同的。不过，一般认为朴硝所含杂质均多，而芒硝的纯度比较高。

既然朴硝属上品药，主养"命"，所以在古代也是一味非常重要的炼丹原料，故能主治"百病"，"炼饵服之，轻身神仙"，这是古人对本品的一种错误认识。朴硝泻下力强，易伤正气，如李春和先生在《中医研究》[1988，（ 1 ）: 21] 中介绍："我家祖传认为：大黄不加芒硝，泻而不伤，于病有益。加芒硝则泻而伤人，因此，大黄禁与芒硝为伍。"

"除寒热邪气"中的"寒热"是一个偏义词，因为本品性寒，其寒的程度较强，能够清热，主治的病证一定是热证，而不是寒证，比如热结便秘、燥结便秘等。无论是治疗热结便秘，还是燥结便秘，常与大黄配伍应用，以增强泻热通便之功。

"逐六腑积聚、结固留癖"，六腑是指胃、大肠、小肠、膀胱、心包、胆，六腑的生理特点是"以通为用"，不通则致病。"积聚""结固留癖"均是指停留在六腑中的有形实邪，如肝胆与泌尿系结石、胃肠道的食积与燥屎、心包积液等。

本品治疗胃肠道的积滞，常与大黄、枳实、厚朴等同用，即张仲景之大承气汤；若与大黄、甘草同用，即小承气汤。这是胃、大肠、小肠的"积聚、结固留癖"。

由于本品具有较强的泻下作用，通过其泻下作用而能够逐出体内的积水，故可用于治疗心包积液以及其他部位的积液水肿。朴硝所含的 Na_2SO_4 进入肠道后，在肠道内形成高渗透压，所以，本品的作用机理是高渗性脱水，既可用于胃肠道的积滞，也可用于体内的积水。

手足等关节的局部外伤可致瘀滞肿痛，同时伴有明显的水肿，若用朴硝或芒硝研细外敷，具有良好的消肿作用，疗效异常迅速。根据这种作用机理，在常规治疗急性乳腺炎时，配合朴硝或芒硝外敷，可明显提高疗效。

"能化七十二种石"，说明本品具有较强的化结石作用，广泛用于多种结石的治疗。就人体结石而言，肝胆与泌尿系属结石的多发部位，而本品治疗上述结石具有较好的疗效。

《普济方》载二柳汤：治小便淋沙石难出疼痛，胡椒、朴硝各一两，上为末，温汤调下二钱，并二服。

近人张宗祥在《医药浅说》中称本品为"治胆及其他结石之药"，"胆中或有结石，非此不能治"。

与朴硝相比，芒硝的质地较纯，作用也较为缓和。二者均易溶于水，所以二药入药时一般不入煎剂，而是冲服，或用开水溶化后与其他药物的煎液兑服。

读一下张仲景的《伤寒论》，在大承气汤的方后，要求在煎好枳实、厚朴、大黄的基础上，加入芒硝，再"更上微火一两沸"，要求再煎一会儿，再煎的目的是什么？中药师是抓药的，所谓的抓，就是用手抓，用手抓过的食品或药品理论上讲是不卫生的，所以要求再煮一会儿，把芒硝所含的细菌等杀死，应用芒硝时应该注意这一点。

"硫黄原是火中精，朴硝一见便相争"，属于中药学十九畏的内容，此乃古人经验，值得借鉴。

硝　石

原文：味苦寒。主五脏积热，胃胀闭，涤去畜结饮食，推陈致新，除邪气。炼之如膏，久服轻身。一名芒硝。

硝石为《本经》上品，《本经》原名硝石，为硝酸盐类钠钾石族矿物钾硝石或钠硝石，主要成分是硝酸钾（KNO_3）或硝酸钠（$NaNO_3$）。

相传太上老君的炼丹炉为什么会爆炸？这与本品的应用具有密切的关系。如果把硝石、硫黄、木炭放在一起点燃后就会爆炸，所以中国古代的四大发明之一，火药就是这样产生的。四大发明与中医相比，根本不具备可比性，因为中医是一个完美的有关生命科学的体系，而四大发明只不过是四种技术而已。也可以说，火药只不过是中医炼丹术的一个副产品，是无意当中发现的。不过，这个无意的发现不知道要多少实验者献出了自己的生命。

本品是炼丹常用的药物，故有"久服轻身"之说，其认识是错误的。因为本品泻下作用强烈，更易伤人体的正气。而且硝石有毒，久服或服用过量能刺激消化道及肾脏，引起血红蛋白变性或肾炎。所以，用之宜慎。

"五脏积热，胃胀闭""畜结（即蓄结）饮食"，均是指胃肠道的有形的积滞，消石通过其泻下作用，可以祛除胃肠道内的积滞。所谓"推陈致新"是指除去陈的水饮等邪气，以利于新的正气的产生。

《金匮要略》之硝石矾石散（由硝石、矾石二药组成）主治黄疸，通过所用药物分析不难得出，此黄疸系肝胆结石所致的阻塞性黄疸，因为硝石具有较强的化石排石作用。本品"一名芒硝"，笔者认为当是错简所致。因为芒硝与硝石的成分不同，不是同一种药物，前者为硫酸钠，后者为硝酸钾或硝酸钠。不过二者均具有一定的化石排石作用，所以有时为了安全起见，在应用硝石治疗黄疸时，可用芒硝来代替硝石。

甘　遂

原文： 味苦寒。主大腹疝瘕，腹满，面目浮肿，留饮宿食，破癥坚积聚，利水谷道。

甘遂为《本经》下品，为大戟科植物甘遂的块根，味苦性寒，毒性较强。甘遂所含的树脂，具有巴豆毒样作用，能强烈刺激消化道黏膜而发生充血、水肿，甚至糜烂等炎性反应，并促进其蠕动而引起峻泻。中毒时主要表现为峻泻，同时伴有恶心、呕吐、腹痛、心慌、头晕、血压下降，烦躁不安；严重者，出现休克、昏迷、痉挛等症状，甚至死亡。由此可见，不仅甘遂的泻下作用强，毒性也大。若发生甘遂中毒，可用生绿豆30g，生大豆15g，黄柏10g，黄连6g，水煎服；若下利不止，可用人参10g，黄连6g，水煎服。

甘遂具有强烈的泻下作用，故能"利水谷道"，通过其泻下作用，不仅能够排除胃肠道内的积滞，而且带走体内多余的水分，故主治"留饮宿食"，水湿内停于腹腔而见"大腹""腹满"，相当于肝硬化腹水等疾病；泛滥肌肤而见面目浮肿，可见于急性肾炎。食积内停亦可见于"腹满"。

由于甘遂泻下作用峻猛，服之后可连续产生泻下作用，同时小便量亦增多，可见本品能使体内停留之水饮通过二便而排出，但由于甘遂易伤正气，故凡水肿、胸腹积水而正气未衰者均可用之。《圣济总录》之二气汤，由甘遂与牵牛子组成，主治湿热蕴结、水道不利之水肿胀满；《太平圣惠方》之舟车丸，临床应用广泛，由芫花、甘遂、大黄、木香等组成，主治湿热蕴结，水湿壅聚之腹大坚满，烦热口苦，二便秘涩等。治疗水湿内停之胸腹积水（即悬饮），最著名者当属仲景之十枣汤。

《伤寒论》之大陷胸汤（大黄、甘遂、芒硝等）主治水热互结之结胸，症见心下至少腹硬满疼痛、口渴、便秘等。就此种情况而言，可以解释甘遂"破癥坚积聚"的作用。

曹颖甫先生用十枣汤治悬饮案，从临证处方、服用方法到用药反应，均记录详细，兹录之。

张任夫先生，初诊（二十四年四月四日），水气凌心则悸，积于胁下则胁下痛，冒于上膈则胸中胀，脉来双弦，证属饮家，兼之干呕短气，其为十枣汤证无疑。炙芫花五分，制甘遂五分，大戟五分。上研细末，分作两服。先用黑枣十枚煎烂，去滓，入药末，略煎和服。

佐景按：张君任夫，余至友也。先患左颊部漫肿而痛，痛牵耳际，牙内外缝出脓甚多。余曰，此骨槽风也。余尝以阳和汤治愈骨槽风病多人，唯张君之状稍异，大便闭而舌尖起刺，当先投以生石膏、凉膈散各五钱，后予提托而愈。越日，张君又来告曰，请恕烦扰，我尚有宿恙乞诊。曰，请详陈之。曰，恙起于半载之前，平日喜运动蹴球，恒至汗出浃背，率不易衣。嗣觉两胁作胀，按之痛。有时心悸而善畏，入夜，室中无灯炬，则惴惴勿敢入，头亦晕，搭车时尤甚。嗳气则胸膈稍舒。夜间不能平卧，平卧则气促，辗转不宁。当夜深人静之时，每觉两胁之里有水声辘辘然，振荡于其间……余曰，请止辞，我知之矣。是证非十枣汤不治，药值甚廉，而药力则甚剧。君欲服者，尚须商诸吾师也。君曰，然则先试以轻剂可乎？曰，诺。当疏厚朴、柴胡、藿香、半夏、广皮、车前子、茯苓、清水豆卷、白术等燥湿行气之药与之。计药一剂，值银八角余。服之，其效渺然。张君曰，然则唯有遵命偕谒尊师矣。

翌日，余径叩师门，则师诊视张君甫毕，并在立案矣。走笔疾书，方至"脉来双弦"之句。余问曰：先生，是何证也？曰：小柴胡也。予曰：不然，柴胡之力胜，恐非十枣不效。先生搁笔沉思，急检《伤寒论》十枣汤条曰："太阳中风，下利呕逆，表解者，乃可攻之。其人漐漐汗出，发作有时，头痛，心下痞硬满，引胁下痛，干呕短气，汗出不恶寒者，此表解里未和也，十枣汤主之。"因问张君曰，君气短而干呕乎？曰：良然。师乃顾谓余曰：尔识证确，所言良是也。师乃续其案而书其方，即如上载者是。

又按《金匮要略》曰："脉沉而弦者，悬饮内痛。"又曰："病悬饮者，十枣汤主之。"余尝细按张君之脉，觉其滑之成分较多，弦则次之，沉则又次之。以三部言，则寸脉为尤显，与寸脉主上焦之说适合。以左右言，则左脉为较显，盖张君自言左胁之积水较右胁为剧也。

今当报告张君服汤后之情形。张君先购药，价仅八分，惊其值廉。乃煮大枣拾枚，得汤去滓，分之为二。入药末一半，略煎，成浆状物。其夜七时许，未进夜饭，先服药浆，随觉喉中辛辣，甚于胡椒。张君素能食椒，犹尚畏之，则药性之剧可知。并觉口干，心中烦，若发热然。九时起，喉哑不能作声，急欲大便，不能顷刻停留，所下非便，直水耳。其臭颇甚。于是略停，稍进夜饭，竟得安眠，非复平日之转侧不宁矣。夜二时起，又欲大便，所下臭水更多，又安眠。六时，又大便，所下臭水益增多。又睡至十时起床，昨夜之喉哑者，今乃愈矣。且不料干呕、嗳气、心悸、头晕诸恙均减，精神反佳。张君自知肋膜炎为难愈之疾，今竟得速效如此，乃不禁叹古方之神奇！

次日中午，喉间完全复原。下午七时，夜膳如常。九时半，进药，枣汤即前日所留下者。药后，胃脘甚觉难堪，胃壁似翻转之状，颇欲吐，一面心烦、觉热、喉哑，悉如昨日，但略差可。至深夜一时，即泄水，较第一夜尤多。翌晨，呕出饭食少许，并带痰水，又泄臭水，但不多矣。至午，喉又复原，能进中膳如常，嗳气大除，两胁之胀大减。唯两胁之上（乳偏下）反觉比平日为胀。张君自曰：此胁上之胀，必平日已有，只因胁下剧胀，故反勿觉。今胁下之胀除，故胁上反彰明耳。而胆量仍小，眼目模糊反有增无减，但绝无痛苦而已。

吾人既知服后经验，试更细阅十枣汤之煎服法，两相参研，乃知煎服法虽仅寥寥二三行，而其中所蕴蓄之精义甚多。煎服法曰："右三味，捣筛，以水一升五合，先煮肥大枣十枚，取八合，去滓，内药末，强人服一钱匕，羸人服半钱，平旦温服之，不下者，明日更加半钱，得快下后，糜粥自养。"观张君之第一日先药后饭而不呕，第二日之先饭后药而呕，可知也。先药后饭，较先饭后药为愈；亦安知平旦服之云者，不饭而服之也，较先药后饭为更愈乎。又云："快下后，糜粥自养。"则其未下以前，不能进食可知。实则下后糜粥自养，较先后俱不饭者为尤佳，此其第一义也。

曰："不下者，明日更加半钱。"而不言："不下，更作服。"可知"明日"二字，大有深义，即明日平旦之省文。盖平旦之时，胃府在一夜休养之后，机能较为亢盛，故借其天时之利，以与此剧药周旋耳。且一日一服，不似其他汤药之可以多服，盖一以见药有大毒，不宜累进，一以为胃府休养地步，此其第二义也。

强人一钱匕，羸人则改半钱，斤斤较其药量，倍显慎重之意。何者？其义与上述者正同，此其第三义也。

十枣汤以十枣为君，亦安知十枣之功用为何如乎？东人曰：大枣、甘草等药，功用大同而小异，要为治挛急而已。说殊混统不可从。吾友吴君凝轩尝历考经方中大枣之功用，称其能保胃中之津液。今观十枣汤之下咽即起燥痛，则甘遂、大戟、芫花三者吸收水分之力巨可知，入胃之后，虽能逐水驱邪，然克伤津液，在所不免，故投十枣以卫之，方可正邪兼顾。又吴君谓十枣汤之服法，应每日用十枣煎汤，不可十枣分作两服，以弱保正之功，其说颇有见地。况旧说以枣为健脾之品，又曰，脾能为胃行其津液。由此可知枣与胃液实有密切之关系。唯其语隐约，在可解不可解之间，今得吾友之说，乃益彰耳，此其第四义也。

甘遂、芫花、大戟为何作药末以加入，而不与大枣同煎，盖有深意。以余研究所得，凡药之欲其直接入肠胃起作用者，大都用散。薏苡、附子、败酱，世人用之而不效，不知其所用者非散，乃药之汤耳。五苓散，世人用之又不效，谓其功不及车前子、通草远甚，不知其所用者非散，亦药之汤耳。至于承气亦直接在肠中起作用，所以不用散而用汤者，盖肠胃不能吸收硝黄，用汤无异散也。其他诸方，用散效、用汤而不效者甚伙。容当作"经方散药之研究"一文，细推论之。虽然，甘遂等三药为末，入胃逐水，有此说在。又何能逐两胁间之积水乎？曰，水饮先既有道以入胁间，今自可循其道，追之使出。事实如此，理论当循事实行也，此其第五义也。

呜呼！仲圣之一方，寥寥二三行字，而其所蕴蓄之精义，竟至不可思议。凡此吾人所殚精竭虑，思议而后得之者，尚不知其是耶非耶？安得起仲圣而问之耶？

二诊：四月六日。两进十枣汤，胁下水气减去大半，唯胸中尚觉胀满，背酸，行步则两胁尚痛，脉沉弦，水象也。下后，不宜再下，当从温化。

姜半夏五钱，北细辛二钱，干姜三钱，熟附块三钱，炙甘草五钱，菟丝子四钱，杜仲五钱，椒目三钱，防己四钱。

佐景按：师谓十枣汤每用一剂已足，未可多进。所谓大毒治病，十去其四五是也。又谓甘遂大戟皆性寒之品，故二诊例以温药和之。此方系从诸成方加减而得，不外从温化二字着想。唯据张君自言，服此方后，不甚适意。觉胁上反胀，背亦不舒，目中若受刺，大便亦闭结。按此或因张君属热体，而药之温性太过欤？

三诊：四月八日。前因腰酸胁痛，用温化法，会天时阳气张发，腰胁虽定，而胸中胀满，左胁微觉不舒。但脉之沉弦者渐转浮弦。病根渐除，唯大便颇艰，兼之热犯脑部，目脉为赤，当于胸胁着想，用大柴胡汤加厚朴芒硝。软柴胡三钱，淡黄芩三钱，制半夏三钱，生川军三钱，后下，枳实三钱，厚朴二钱，芒硝钱半，冲。

佐景按：张君言：服药后，夜间畅下四五次，次日觉胁背均松，胸中转适，精神爽利。诸恙霍然。观此方，知师转笔之处，锐利无比。前后不过三剂，药费不过三元，而竟能治愈半载宿恙之肋膜炎病。呜呼，其亦神矣！

曹颖甫曰：凡胸胁之病多系柴胡证，伤寒太阳篇中累出，盖胸中属上焦，胁下则由中焦而达下焦，为下焦水道所从出，故胁下水道淤塞即病悬饮内痛，而为十枣汤证。胸中水痰阻滞，上湿而下燥不和，则为大陷胸汤证。若胸中但有微薄水气则宜小柴胡汤以汗之。胁下水气既除，转生燥热，则宜大柴胡汤以下之，可以观其通矣。

大陷胸汤来自《伤寒论》，由甘遂、大黄、芒硝组成，主治热实结胸，症见心下硬满，疼痛拒按，便秘，舌燥，苔黄，脉沉有力等。曹颖甫亦擅长使用本方，下面的医案即摘自《经方实验录》。

沈家湾陈姓孩年十四，独生子也。其母爱逾掌珠，一日忽得病，邀余出诊。脉洪大，大热，口干，自汗，右足不得伸屈。病属阳明，然口虽渴，终日不欲饮水，胸部如塞，按之似痛，不胀不硬，又类悬饮内痛。大便五日未通。上湿下燥，于此可见。且太阳之湿内入胸膈，与阳明内热同病。不攻其湿痰，燥热焉除？于是遂书大陷胸汤与之。制甘遂一钱五分，大黄三钱，芒硝二钱。返寓后，心殊不安。盖以孩提娇嫩之躯，而予猛烈锐利之剂，倘体不用任，则咎将谁归？且《伤寒论》中之大陷胸汤证，必心下痞硬而自痛，其甚者，或有从心下至少腹硬满而痛不可近为定例。今此证并未见痞硬，不过闷极而塞，况又似小儿积滞之证，并非太阳早下失治所致。事后追思，深悔孟浪。至翌日黎明，即亲往询问。据其母曰：服后大便畅通，燥屎与痰涎先后俱下，今已安适矣。其余诸恙，均各霍然。乃复书一清热之方以肃余邪。嗣后余屡用此方治愈胸膈有湿痰、肠胃有热结之证，上下双解，辄收奇效。语云：胆欲大而心欲小，于是益信古人之不予欺也！

总之，《本经》对甘遂的泻下逐水作用作了详细的论述，其作用机制是既能泻大便，又能利水。唯其有毒而力峻，用时宜慎，谨防中毒。

大　戟

原文：味苦寒。主蛊毒十二水，腹满急痛，积聚，中风皮肤疼痛，吐逆。

大戟为《本经》下品，有京大戟与红大戟之分，均属于大戟科，一般认为，二者作用相似，但京大戟泻下逐水作用力强，而红大戟消肿散结力胜；此外，红大戟的毒性亦强。所以，现今临床多用京大戟入药。

京大戟有毒成分为大戟苷和蒽醌类衍生物，对皮肤和黏膜具有强烈的刺激性，接触皮肤能引起刺激性炎症，内服对口腔黏膜、咽喉部和胃肠黏膜可致肿胀及充血，严重时能使呼吸麻痹而死亡。京大戟的内服中毒剂量为 9 ~ 15g。中毒表现：早期咽喉部肿胀、充血、剧烈呕吐，吐出物带血、腹痛、腹泻、头痛头晕、心慌、血压下降、严重者脱水、呼吸困难、体温下降、昏迷、痉挛，最后发生呼吸或循环衰竭而死亡。

大戟中毒早期，有条件的医院，可小心洗胃，洗胃后内服生蛋清、牛奶等黏膜保护剂，其他可对症处理。无条件的乡村也要积极处理，如用芦根 120g，白茅根 30g，金银花 15g，煎服；或用菖蒲 30g，黑豆 15g，水煎顿服。

正因为本品具有强烈的泻下作用，所以能祛除体内积水，原文中所讲的"蛊毒十二水，腹满急痛，积聚，中风皮肤疼痛"均系水湿内停所致的病证。"蛊毒十二水"泛指本品主治多种水湿内停，水湿停蓄腹内，故腹满、积聚；此水起病较急，故急痛；风湿之邪侵袭肌肤，故见"中风皮肤疼痛"。《本经逢原》记载："大戟，性禀阴毒，峻利首推，苦寒下走肾阴，辛散上泻肺气，兼横行经脉，故《本经》专治十二水，腹满急痛等证，皆浊阴填塞所致，然唯暴胀为宜，云中风者，是指风水肤胀而言，否则传写之误耳。"

本品用于胸腹积水效佳，可参见"甘遂"。对于水停双膝之鹤膝风，用大戟、甘遂各 100g，共研细末，蜂蜜调敷双膝，效果甚佳。[四川中医，1984，（5）：60]

"吐逆"是指服用本品后，由于大戟对胃肠道黏膜的刺激作用而出现呕吐，特别是在煎服后容易出现。

某夜与一同道闲聊，谈及十枣汤治疗饮停胁下之悬饮，历代医家颇有验案，但近时医者应用较少。同道追忆曾治一例，用大戟、甘遂、芫花各 1g，加入大枣 10 枚，煎服后不久，腹痛甚剧，呕吐频作，家属惶恐，用方对症，出现如此反应，是何原因？细阅方书，知为煎服法有误；应该是三药研末，另煎枣汤送，清晨空腹服。[陕西中医学院学报，1984，（3）：30]

下面是何绍奇先生的医案一则，患者遵循十枣汤原文煎法而出现呕吐。

孙某，56 岁，司机。确诊肺癌近一年，右肺胸水半年。X 光片上看不见肋骨，只一片空白，且胸水向左膨大，因而不能左卧，呼吸迫促。前医处方，率皆寻常利水之剂，长川泛溢，却以杯勺取之，岂能有效？我乃用十枣汤作背水一战之想，用醋制甘遂、大戟、芫花各 30g，研极细，大枣 30g 煎汤，每日凌晨用枣汤送服 3g。并嘱如服后大泻，即停服；泻不畅，或不泻，次日可再服，以后可隔日服一次，或隔三四日服一次。患者服后呕吐大量稀水痰涎，继则泻水，开始一日泻 20 余次，后来减至一日 10 余次。半月后，短气明显减轻，可向左卧 2 小时，唯有些腹痛，泻药所伤也。用理中汤加砂仁、木香消息之。一月后复查，胸水消退约 1/4，横向大大缩小，患者及家属皆大喜过望。以后调理近一年，胸水全部消退，病人存活 5 年余。[中医药通报，2006，（1）：9]

总之，大戟有与甘遂相类似的功效，从药理研究来看，大戟的作用似乎更峻猛，毒性似乎更强。

芫 花

原文：味辛温。主欬逆上气，喉鸣喘，咽肿气短，蛊毒鬼疟，疝瘕痈肿，杀虫鱼。

芫花为《本经》下品，为瑞香科植物芫花的花蕾，辛温有毒，其有毒成分为芫花素、芹菜素和刺激性油状物等。由于用量过大或内服时未经炮制（醋制后可明显降低其毒性），所含有毒物质可刺激胃肠道黏膜引起消化道症状，从而出现口干，胃部烧灼感，轻度恶心，剧烈的呕吐及腹痛、水样泻等。如果中毒较久，则会出现血尿、蛋白尿，并出现神经系统的症状，如头痛、头晕、耳鸣以及四肢疼痛、肌肉痉挛，甚至引起昏迷、呼吸衰竭等。

对于轻度中毒者，宜多饮开水，同时给予镇静、止痛等对症处理，也可用黄连10g，绿豆60g，白茅根30g，煎汤频服。

正因为芫花对胃肠道具有强烈的刺激性，从而产生峻泻作用，带走体内大量的积水，所以临床上用本品配伍甘遂、大戟等，治疗胸腹积水最为常用。这方面的应用在甘遂与大戟等药中均有论述，可作参考。

津液不能正常输布，停聚于肺或咽喉，肺之宣降功能失职，故见咳逆上气，喉鸣喘，咽肿；呼吸不畅，故气短；"蛊毒鬼疟，疝瘕痈肿"也是由于水饮内停所致。所以，张璐在《本经逢原》中说："《本经》治咳逆咽肿，疝瘕痈毒，皆是痰湿内壅之象。"

芫花确有祛痰止咳之功，如《肘后备急方》治"卒得咳嗽，芫花一升，水三升，煮取一升，以枣十四枚煮汁干，日食五枚，必愈"。动物实验表明芫花的醇水提物及羟基芫花素均有一定的祛痰镇咳作用，所以近代临床有用本品治疗慢性气管炎者。不过，由于本品具有一定的毒性，在临床上并未得到广泛的应用。

姜宗瑞先生在《经方杂谈》一书中说："百日咳也表现为剧烈咳嗽，鉴别要点一是根据流行病学资料，且多见于小儿；一是阵咳未必吐出少许黏痰或黏液，用十枣汤改为丸，有很好的疗效。"并附病案：患者，男，5岁，咳嗽近2个月，于2002年6月20日，经邢台市人民医院确诊为百日咳，服药无效。症见咳嗽频作，每次连咳数十声，以至面色青紫，呕吐少量黏液方止，昼轻夜重，食欲不佳，舌淡，苔白而薄，脉数急，大便两日一行，嘱停止一切药物，每日清晨服十枣丸（芫花、甘遂、大戟重量比1：2：3，微细末枣肉和丸，每丸干重约0.3g）2粒，3日后，电话告之，咳嗽基本痊愈，每日腹泻3～5次，改隔日服1次，每次服1粒，即无腹泻，咳嗽也未复发。共服药2周，停药未复发。姜宗瑞先生还说："芫花……虽是峻药，小量应用，于咳嗽无表证者，疗效确切，患者乐意接受，经常有妇女抱着小孩向我要治咳药丸（十枣丸），只有外感初起时，不宜用。十枣丸适用于咳而痰稀者。"

"杀虫鱼"，是因为本品具有一定的毒性，能够将鱼毒死，所以，芫花别名"闹鱼花"。

巴 豆

原文：味辛温。主伤寒温疟寒热，破癥瘕结聚坚积，留饮痰癖，大腹水胀，荡涤五脏六腑，开通闭塞，利水谷道，去恶肉，除鬼毒蛊注邪物，杀虫鱼。

巴豆为《本经》下品，巴豆属于《本经》下品药，辛温有毒，其毒性较强。巴豆主含巴豆毒蛋白、巴豆油，均具有强烈的毒性，其中，人服巴豆油20滴即可致死。同时巴豆油是一种峻泻剂，对胃肠黏膜具有强烈的刺激和腐蚀作用，易引起恶心、呕吐及腹痛，重则发生出血性胃肠炎，大便内可见血和黏膜，对肾也有刺激作用。皮肤接触巴豆油后，能引起急性皮炎。巴豆毒蛋白是一种细胞原浆毒，能溶解红细胞，并使局部细胞坏死。

内服巴豆制剂出现中毒时，表现为咽喉肿痛，呕吐，肠绞痛，腹泻，甚则腐蚀肠壁，出现霍乱米汤样大便，头痛，头晕，皮肤湿冷，脱水，呼吸或循环衰竭而死亡。

巴豆的毒性主要在油，中毒的一个最重要的原因就是超剂量服用，所以为降低巴豆的毒性，常将油压榨去掉而制成巴豆霜。

"破癥瘕结聚坚积，留饮痰癖，大腹水胀，荡涤五脏六腑，开通闭塞，利水谷道"均是对巴豆峻下积滞和攻逐水饮作用的详细描述。

胃肠道内的饮食停滞、大便秘结等腹部有形的结块，肝脾肿大引起的腹水等均属于"癥瘕结聚坚积"，当然与"留饮痰癖"有一定的联系。不管如何，巴豆具有峻下之功，不仅能够泻下积滞，也能够逐水退肿，即"开通闭塞""利水谷道"，用"荡涤五脏六腑"来描述一点也不为过。不过，这里的"五脏六腑"还是偏重于胃肠也。

巴豆的泻下作用峻猛，其性温热，故能峻下寒积，对于寒滞食积，阻结肠道，大便不通，心腹冷痛，起病急骤者，可与大黄、干姜等分为末，即《金匮要略》之三物备急丸，疗效极佳。

巴豆具有较强的峻下逐水退肿作用，即能治疗臌胀腹水、二便不通者，作用峻猛而起效迅速。而对于体弱气衰者宜慎用，因其伤正气之弊大也。

"去恶肉"是指巴豆的腐蚀作用。巴豆外用有蚀腐肉、疗疮毒之功，治疗痈肿疮疡脓成而未溃者，与乳香、没药等同用，外敷患处，可促进腐肉的溃烂，促进脓的排出，加速疮口的愈合。

王氏保赤丸由大黄、黄连、巴豆霜、川贝母、天南星等组成，主治小儿乳滞疳积滞、痰厥惊风、喘咳痰鸣、乳食减少、吐泻发热、大便秘结、四时感冒以及脾胃虚弱、发育不良等症；成人肠胃不清、痰食阻滞者亦有疗效。从保赤丸主治来看，似乎与"伤寒温疟寒热"也有一定的关系。特别是小儿，最易伤食、伤寒，假若患上感冒，再加上伤食，病一定不会好得很快。相反，在感冒期间减少饮食，甚至饿上一天，有助于感冒的康复。

"除鬼毒蛊注邪物"存疑。

巴豆的毒性很强，"杀虫鱼"是其毒性表现的一个方面。不过，老鼠似乎对巴豆的毒性不敏感，因为老鼠喜欢吃巴豆，既不会引起中毒，更不会引起腹泻，所以巴豆又名老鼠豆。

第四章　祛风湿药

凡以祛除风湿，解除痹痛为主要作用，治疗痹证的药物，称为祛风湿药，气味大多辛温。本章主要介绍独活、防己、秦艽、乌头、桑寄生、狗脊、石菖蒲等7味药。

独　活

原文：味苦平。主风寒所击，金创，止痛，贲豚痫痉，女子疝瘕。久服轻身耐老。

独活为《本经》上品，为伞形科植物重齿毛当归的根，味苦性平，平中偏温。药性平和而无毒。苦能燥湿，本品具有较好的祛风湿、散风寒、止痹痛等作用，无论是外感风寒湿邪，还是风寒湿邪闭阻经络所致的痹痛均可应用本品来治疗。治疗外感风寒湿者，症见恶寒发热，头身困重，周身不适等，可与羌活、防风等同用；治疗风寒湿痹，宜与防风、细辛等同用。不论是外感风寒湿邪，还是风寒湿痹，均可理解为"风寒所击"。

不过，在《本经》中记载独活，一名羌活。可见，在《本经》时代还没有将独活与羌活区别开。直到南北朝时期陶弘景著《神农本草经集注》才开始注意到二者的不同，该书记载："此州郡县并是羌地，羌活形细而多节，软润，气息极猛烈。出益州北部西川为独活，色微白，形虚大，为用亦相似，而小不如，其一茎独上，不为风摇，故名独活。"也就是说，羌活主产地为羌地，即甘肃一带，药材细软油润而多节，气味浓郁。独活则主产于四川，色泽较浅，松软肥大，气味较弱，植株单生。这与今天的认识相同，可见，是陶弘景首次将二者区别开来。

虽然二者的植株外形有着显著的不同，但二者的疗效却相似，均能祛风散寒，祛湿止痛，解表。所以，后世大多强调二者在功效方面的不同。其实，二者除以上功效外，再也没有其他的功效，只是在以上功效上有所偏重而已。二者相比，羌活偏于走表，走上，对于表证明显或风湿偏上者多用之；独活偏于走里，走下，对于风寒湿痹或风寒湿痹之病位偏下者多用之。实际临床运用中，无论是外感风寒湿表证，还是风湿痹痛，二者均常配伍应用。

分别以二药为主药的方剂，比较有名的是九味羌活汤和独活寄生汤。九味羌活汤主要用于外感风寒湿邪，里有蕴热之表证；独活寄生汤主要用于风湿日久，痹阻经络，气血不足，肝肾亏虚之久痹。二方在临床较为常用。

九味羌活汤案：患者，女，48岁，1992年12月26日初诊。患者自幼身体瘦弱，稍遇劳作或每遇天气突变，便时感恶寒重，发热轻，肢体酸楚疼痛，项强不舒，尤以冬春两季发作频繁。血常规示红细胞、白细胞偏低。曾屡服中西药物，效果均不明显。今日（冬至后4天）上述症状又复发作，形寒恶风，头痛项强，肢体酸楚疼痛，口苦微渴，肌表无汗，舌苔微黄，脉浮紧。辨证：病由体质不强，正气虚弱，卫表不固，稍有不慎，即易感邪。冬至后风寒之邪侵袭肌表，卫阳被遏，腠理内闭，则恶寒、发热、无汗；因感于寒，故恶寒重而发热轻；风寒上犯，清阳不展故头痛项强；风寒外袭体表，脉络失和则肢体酸楚疼痛、脉浮紧。本市地处秦、汉之间，汉水两岸，雾重地湿，人感外邪大多夹湿，湿邪蕴中，郁久化热伤津则口苦微渴，舌苔微黄。遂以九味羌活汤发汗祛湿，兼清里热。药用：羌活9g，防风9g，苍术9g，细辛3g，川芎6g，白芷6g，生地黄6g，黄芩6g，甘草6g。每日1剂，水煎服，2剂。患者服药1剂后即肢痛、项强、恶寒得解，2剂后则汗出痊愈。随访至今，每遇感邪，以该方随症加减，屡屡收效。[中国中医药信息杂志，2009，（10）：78]

独活寄生汤案：王某，38岁，女，2007年3月2日初诊。五更腰痛1年，加重1月。1年前因生气后出现腰痛，每于晨时4点钟发作，自行贴膏药后稍有缓解，近1个月来又感疼痛加重，需下床活动腰部，疼痛方能稍有缓解。平日自感乏力，白天腰部无任何不适，纳食二便正常。体格检查形体偏瘦，面色微黄，腰部肌肉稍紧张，各棘突无压痛，椎旁轻叩痛，腰椎各项活动稍受限。X线及CT检查未见异常。舌质淡、苔薄白、脉沉弦。西医诊断：腰背肌筋膜炎。中医诊断：五更腰痛，证属气血不足，肾虚肝郁。用独活寄生汤加柴胡20g。药用：独活12g，桑寄生12g，秦艽12g，防风12g，川芎12g，熟地12g，肉桂12g，党参12g，牛膝12g，杜仲12g，细辛6g，当归15g，茯苓15g，生白芍15g，柴胡20g，炙甘草6g。每日1剂，水煎500mL，分2次于18、22时口服。连服6剂，凌晨腰痛现象减轻。继服10剂，疼痛症状消失。随访1年，腰痛未复发，生活如常。［辽宁中医药大学学报，2009，（9）：150］

"金创"是指刀箭外伤。不过，无论是羌活还是独活，治疗外伤出血或跌打损伤，中医临床极少应用。

"贲豚痫痉"，贲豚是指气机上冲的一种病证。其发病机制或为肝气不疏，或为肾气虚寒。自古至今，没有应用羌活或独活治疗贲豚病的验案或记录。痫是指癫痫，痉是指抽搐。"女子疝瘕"是指妇女小腹部有形症可及的结块。羌活或独活与以上病证均无显著的药效关系。

"久服轻身耐老"体现了黄老道家思想，因为本品在《本经》中属于上品。其实，本品绝无补益之功。

总之，《本经》所载独活的功效除"风寒所击"外，其他的功效后世应用鲜见。

防 己

原文：味辛平。主风寒温疟，热气诸痫，除邪利大小便。

防己为《本经》中品，《本经》云防己味辛平，与现在的认识相差甚远，现代一般认为防己是防己科植物粉防己（汉防己）或马兜铃科植物广防己（木防己）的根，其性大苦大寒。

汉防己与木防己相比，后者苦寒更甚，近年来受到马兜铃酸事件（马兜铃酸对肾的毒害性）的影响，中国药典规定木防己不再入药。

所以笔者猜测，《本经》所记载的防己可能与现在教材所讲的不是同一种植物，尤其与马兜铃科植物广防己（木防己）不同。但不能由此否认，汉唐之前的医方所用的防己与《本经》所言的防己一致。特别是东汉张仲景的方剂，极有可能与《本经》中的防己是同一种植物。

《本经》谓本品"主风寒温疟"，当属于外感疾病，然本品在外感病中极少应用。不过，对于外感风湿而致的风湿痹痛，不论寒热均可应用。因为防己具有祛风湿止痛之功。《温病条辨》载宣痹汤，由防己、薏苡仁、蚕沙等组成，主治风湿热痹之关节红肿热痛、屈伸不利。《圣济总录》之防己饮，由防己、麻黄、茯苓等组成，主治风寒湿痹。

防己虽然辛平，其平中偏凉，故有清热之功，理论上讲，对于邪热所致的痫病是可以应用的，但无论是古籍记载，还是现代应用，均未查找到防己治疗热痫的记录。

"除邪利大小便"，说明防己既能利小便，又能泻下，然其泻下之功未见临床应用的记录，所以笔者认为"利大小便"当为"利小便"之误。防己具有良好的利水消肿之功，黄煌教授认为：防己主治下肢水肿。其肿多为按之如泥，并可伴有腰痛腰重、膝关节疼痛或活动不利、身体困重乃至腹满、喘促等。水肿如为一身悉肿，则多为麻黄证，方如越婢汤证或麻黄加术汤证；如独足肿，多有足屈伸不利，为芍药证，方如芍药甘草汤。两下肢水肿，则多为防己证，方如防己黄芪汤、防己茯苓汤。（《张仲景50味药证》）

在《金匮要略》中防己黄芪汤、防己茯苓汤均是利水消肿的名方。

防己黄芪汤由防己、黄芪、白术、甘草、生姜、大枣组成，主治"风水，脉浮身重，汗出恶风者"，系风邪袭表，卫表气虚不固所致。临床上常用本方治疗急慢性肾炎、特发性水肿、妊娠水肿等。

姚某，男性，23岁，初诊日期1965年12月11日。1965年5月诊断为肾小球肾炎，经激素治疗未能治愈，近仍乏力，纳差，心悸，双下肢浮肿，口干思饮，汗出恶风，苔白腻，脉细弦滑。尿常规：比重1.020，蛋白（+++），白细胞1～3/HP，红细胞15～20/HP。证属表虚里饮，治以固表利水，与防己黄芪汤：防己10g，生黄芪12g，炙甘草6g，苍术10g，生姜10g，大枣4枚。结果：上药服3剂，小便增多，双下肢肿减，汗出减少。继加减服用1个月，浮肿消除，唯感乏力，查尿常规：尿比重1.016，尿蛋白（+），白细胞0～1/HP，红细胞1～10/HP，再继续随证治之。3个月后查尿蛋白为（+）。（《经方传真》）

岳美中先生是一位经方大家，治一40岁男患者，患慢性肾炎，多年不愈，下肢沉重，胫部浮肿，累及足跟痛，且汗出恶风，脉浮，舌质淡白，边有齿痕。

尿蛋白（+++），红细胞（+）。岳老投防己黄芪汤：防己 18g，生黄芪 24g，白术 9g，炙甘草 9g，生姜 9g，大枣（掰）4 枚。嘱其长期服用。患者连续服此方 10 个月，检查尿蛋白（+），又持续两个月，尿蛋白消失，一切症状痊愈。（《岳美中医案集》）

防己茯苓汤由防己、黄芪、茯苓、桂枝、甘草组成，主治皮水，症见"四肢肿，水气在皮肤中，四肢聂聂动者"，系气虚阳郁所致。

某男，28 岁，病浮肿 1 年，时轻时重，用过西药，也用过中药健脾、温肾、发汗、利尿法等，效果不明显。当我会诊时，全身浮肿，腹大腰粗，小便短黄，脉象弦滑，舌质嫩红，苔薄白，没有脾肾阳虚的证候。进一步观察，腹大按之不坚，叩之不实，胸膈不闷，能食，食后不作胀，大便每天 1 次，很少矢气，说明水不在里而在肌表。因此考虑到《金匮要略》上所说的"风水"和"皮水"，这两个证候都是水在肌表，但风水有外感风寒症状，皮水则不然。所以不拟采用麻黄加术汤和越婢加术汤发汗，而用防己茯苓汤行气利尿。诚然，皮水也可用发汗法，但久病已经用过发汗，不宜再伤卫气。处方：汉防己、生黄芪、带皮茯苓各 15g，桂枝 6g，炙甘草 3g，生姜 2 片，红枣 3 枚。用黄芪协助防己，桂枝、茯苓、甘草、姜、枣调和营卫，一同走表，通阳气以行水，使之仍从小便排出。服 2 剂后，小便渐增，即以原方加减，约半个月症状完全消失。（《谦斋医学讲稿》）

现代中药学认为防己的作用主要有二：祛风湿，利水。不管是祛风湿，还是利水，实际上都与湿邪有关，这在《本经》中早有记载，即利小便，也就是利水。抓住这一点，也就掌握了防己的功效。

秦　艽

原文： 味苦平。主寒热邪气，寒湿风痹肢节痛，下水利小便。

秦艽为《本经》中品，为龙胆科植物秦艽、麻花秦艽、粗茎秦艽或小秦艽的根，其味苦性平，无显著的寒热之偏，相对于病邪而言，无论寒热均可应用，故"主寒热邪气"。

一般认为本品为祛风湿药，具有祛风湿，通经络，利关节，止痛等作用，广泛用于多种痹证，被前人称为"三痹必用之品"。若肢体关节红肿、疼痛，证属热痹，须与忍冬藤、黄柏、薏苡仁等同用；若手足关节冷痛明显，遇寒加重，多属寒痹，可配伍天麻、羌活等，如《医学心悟》之秦艽天麻汤；对于关节炎之疼痛呈游走性者，多为行痹，可配伍防风、当归等祛风活血之品。痹证日久，气血不足，肝肾两虚之痹痛，可配伍杜仲、牛膝等，如《备急千金要方》之独活寄生汤；若痹痛日久，气血不足，筋骨拘挛，关节屈伸不利者，配伍羌活、防风、白芷、川芎、当归、芍药、地黄、石膏、细辛等，方如《素问病机气宜保命集》之大秦艽汤。

郭某，女，35岁，1995年5月10日初诊。患者双手指关节疼痛、晨起僵硬1月余，伴纳差、神疲乏力、头昏、气短、失眠难寐、心烦。查：类风湿因子阳性，血沉40mm/h。在某院确诊为类风湿性关节炎。因有胃溃疡病史，不能耐受西药治疗。刻诊：舌质红，苔白，脉细弱，形体消瘦，手指关节无红肿畸形，但有晨僵现象。中医诊断：痹证。证属气血虚弱，风湿痹阻，乃类风湿性关节炎初期。治法：益气补血，宣痹通络。方拟大秦艽汤加减：秦艽、羌活、独活、防风、川芎、白芷各10g，细辛6g，生地黄、熟地黄、当归、白芍各10g，黄芪50g，白术15g，茯苓10g，七叶一枝花40g，木瓜10g，党参20g，威灵仙10g，桑枝30g，陈皮10g，鸡血藤20g，半夏10g，酸枣仁20g，甘草5g。7剂后，手指关节疼痛明显减轻，失眠、纳差、头昏、乏力等症状均有改善。续服上药1个月，症状完全缓解。查：血沉10mm/h。嘱服归脾汤加减两个月，巩固疗效。[中国中医药信息杂志，2004，（8）：746]

药理研究发现：秦艽具有一定的利尿作用，但尚未见到治疗水肿、小便不利等水湿内停病证的报道。不过《金匮要略》中提到"诸病黄家，但利其小便"，也就是说，治疗黄疸病，要用利尿的治法。所以，临床多见用秦艽治疗黄疸的记载或报道。再者，药理研究也发现，秦艽具有利胆退黄作用。这为秦艽治疗黄疸提供了更为有力的用药依据。所以，"下水利小便"之功可以从本品治疗黄疸得到阐释。

每遇黄疸患者，均在辨证论治的基础上重用秦艽而屡获良效。尤其对用常法治疗而黄疸不减反加深者，有湿从热化的征象，重用秦艽每能很快达到黄疸消退的效果。并附一病例：巩某，男，22岁。患者因全身乏力，身黄，目黄,尿黄1周而来诊。入院后查肝功能:总胆红素 79.2mmol/L,间接胆红素 23.4mmol/L,GPT 628U,GOT 542U,γ-GT 198U,胆碱酯酶 50U;B 超检查:肝、胆、脾、胰未见异常。诊为重症肝炎,经用肝安注射液、丹参注射液、甘利欣等静脉注射后,黄疸进行性加重,且出现恶心、纳呆、烦躁等。复查肝功能:总胆红素 172.8mmol/L,间接胆红素 68.3mmol/L,GPT 562U,GOT 501U,γ-GT 202U。诊见身黄,目黄,面色灰暗,纳呆,恶心,腹胀,大便溏,尿深黄如浓茶,舌质红,苔薄白。辨证为寒湿内郁,郁久化热,用平胃散加味:苍术 20g,厚朴 15g,土茯苓 30g,茵陈 30g,虎杖 20g,陈皮 10g,藿香 10g,叶下珠 30g,茅根 30g,泽泻 30g,法半夏 10g,赤芍 50g。用药 3 天后恶心、腹胀好转,饮食增加,精神好转,小便量增加,色仍如浓茶状,身黄、目黄未见明显好转。在其他用药不变的情况下,守上方加用秦艽 15g,服 3 剂后目黄、尿黄、身黄明显好转,饮食明显增加,恶心消失。复查肝功能:总胆红素 62.4mmol/L,间接胆红素 20.3mmol/L,GPT 112U,GOT 150U,γ-GT 82U。继予平胃散加秦艽 15g 调理半月余,肝功能正常,黄疸全部消退而愈。[中国民间疗法,2000,(10):9]

现行中药学认为秦艽能够祛风湿,止痹痛,除虚热,退黄疸。若将虚热归属于"寒热邪气"的范围,那么《本经》对本品功效的认识与现在完全一致。

乌 头

原文:味辛温。主中风,恶风洗洗,出汗,除寒湿痹,咳逆上气,破积聚寒热。

乌头为《本经》下品,是毛茛科植物乌头的块根,因形如乌之头,故名。一般分为川乌头和草乌头两种,前者为栽培品,后者为野生品。笔者认为,《本经》中的乌头当为草乌头,简称草乌。在汉之前,由于经济极不发达,所用的乌头多为野生品。

乌头有毒,而且是大毒,这在古代已经认识到。其有毒成分为乌头碱,药理研究发现:乌头碱小鼠皮下注射致死量为 0.2~0.5mg/kg,口服纯乌头碱

3～4mg 可致人死亡，其毒性之大可见一斑。现今临床上，因服乌头中毒者时有发生。

服用乌头中毒者，短者在服药30分钟内，长者1～2小时，一般开始先感觉口唇、舌及四肢发麻，继之恶心、呕吐、烦躁不安，进而心律不齐、呼吸困难。重者可致死。

出现乌头中毒，有条件者先送医院救治。若无条件，可用蜂蜜100～200mL，加凉开水搅匀，徐徐冲服或用绿豆汤代茶频服；也可用生姜、生甘草各30g，金银花20g，煎服。

乌头中毒的原因在于服用过多的乌头碱，不过乌头碱是乌头的有效成分之一。煎煮乌头时，乌头碱在不断析出的同时，也在不断地分解，乌头碱分解的越多，其毒性就越小，而乌头碱分解后的产物却仍然能够发挥乌头碱样的作用，所以其药效不会降低。若要使乌头发挥应有的疗效，同时要降低其毒性，保证用药安全，措施之一就是久煎。所以，临床上乌头中毒除与用量过大外，未先煎久煎也是导致乌头中毒的一个方面。临床应用本品时，大多要求患者先煎乌头半小时至1小时，至口尝无麻辣感为宜。

乌头性温，具有温里散寒，祛风止痛作用，阳虚或感受风寒的患者服用乌头类制剂后，具有明显的温热效应，故主"中风"，表现为"恶风洗洗"，"洗洗"就是指阵阵发作的样子。"恶风洗洗"就是指患者一阵阵地怕风怕冷。

"出汗"是指本品通过其温热效应能够发汗，但这种发汗作用在临床上应用并不广泛。

"除寒湿痹"是乌头最常用的一个方面，乌头祛风散寒止痛的作用较强，治疗痹证以疼痛明显者最宜用。

治疗寒湿痹痛的名方当属《金匮要略》之乌头汤："病历节，不可屈伸，疼痛，乌头汤主之。"由麻黄、芍药、黄芪各三两，炙甘草三两，川乌五枚（㕮咀，以蜜二升，煎取一升，即出乌头）组成。上五味，㕮咀四味，以水三升，煮取一升，去滓，内蜜煎中，更煎之，服七合。不知，尽服之。

本方主治寒湿历节，因伴有明显的疼痛，亦可诊断为寒湿痹痛。

李某，34岁，干部，1997年10月22日初诊，诉双膝肿痛，行走不利5天。患者1995年初春曾有膝关节怕怜、疼痛，不治而愈。此后逢阴雨天气即感双膝疼痛不适，反复发作。此次出差受寒，双膝痛发作，自行热敷和贴膏药治疗未效，疼痛渐甚，并见肿胀，膝部畏寒怕风。查体见双膝肿胀，膝眼消失，压痛，局部皮温正常，蹲踞受限，浮髌试验阴性，双膝关节 X 线正侧位片未见明显骨性异常，血沉 48mm/h，ASO 833KIU/L，类风湿因子阴性，舌质淡红，苔薄白，脉沉弦。诊断为膝关节风湿性关节炎，证属风寒入络，经脉痹阻，治宜温经散寒，祛风通络。以乌头汤加味，药用制川乌 6g，制草乌 6g，麻黄 10g，白芍 30g，黄芪 20g，独活 6g，牛膝 15g，生甘草 6g。7 剂，水煎服。10 月 29 日二诊，双膝疼痛尽去，肿胀已消退大半，行走无明显不适。守方再进 7 剂。11 月 5 日三诊，诸症消失，上方去草乌进 3 剂调治。[中医正骨，1999，（7）：55]

《本经》原文虽然未提及本品的止痛作用，但本品止痛作用良好，广泛用于由于寒邪所致的多种疼痛性疾病，如风湿性关节炎、风冷牙痛、腰痛、腹痛等。

《金匮要略》之乌头桂枝汤即主治寒疝腹痛，原文："寒疝腹中痛，逆冷，手足不仁，若身疼痛，灸刺诸药不能治，抵当乌头桂枝汤主之。""寒疝"即为有形的结块，乌头治疗寒疝体现了其"破积聚寒热"的作用。《景岳全书》载草乌揭毒散，治一切痈肿毒：草乌、贝母、天花粉、天南星、芙蓉叶等分，为末，用醋调搽四围，中留头出毒，如干用醋润之。《医林正宗》治瘰疬初作未破，作寒热：草乌头半两，木鳖子二个，以米醋磨细，入捣烂葱头、蚯蚓粪少许，调匀敷上，以纸条贴令通气孔。

《金匮要略》之大乌头煎主治腹痛，原文："腹痛，脉弦而紧，弦则卫气不行，即恶寒，紧则不欲食，邪正相搏，即为寒疝。绕脐痛，若发则白汗出，手足厥冷，其脉沉弦者，大乌头煎主之。"乌头大者五枚（熬，去皮，不㕮咀），上以水三升，煮取一升，去滓，内蜜二升，煎令水气尽，取二升，强人服七合，弱人服五合。不差，明日更服，不可一日再服。

朱某，女，5 岁半，2006 年元月 3 日初诊。主诉绕脐痛 1 月余，用热水袋暖，痛轻。在郑州市某医院诊为肠梗阻可疑。X 线示腹腔无液平面，无气体积聚，CT 检查无异常，治疗用头孢哌酮舒巴坦钠 1g，维生素 C1g，5% 葡萄糖 250mL 治疗 15 天后，用西米替丁治疗 1 周，剂量不详，后又改用前法输液治疗 10 天，症状无改善。查体：腹部柔软无抵抗，脐周稍有硬结，四肢冷，纳差，恶心，呕吐。舌质淡，苔薄白，脉紧细。诊为寒疝。尊仲圣给乌头煎 5g，2 小时后疼痛缓解，脐周硬结已散，随访 2 月无复发。[河南中医，2006，（7）：18]

"咳逆上气"之功虽然在临床上应用并不多见，但对于受寒所致的咳喘临床有应用的记录。

陈某，男，62岁，农民，1990年11月8日初诊。喘咳遇寒即作20余年，近次发作1月余，服"百喘朋"等药无效，输10%葡萄糖加氨苄青霉素，喘咳反而加剧。前医用定喘汤、射干麻黄汤罔效。刻诊：喘咳胸满，不能平卧，头晕目眩，心慌突突，畏寒肢冷，背寒腰冷，夜尿频多，脉沉细而紧，苔薄而白。年过花甲，阳气已衰，寒饮内伏（喘咳之根），复感寒邪，冰加雪冻，仅止咳平喘治其标必少效，温阳驱寒方可化其寒痰，根本一断，喘咳自平。方药：制川乌6g，炙麻黄10g，黄芪15g，白芍15g，蜂蜜50g，炙甘草10g，炒白芥子12g，炒葶苈子12g。共煎温服。服药4剂，自觉身暖，吐痰半盂，心胸朗开，喘咳已平。后以二陈汤（改散）合玉屏风散调理月余。追访至今，小发2次，煎艾叶水泡脚，饮生姜煎水拌红糖常服而愈。[河南中医，1997，（2）：79]

祛风散寒，除痹止痛是乌头最常用的功效，《本经》已作明确的记载，自此，乌头也成为历代医家治疗痹痛的常用药物。

桑寄生

原文：味苦平。主腰痛，小儿背强，痈肿，安胎，充肌肤，坚齿发，长须眉。其实，明目，轻身，通神。

桑寄生为《本经》上品，《本经》原名桑上寄生，是桑寄生科植物桑寄生或槲寄生的带叶茎枝，属于寄生植物。

胎儿相对于母体而言，属于寄生。根据中医同气相求的理论，桑寄生具有安胎作用，广泛用于肝肾不足所致的胎动不安，与阿胶、菟丝子、续断配伍，即张锡纯之寿胎丸。

张锡纯曰："胎在母腹，若果善吸其母之气化，自无下坠之虞。且男女生育，皆赖肾脏作强。菟丝大能补肾，肾旺自能荫胎也。寄生能养血、强筋骨，大能使胎气强壮，故《神农本草经》载其能安胎。续断亦补肾之药。阿胶系驴皮所熬，最善伏藏血脉，滋阴补肾，故《神农本草经》亦载其能安胎也。至若气虚者，加人参以补气。大气陷者，加黄芪以升补大气。饮食减少者，加白术以健补脾胃。凉者，加补骨脂以助肾中之阳（补骨脂善保胎修园曾详论之）。热者，加生地黄以滋肾中之阴。临时斟酌适宜，用之无不效者……愚于千百味药中，得一最善治流产之药，乃菟丝子是也。寿胎丸，重用菟丝子为主药，而以续断、寄生、阿胶诸药辅之，凡受妊之妇，于两月之后徐服一料，必无流产之弊。此乃于最易流产者屡次用之皆效。"

温某，女，28 岁，护士。于 1993 年 3 月 21 日初诊。患者已婚 4 年，有滑胎史 3 次，均孕后 2 个月左右自然小产。此次就诊，患者阴道少量流血 3 天，停经 45 天。患者精神差，颜面无华，四肢乏力，腰酸痛，小腹坠胀感，舌质淡，苔薄，脉沉细。妊娠试验阳性。B 超诊断为"宫内妊娠"。西医诊断为先兆流产。中医诊断为滑胎。证属肾气亏虚，胎元不固。治以固肾安胎。投寿胎丸：菟丝子 10g，桑寄生 10g，续断 10g，阿胶（蒸兑）10g，每日 1 剂，连服 1 个月，服药后，流血止，小腹坠胀消失。至妊娠 3 个月后改每月服用本方 10 天，每天 1 剂，连服 2 个月后停药，避免重体力劳动。后足月顺产一健康女婴。［湖南中医杂志，1995，（6）：24］

桑寄生安胎的机理是补益肝肾，这种作用不仅能够用于安胎，而且广泛用于肝肾不足所致的腰痛腰酸、须发早白、筋骨痿弱、牙齿松动等病证，即《本经》中提到的"主腰痛，小儿背强"及"充肌肤，坚齿发，长须眉"等。

《本草汇言》引《嵇氏方》治小儿背强，难以俯仰：桑上寄生二两，白术、当归各三两，鳖甲一斤。用滚汤泡洗净，用水一斗，入砂锅内，慢火熬如饴，加炼蜜二两，收之。每日不拘时用，米汤调服数茶匙。《普济方》载寄生散，疗肾气腰痛，桑寄生、鹿茸（炙）、杜仲各一分，上为散，酒服方寸匕，日三服。《太平圣惠方》载桑寄生散治五种腰痛，及脚弱不能行履，用桑寄生配伍牛膝、杜仲等。

以上应用均取桑寄生的补益肝肾之功。

桑寄生主"痈肿"，自《本经》以后，鲜有记载，也未见到临床应用的报道，故存疑待考。

桑寄生的果实能够"明目"，说明桑寄生的果实具有补益之功。但桑寄生果实货少，临床单独应用本品者也鲜有报道，实用价值不大。对于其"轻身，通神"之说，属道家养生思想，过分夸大了桑寄生果实的补益作用，不足取。

现代教材一般把桑寄生作为祛风湿药来介绍，中国药典也是如此，不过，从历代本草来看，对桑寄生的祛风湿作用论述不多。可能是受到《备急千金要方》之独活寄生汤的影响，把祛风湿列为桑寄生的第一功效。从临床应用来看，独活寄生汤一般用于风湿日久，肝肾不足的患者，桑寄生在该方中的作用是补益肝肾，而不是祛风湿，所以，笔者认为桑寄生当列为补虚药。

狗　脊

原文：味苦平。主腰背强，关机缓急，周痹，寒湿膝痛，颇利老人。

狗脊为《本经》中品，为蚌壳蕨科植物金毛狗脊的根茎，其状如"狗脊骨"，故名，又因根茎密生金黄色绒毛，又名金毛狗脊。其性味苦平，能够祛风湿，与现今认识一致。

"腰背强"，是指腰背强直疼痛。"关机缓急"是指关节拘急不适。"周痹"是指以周身疼痛为主要表现的病证。"寒湿膝痛"是指寒湿之邪侵袭人体所致的膝关节疼痛。导致以上病证的原因大致有二：一是风湿闭阻，气血瘀滞；一是肝肾亏虚。

风湿闭阻，气血瘀滞，故致腰痛、关节、膝踝等处疼痛，说明狗脊具有祛风湿，止痹痛之功，所以现行《中药学》将狗脊归为祛风湿药。治疗风湿闭阻所致的腰痛关节疼痛，多与桃仁、怀牛膝等活血之品同用。

肾主骨，肝主筋。肝肾不足，则筋骨失养，症见筋骨痿弱，腰膝酸痛。治疗当补益肝肾，强筋健骨，狗脊配伍杜仲、续断等共为丸，如《太平圣惠方》之狗脊丸。

由于老年人多见肝肾不足，狗脊又具补益之功，与《本经》之"颇利老人"相合也。

对于老年人而言，瘀血阻滞与肝肾不足往往并见，这是狗脊更多用于老年人的重要原因。其次，在伤科之跌打损伤的治疗中，本品亦为常用之品。

吴某，男性，45 岁，2002 年 1 月 9 日初诊。患者腰痛月余，遇寒加重，多方治疗效果不佳而来诊。诊见患者弯腰受限，疼痛显著，腰椎 X 片未见异常，舌质淡，苔白，脉沉细。诊为寒湿腰痛，予狗脊18g，每日1剂水煎分2次服，用药10日后腰痛消失而愈。［中国民间疗法，2003，（11）：38］

菖　蒲

原文： 味辛温。主风寒湿痹，咳逆上气，开心孔，补五脏，通九窍，明耳目，出音声。久服轻身，不忘，不迷惑，延年。

　　菖蒲为《本经》上品，即现行教材中的石菖蒲，为天南星科植物石菖蒲的根茎。

　　《本经》首先提及本品"主风寒湿痹"，所以笔者将石菖蒲归为祛风湿药。当今临床应用较少，不过，本品治疗风寒湿痹有临床应用的记录，如《圣济总录》之菖蒲散，即主治风寒湿痹，肢体关节疼痛。国家级名老中医陆拯认为不论是或因风，或因湿，或因寒所致病者，但主要病变为气机痹着，血行不畅，而菖蒲有通经络，祛寒湿，缓疼痛作用，尤其痹痛反复不愈者，其效更为显著。如治疗行痹，常与紫背浮萍、秦艽等同用，能增强祛风除痹作用；治疗着痹，则与苍术、防风等配伍，可增强祛湿蠲痹功用；治疗痛痹，常与桂枝、附子等配合，能增强散寒温经，除痹止痛作用；治疗热痹，则与生地、赤芍等同用，具有清热凉血，通络止痛作用。如治张某，男，36岁。患着痹3周，四肢关节肌肉疼痛，下肢为甚，痛处固定，重着无力，舌苔白腻，脉象濡缓。治宜祛湿通络，以石菖蒲15g，苍术30g，防风10g为主药，服5剂后，诸症十去其七，又续服7剂，疼痛告罢，活动如常。［浙江中医杂志，1999，（11）：461］

　　谢兆丰认为：石菖蒲辛温升散，有祛风除痹，通利关节，缓和拘挛之效，凡对风寒湿邪留滞皮肉筋脉之痹痛，临床用之，殊有佳效。对久病痼疾的患者，用石菖蒲配伍川芎、桂枝、蚕沙、羌活、秦艽等药，屡治屡效。曾治一陈姓患者，女，40岁。因劳动汗出当风，致风寒湿邪袭踞，经络痹阻，周身酸痛，尤以肩、膝关节痛重，昼轻夜重，舌苔白腻，脉弦缓。治以散寒化湿，通络止痛。用石菖蒲12g，桂枝、防风、羌活、独活各6g，川牛膝、川芎、蚕沙各10g，服药5剂，痹痛已除。［中医杂志，1996，（11）：645］

药理研究发现菖蒲所含的挥发油为 β-细辛醚，有一定的止咳、祛痰作用，故主"咳逆上气"，而且有临床报道为证。董月奎单用菖蒲或在辨证的基础上加其他药物治疗小儿久咳不愈 78 例，取得了满意的疗效。并附一病例：单某，女，3 岁，咳嗽痰多 2 月余。患儿于两个月前外感后出现发热、咳嗽、吐痰，经用抗生素及止咳化痰药物，发热已解。咳嗽症状虽有减轻，但未治愈，时轻时重，以活动后及清晨为甚，喉中痰声辘辘，咳痰白黏而量多，伴纳差，夜卧不安。察其舌淡苔白腻，脉濡，证属寒湿蕴于肺胃。取菖蒲 9g，如法服用。6 剂后咳嗽止，纳食亦好，能安然入睡。随访 3 个月，未再复发。[中医杂志，1996，（10）：582]

原文记载本品味辛性温，后世又认为具有苦味。现行教材将本品归属于开窍药，具有开窍宁神，和胃化湿等功效。

窍有无形之窍与有形之窍之分，无形之窍即为心窍，因心主神志，故又称神窍。有形之窍包括头面部的目、耳、口、鼻及前后二阴，共九窍。

一般来讲，开窍系指开心窍而言，主治窍闭神昏，即"开心孔"是也。由于本品具有化湿作用，故主治痰湿上蒙之窍闭神昏，如《济生方》之涤痰汤，由菖蒲、郁金、天南星等组成，主治中风痰迷心窍之神志昏乱、舌强不能语等；若痰热蒙蔽之神昏谵语者，则宜与竹沥、栀子等化痰清热药同用；若治痰热内盛、扰乱心神之癫狂神乱等，可与远志、朱砂、生铁落等同用，即《医学心悟》之生铁落饮。以上均是菖蒲开心窍方面的临床应用。

临床上有诸多中风患者表现为窍闭证，黄伯舜治疗中风，首择石菖蒲 15g，馨香走窜，化痰醒神，聪耳开窍为主药；辅以三七 6g 以止血活血，祛瘀宣痹；丹参 30g，宁心安神，化瘀活血；生黄芪 30g，益气固卫，祛腐生新；杭白芍 15g，养肝敛阴，调和脾胃；佐以全蝎 6g，水蛭 12g，息风止痉；制天南星 12g，姜半夏 10g，燥湿祛痰；地龙 20g，解痉活血，搜风通络；川芎 20g，行气活血，引药入经。配伍成行气宣痹，活血化瘀，开窍醒脑之剂，每日 1 剂，水煎，分服 4 次。[中国中药杂志，2006，（8）：1280]

不过，菖蒲除开无形之窍外，也可以开有形之窍，即"通九窍，明耳目，出音声"，治疗耳鸣耳聋、目昏、音哑等窍闭证。

干祖望教授治耳鸣耳聋，根据不同的证候，分别采用了宣肺散邪通窍法、清肝开郁通窍法、化痰降浊通窍法、补益肝肾通窍法、健脾升阳通窍法等，无论虚证、实证，配方中均用到菖蒲，屡见奇效。

黄伯舜选用石菖蒲15g，聪耳目，益心智，醒脑开窍为主药；辅以川芎30g，丹参30g，活血祛瘀，通络开窍；佐以生黄芪30g，当归9～15g，茯苓30g，路路通12g，益气养血，行气开窍；柴胡10g，升麻6g，疏肝解郁，升阳开窍为引。若脾胃虚者加白芍、甘草、白术；眩晕者加地龙，天麻；急躁者加龙齿、灵磁石。治疗脑鸣和脑震荡后遗症，更应根据病情的轻重缓急，辨证施治，循证斟酌遣药。1个月为一疗程，多数患者经1～3个疗程医治，听力恢复如常，收效甚验。[中国中药杂志，2006，（8）：1280]

李勇认为，石菖蒲乃开耳窍之圣药，只要辨证精当，合理使用，确能起到画龙点睛的作用。在1993年共收治73例，71例获愈，2例因属中度脑震荡后遗症而效差。治王某，女，56岁，于1989年9月12日初诊。自述10年前因生气而致急躁心烦，头晕头痛，耳鸣如蝉，夜寐不安等症，经及时治疗而愈，唯耳鸣不能消失，残留至今。西医诊断为神经性耳鸣，但服调节神经药物不效，遍服龙胆泻肝丸、六味地黄丸、知柏地黄丸、五味子糖浆、中药煎剂及针灸治疗，皆不能除。邀余诊时，发现患者耳鸣兼有五心烦热，口干渴，切脉沉细，察舌红苔薄。此乃肝肾阴虚之候，宜滋补。投灵磁石60g，石菖蒲20g，蝉蜕10g。水煎，送服六味地黄丸（每日2次，每次1丸）。10天后竟起沉疴，嘱继续单服六味地黄丸1个月巩固治疗。随访年余，未见复发。[中医杂志，1996，（12）：710]

江苏省中医院徐景藩教授善用石菖蒲疗头面诸疾，对耳鸣重听，闭气不适，耳窍不通，随症配加石菖蒲、通草，其效尤良；对气闭耳鸣耳聋，用通气散（柴胡、川芎、香附）加石菖蒲，颇有效验。其他如头额痛，鼻不能闻香臭，善嚏易感冒，副鼻窦炎或过敏性鼻炎，石菖蒲也是良药。[中国中药杂志，2006，（3）：430]

对于本方开有形之窍的作用，古代医籍也多有记载。《太平圣惠方》治病后耳聋，用生菖蒲汁滴耳即愈。《圣济总录》用菖蒲汁点眼治诸般眼赤、胬肉攀睛有效。若喉痹肿痛、声音嘶哑，《肘后备急方》用菖蒲根嚼汁，徐徐咽下，能够滋润咽喉。有临床报道，用鲜石菖蒲或配玄参，泡水代茶饮，治疗慢性咽喉疾患有效。若与山豆根、牛蒡子等同用可治疗热毒壅聚所致的咽喉肿痛。

以上均是对菖蒲"通九窍"作用的例证。

　　《杂病源流犀烛》载安神定志丸，由人参、白术、龙眼肉、酸枣仁、茯神、菖蒲等组成，主治劳心过度、心神失养所致的失眠、多梦、心悸怔忡等。《证治准绳》之不忘散，由人参、茯苓、菖蒲等组成，主治健忘。这些可以看作是对本品"久服轻身，不忘，不迷惑，延年"的一个佐证。

　　但并不能由此说明本品能够"补五脏"，再者，不管是从临床应用，还是从药理作用来看，均无依据可言。

第五章　利水渗湿药

> 凡以通利水道、渗泄水湿为主要作用，治疗水湿内停病证的药物，称为利水渗湿药。本类药物大多甘淡、其性偏寒。本章介绍的主要药物有茯苓、猪苓、泽泻、薏苡仁、车前子、滑石、萆薢、萹蓄、瞿麦、石韦、地肤子、蛇床子、茵陈蒿、冬葵子等14味药。

茯　苓

原文： 味甘平。主胸胁逆气，忧恚惊恐，心下结痛，寒热烦满咳逆，口焦舌干，利小便。久服安魂养神，不饥延年。

茯苓为《本经》上品，为多孔菌科真菌茯苓的菌核，味甘性平，主要具有利水渗湿的功效，广泛用于水湿内停所致的水肿、痰饮、泄泻、小便不畅等多种病证。究其机理，系"利小便"之功也。

水湿内停，聚而成痰，痰饮阻滞，气机不顺，故见"胸胁逆气"。逆者，不顺也。逆气即气机上逆也，也就是气机上冲。

"伤寒若吐若下后，心下逆满，气上冲胸，起则头眩，脉沉紧，发汗则动经，身为阵阵摇者，茯苓桂枝白术甘草汤主之。"临床上苓桂术甘汤多用于痰饮上逆而出现的心悸、眩晕等。陆某，男，42岁。形体肥胖，患有冠心病心肌梗死而住院，抢治两个月有余，未见功效。现症：心胸疼痛，心悸气短，多在夜晚发作。每当发作之时，自觉有气上冲咽喉，顿感气息窒塞，有时憋气而周身出冷汗，有死亡来临之感。颈旁之血脉又随气上冲，心悸而胀痛不休。视其舌水滑欲滴，切其脉沉弦，偶见结象。辨为水气凌心，心阳受阻，血脉不利之

"水心病"。处方：茯苓30g，桂枝12g，白术10g，炙甘草10g。此方服3剂，气冲得平，心神得安，诸症明显减轻。但脉仍带结，犹显露出畏寒肢冷等阳虚见症。乃于上方加附子9g，肉桂6g，以复心肾阳气。服3剂手足转温，而不恶寒，然心悸气短犹未全瘳，再于上方中加党参、五味子各10g，以补心肺脉络之气。连服6剂，诸症皆瘥。(《刘渡舟临证验案精选》)

痰饮内停而扰乱心神，则见神志病变，如失眠、心悸、惊狂等，即"忧恚惊恐"。中医认为，痰有有形之痰和无形之痰之分，有形之痰贮于肺；而无形之痰则随处可见，而且能够产生多种多样的奇怪而复杂的病证。所以，顽病怪症在久治难愈的情况下，可以考虑从痰来着手治疗。茯苓不仅具有利尿作用，而且能够健脾以治生痰之源，治疗痰饮证的方剂中多配用，如二陈汤、温胆汤等。《三因极一病证方论》云温胆汤主治"心胆虚怯，触事易惊，或梦寐不祥，或异象感，遂致心惊胆慑，气郁生涎，涎与气搏，变生诸证，或短气悸乏，或复自汗，四肢浮肿，饮食无味，心虚烦闷，坐卧不安"。黄煌教授治张某，女，34岁。2008年10月14日初诊，患者40天前意外流产，就诊时诉头晕，纳谷不香，眠差，梦多惊恶，常有恶心感和乏力感，舌红苔薄，脉弦。有眩晕发作史。诊断：头晕（证属痰饮内停而上扰）。处方：姜半夏15g，茯苓15g，陈皮10g，生甘草3g，枳壳15g，竹茹6g，干姜6g，红枣20g。每天1剂，水煎服。服14剂后复诊，诉头晕消失，余症明显改善。[广州中医药大学学报，2010，（2）：189]

痰饮内停，阻于胃脘，气机不通，故见"心下结痛"或心下痞满。《伤寒论》之五苓散主治水湿内停，对于水湿停滞于胃脘之水痞也可选用本方。"本以下之，故心下痞，与泻心汤，痞不解，其人渴而口燥烦，小便不利者，五苓散主之。"

下面是笔者应用五苓散治疗水痞的一则医案。左某，男，56岁，水暖工，2011年5月6日初诊。形体中等偏实，面黄。胃脘疼痛近半年，伴有嗳气，服过诸多西药，嗳气已愈。自述春节时生过一次气，可能与之有很大关系。现胃痛明显，虽不甚，但昼夜不停，有时在夜间痛醒，同时，诉胃中积水多，翻身时能明显感觉到也能听到胃中水流，肠鸣，便溏不成形，每日2~3次。腹软，无压痛，查其舌，积粉苔，厚而白，无津，脉弦滑而有力。无口苦，无口干，不头痛，不头晕，纳佳，但不也多吃，恐怕吃多了消化不了，曾因吃过草莓酱而胃痛加重，素喜辛辣，但因怕刺激也不敢吃。半年前做过胃镜检查，无甚大问题。近半年，自胃痛以来，未做过胃部的任何检查。考虑到患者持续性疼痛，建议进行钡餐透视或胃镜检查。同时予五苓散：茯苓 40g，猪苓 40g，泽泻 60g，肉桂 30g，苍术 40g，研末冲服，每次 10g，每日 3 次。因患者舌苔特厚，故改白术为苍术。一周后复诊：患者诉说病情明显好转，原来的持续性疼痛变为偶尔疼痛，胃中振水音明显减少，大便成形，并说中药的疗效一点也不比西药慢，看了近半年的西医没把胃痛治好，用中药一周治好了一大半，感到特别满意。再查其舌苔，仍积粉苔，与上次相比无任何变化。患者要求在继续治疗胃痛的基础上，兼顾其他疾病。后来患者听从建议做胃镜检查确诊为胃癌，并及时进行手术，现身体健康。

茯苓主治"寒热烦满咳逆"，其重点是咳逆，即咳嗽、气喘等。虽然现代教材中并未提及本品主治咳逆，但用于痰饮内停，肺气上逆而致的咳嗽，茯苓为常用之品，小半夏加茯苓汤、小青龙汤加茯苓等均为常用方剂。究其作用机理，系利水健脾以治生痰之源也。

李某，男，5 岁。北京某所干部之子。病史：初生不久，即患支气管炎。1～4 岁时，曾先后在北京某中医院住院治疗。因缠绵不愈，身体益弱，经常感冒发烧，咳嗽反复加重。1978 年 7 月来诊，按太阴证痰饮咳嗽论治，两诊痊愈。初诊：患儿咳嗽已 1 年多，体瘦，频频发作。痰清稀，睡时可闻痰鸣声。食纳不佳，面萎黄，体瘦，舌质偏淡，苔白滑腻。触双手肌肤微冷，此为手足太阴两脏同病，水饮久留不去，上干于肺，致常年痰咳不止。法宜温化水饮，降逆止咳，以小半夏加茯苓汤主之。处方：法半夏 10g，生姜 10g，茯苓 12g，紫菀 6g，款冬花 3g，甘草 3g。二诊：服上方 2 剂，咳嗽减，痰鸣消；但仍吐清稀痰，上方损益再服。处方：法夏 10g，干姜 6g，茯苓 12g，甘草 6g。1979 年 5 月 24 日追访，患儿家长说：经范老治愈，去冬今春再未复发。（《范中林六经辨证医案选》）

"口焦舌干"，非津液不足所致，而是津不上承所致，如明代医家方谷认为，茯苓的"治渴"，是"利水活津之妙"（《本草纂要》）。黄煌教授认为"茯苓尚治口渴及小便不利。其渴感并不严重，唯口内少津而思饮，虽饮而不多，多饮则觉得胸腹胀满而短气。或口渴与呕吐并见。所谓小便不利，即小便的量、排尿次数等发生异常，如小便量少，尿次减少或小便不畅，出现尿痛、尿急等症状，并可伴有水肿。小便次数不多且量少，同时大便多溏薄或如水样，或虽便秘而先干后溏。患者常见水肿，或水肿貌。"（《张仲景 50 味药证》）

口渴一症，多系津液不足，不能上承于口所致，治当滋阴生津。而茯苓治渴则非津液亏乏，而是水液在体内分布不均所致，临床表现即如《伤寒论》中提到的"渴欲饮水，水入则吐""消渴""烦渴"等。

山东已故名医李克绍治一 7 岁患儿，多饮多尿，在当地医院曾检查尿比重为 1.007，诊断为尿崩症，治疗无效，遂来济南。经诊视，神色脉象，亦无异常，唯舌色淡，有白滑苔，像刷一层薄薄不匀的糨糊。因患此症，可能是水饮内结，阻碍津液输布，所以渴欲饮水，饮不解渴。因与五苓散原方：白术 12g，茯苓 9g，泽泻 6g，桂枝 6g，猪苓 6g。水煎服。上方共服 2 剂，家长来述症状减轻，又与原方 2 剂而愈。（《伤寒解惑论》）

"久服安魂养神，不饥延年"即属道家思想，同时也具有一定的临床应用价值。因为茯苓本身具有一定的健脾安神作用，特别是茯神，安神作用较茯苓强。就安神作用而言，酸枣仁汤、天王补心丹等名方均含本品。

顽固性失眠患者，曾四处求医，遍用中西药物罔效，而求诊于余。初诊时，投以归脾汤出入，疗效不佳，再诊调整酸枣仁、炙远志剂量，又加了数味安神药，疗效仍不理想；细观脉证，虽舌苔稍厚，但投归脾无误。思忖中偶然联想起医圣张仲景之用茯苓，小剂只用三分（散剂），大剂则用半斤，可谓剂量悬殊，遂加大茯苓用量，意在渗湿安神。随着茯苓剂量的加大，疗效越来越好，舌苔亦由稍厚转为薄白，后来茯苓剂量用至每剂 110g，又陆续服数十剂，病乃告愈。由此对茯苓剂量产生兴趣，通过临床探索，初步得出用量规律，从而使临床疗效得到较大提高。据笔者所见，茯苓用于宁心安神时，剂量宜大，可用至 30 ~ 100g；利水渗湿之用时，剂量宜中，一般为 15 ~ 30g；用作健脾补中时，剂量宜小，以 6 ~ 12g 为好；至于散剂，则当别论。笔者在应用大剂茯苓治失眠时，有患者曾连续服药达数月之久，未见有毒副作用。茯苓有安神、健脾补中、利水渗湿之功，故无论虚实，皆可投之，这是茯苓安神的一大特点，也是其他安神药物所不可替代的。其力虽薄，只要药量恰当到位，亦不失为一味功效独特的安神良药。[中医杂志，1999，（1）: 59]

就健脾作用而言，含有本品的四君子汤是补气健脾的基本方，后世众多的补气健脾方剂均是在四君子汤的基础上加减化裁而来。脾健的运化旺盛，气血生化有源，故有"不饥延年"之说。

总之，在《本经》时代，人们对茯苓的功效已经有了较为全面的认识。

猪　苓

原文：味甘平。主痎疟，解毒，蛊毒，蛊注，不祥，利水道。久服轻身耐老。

猪苓为《本经》中品，为多孔菌科真菌猪苓的菌核，以其色黑状如猪屎而得名。

痎疟，是疟疾的通称，亦指经年不愈的老疟。虽然《本经》记载本品能够治疗疟疾，但自此之后，无论是古籍本草，还是现代临床，均未提及相关的应用，亦无相关的药理研究来证实。

"解毒，蛊毒，蛊注，不祥"都与水毒有关。其解毒作用是通过其利水作用来实现的，即解水毒；"蛊毒，蛊注"均指水毒。水湿内停患者，其梦多与水有关，故为不祥也。反之，做梦大多与水相关者，也可以作为水湿内停的一个诊断依据。猪苓主治上述病证，其机理是"利水道"也。

与茯苓相比，猪苓的利水作用较强，与泽泻药力相当，不过，治疗水湿内停病证时，三者经常配伍应用，如五苓散、猪苓汤等。五苓散治疗水湿内停之水肿、小便不利、泄泻等。猪苓汤出自《伤寒论》，主治"脉浮，发热，渴欲饮水，小便不利者"及"少阴病，下利六七日，咳而呕渴，心烦不得眠者"。现临床多用于慢性肾炎、肾病综合征、泌尿系感染、肾盂积水、肾结石、乳糜尿等疾病，辨证属阴虚水热互结者。

2010年5月，笔者治一老妪，形肥而体虚，平素喜食生蒜、辣椒等辛辣之品，有尿路感染病史和尿路结石病史，一年来多次发作，必伴血尿，均用抗生素治愈。此次发作，因过食辣椒而作，除尿频、尿急、尿痛外，肉眼血尿明显，口干口渴著，尿常规：红细胞（+++），白细胞（++），纳眠均佳，大便正常，苔正，脉弦滑。予猪苓汤原方：猪苓20g，茯苓20g，泽泻20g，滑石20g，阿胶（烊化）15g。每日1剂，5剂。嘱勿食辛辣。服药2剂，血尿止，5剂后痊愈。

半年后随访未复发。

段某，男，55岁，教师，2003年10月12日初诊。4年前因尿急、尿热、尿痛而失眠，昼夜尿频达20多次，经检查诊断为泌尿系感染，治疗3天后尿热、尿痛等症状很快消失，而尿频尿急失眠等症状久不缓解，经多家医院就诊检查除患轻度前列腺增生外，未见其他异常。4年来屡经中西药治疗效果欠佳，至今每晚夜尿6～10次，口渴欲饮但量不多。刻诊：舌质红，舌体瘦小，脉细数。结合以前服过的滋阴清热利湿、补血安神固涩的各种中草药，反复斟酌，考虑其证属素体阴虚内热，水热互结，选用猪苓汤：猪苓18g，茯苓12g，泽泻12g，阿胶12g，滑石30g。6剂，水煎服。10月20日复诊，病人药后口渴欲饮基本缓解，近2日晚餐可少量喝粥，每晚夜尿2～3次，尿量正常，窘迫感消失，睡眠基本正常，头脑清醒，身体轻松，已停服安眠药。后在上方基础上加丹参、五味子、酸枣仁，服用11剂后，各种症状完全消失，已经正常上班。〔河南中医，2006，（8）：15〕

"久服轻身耐老"是道家思想，水去则体轻，有一定道理。而王沛医师对猪苓的这个作用深有体会，见于《燕山医话》，兹摘录如下：

欲论猪苓药效，一般认为渗湿利水堪称佳品，而《神农本草经》确定的"久服轻身耐老"作用，鉴赏者已乏其人，推崇者更属罕见。先人用之，多治小便不利、水肿胀满、淋浊带下、妊娠子肿胎肿、脾湿引起的泄痢和痰湿引起的湿疟等证。今人用之，多针对心脏功能不全引起的水肿，各种原因发生的胸水、腹水，下肢浮肿和泌尿系统诸疾患。

考据历代文献，几乎都把猪苓的利水道功效作为首选。对其"轻身耐老"作用均持否定态度。博览群书，尚未知晓取"轻身耐老"作用而专用猪苓者。反之均主张猪苓"不入补剂"。更有甚者，告诫之，猪苓"久服必损肾气，昏人目"。清·叶天士大师不愧为临床巨匠，有其独到的见解。他在解释猪苓的功效时论述到"猪苓味甘益脾，脾统血，血旺故耐老。辛甘益肺，肺主气，气和故身轻也。"叶氏虽做了精辟的阐述，然临床并未见其把猪苓做"轻身耐老"而专用之。

余在诊治恶性肿瘤晚期病人过程中，留意观察，猪苓或入煎剂，或做食疗，用量一般都在30g之多，用期亦不短，服后反应良好，不见有明显的利尿作用，更无损肾昏人目之弊端。大部分病人食欲增强，气力增加，精神转振。中医学讲"有胃气则生，无胃气则死"，食欲增强，说明脾胃得健，正如叶氏所教，血气旺盛，则能耐老轻身。

余所用食疗方为二苓薏仁大枣粥，其组成为猪苓 30g，茯苓 30g，生薏仁 30g，大枣 10 枚，加冰糖适量，亦有时加入山药、银耳之品。纵观其方为健脾利湿之剂无疑，食用后理应尿量增多，但不尽然，常服反能使体重增加，对晚期恶性肿瘤患者来说，达此效果实非轻易之举，它起到了存活时间增长的良效。

结合现代对猪苓研究的结果看，猪苓的主要成分是多糖类的葡聚糖，诸凡多糖类的中药，大都有一定的扶正抗癌作用，如常用的茯苓、云芝等，此点通过我们多年使用中国中医科学院中药研究所研制之猪苓多糖注射液，治疗晚期癌症的疗效观察中，已经得到了充分证明，疗效满意，已能肯定是较好的免疫调节剂，使用后能明显提高机体免疫机能。

免疫功能的增强，中医学讲就是扶正。正气得复，就能"轻身耐老"，实验业已证明，大凡使用健脾之剂，都能获得免疫功能的提高（主要是细胞免疫功能）。

余冒昧认为，扶正之功，猪苓应列为前茅，在此也大胆提出，猪苓"不入补剂"之说应予纠正，单纯把猪苓用于"利水道"而选之，则多具片面性，且因小失大，不免可惜，应为猪苓的"轻身耐老"作用而正名之也。

泽　泻

原文：味甘寒。主风寒湿痹，乳难，消水，养五脏，益气力，肥健。久服耳目聪明，不饥，延年轻身，面生光，能行水上。

泽泻为《本经》上品，为泽泻科植物泽泻的块茎，属于利水药，具有较强的利水消肿作用，因其性寒，故用于水湿内停诸证兼有热象者最为适宜。所以，原文主治"风寒湿痹"实为不妥，而用于热痹较为适宜，例如痛风患者大多表现为热痹。

患者，男，43 岁，2001 年 7 月 6 日初诊。体胖，素嗜烟酒。1 个月前忽感右足大踇趾疼痛，行路困难，渐渐红肿热痛，疼痛剧烈，夜间尤甚。外科检查否认血管病。实验室检查：甘油三酯 4.25mmol/L，尿酸 533mg/dl。舌尖偏红，苔黄，脉弦细。经西医诊断为痛风（急性关节炎期），曾服秋水仙碱，但头晕恶心等不良反应较大，改用中药治疗。中医辨证：湿热瘀阻经脉关节。治法：清热利湿，活血行瘀。处方：白虎汤合四妙散加味。方药：生石膏 30g，盐知母 10g，盐黄柏 10g，苍术 10g，薏苡仁 20g，牛膝 10g，威灵仙 10g，土茯苓 20g，秦艽 10g，丹参 10g，车前子 10g，萆薢 10g。7 剂，水煎服。7 月 13 日二诊，患者疼痛微觉减轻，但局部红肿疼痛仍存在，复查尿酸 513mg/dl。舌红苔黄，脉细数。上方加泽泻 20g，继服 7 剂。7 月 20 日三诊，患者疼痛明显减轻，红肿渐退，但局部皮肤微热，舌红少苔，脉细数；再次复查尿酸 430mg/dl。上方石膏剂量减半，继服 14 剂症状逐渐减轻，尿酸恢复正常水平。[北京中医，2006，（5）：294]

　　虽然泽泻可治疗风湿热痹，但经过配伍，也可以用于风寒湿痹，但笔者认为须用于湿邪偏重者，如鹤膝风等关节肿大，关节腔内有积液等，刘国庆应用五苓散治疗膝关节积液 56 例，临床治愈 42 例，好转 10 例，并认为：五苓散加味治疗膝关节腔积液具有缓解疼痛，消除肿胀，防止复发，达到临床治愈或控制发作的可靠作用。[四川中医，2007，（1）：84]

　　乳难，有两种解释，一是认为本品能够通乳，治疗产后缺乳，但从临床来看，泽泻没有临床应用的报道，古代医籍也难找到应用记录。二是认为本品具有催产作用，虽然查不到临床经验或医案，但本品对于孕妇宜慎用，这是多数教材的观点。

　　众所周知，泽泻最重要的功效是利水，即"消水"，名方五苓散、猪苓汤等均是利水的名方。若与白术配伍则成泽泻汤，主治"心下有支饮，其人苦冒眩"，可用于痰饮内停所致的头晕、耳鸣等。焦某，男，55 岁，2006 年 7 月 15 日初诊。患者耳聋、耳鸣、目眩已有年余，耳内有胀闷感，时有渗液少许，但不痛不痒，并感头重胀闷，犹如带束，脘闷不饥，舌体胖大，苔白滑，脉沉缓。辨证属水湿饮邪，蒙闭耳窍。治以渗利水湿，宣通耳窍。方选泽泻汤加味，药用：泽泻 30g，白术、石菖蒲各 15g。每日 1 剂，水煎 2 次，混匀服 2 次。7 剂后症情减半，继服 5 剂诸症悉除。[山西中医，2008，（8）：61]

　　若与熟地黄、山药、山茱萸、茯苓、牡丹皮同用，即六味地黄丸，主治肾阴不足，耳目失养所致的耳鸣、耳聋；六味地黄丸基础上配伍菊花、枸杞子等组成杞菊地黄丸，主治肝肾亏虚所致的目昏眼花等。此即为"久服耳目聪明"。

从以上情况来看，久服泽泻之所以能够"耳目聪明"，主要与肾虚、湿邪内停有关。

脾的生理特点是喜燥而恶湿，湿邪内停，最易困脾，泽泻通过其利湿以达健脾之功，故能"益气力，肥健"而"不饥，延年轻身"，从而通过其祛邪作用以达"养五脏"之功。这里的养五脏，实际上主要是指肾与脾，其益肾的作用机理也是祛除水邪以益肾。这一点，明·龚居中在《红炉点雪》中论六味地黄丸时指出："古人用补药，必兼泻邪，邪去则补药得力。一辟一阖，此乃玄妙。后世不知此理，专一于补，所以久服必致偏胜之害，六味之设，何其神哉！经有亢则害、承乃制之论，正此谓也。"

水饮内停，泛滥肌肤，呈现于面部而致黄褐斑，因泽泻能泻水，水去则斑愈，故令"面生光"。其实，黄褐斑的主要发病机制是痰饮、瘀血内停，所以临床上治疗该病时多以化痰和祛瘀为主要治法。陈某，女，37岁，教师，于1999年8月2日就诊。患者诉面部色素沉着，逐渐扩大加深近1年，每于月经前特别明显，经后稍淡。诊见：面部黄褐色色素斑，呈对称性，以颧部明显，经来腹痛，带下量多，色白质中，舌质红，苔薄白，脉弦。辨证为肝脾不和，血瘀湿滞。治拟调和肝脾，化瘀利湿法。给予当归芍药散加味：当归12g，川芎6g，赤芍12g，丹参30g，白术12g，茯苓10g，泽泻10g，菟丝子30g，白芷15g。以此方随症加减，每天1剂，连服35天，黄褐斑已不明显，痛经消失，白带已转正常。嘱每于经前服原方5剂，巩固半年。随访至今，未再复发。［福建中医药，2004，（4）：41］

湿邪易于困脾，而且极易阻滞气机，患者大多表现为少气懒言，身困乏力等气机郁滞证，泽泻利湿，湿祛则气机畅通，身体轻松。而云久服泽泻"能行水上"是湿祛体轻的夸张说法。

薏苡仁

原文：味甘微寒。主筋急拘挛不可屈伸，风湿痹，下气。久服轻身益气。其根下三虫。

薏苡仁为《本经》上品，为禾本科植物薏苡的成熟种仁，甘而微寒。味甘能补，性寒能够清热。其主治"筋急拘挛不可屈伸，风湿痹"，均与湿邪有关，因本品能够利湿故也。性寒清热，故其治痹也，以热痹为宜。

李玉和善于重用薏苡仁治湿痹，他认为：顽痹尤重除湿，除湿而首用薏苡仁，治湿痹常重用薏苡仁，其剂量为 45 ~ 60g，加入治痹方中，古人云："风可骤散，寒因温去，唯湿浊难以速除。"湿邪不仅在痹证的发生、发展与转归中起重要作用，而且也是痹证所以迁延不愈的原因之一，用薏苡仁正是体现了健脾祛湿的思路，使湿无内生之源，则顽痹可除。[中医药学报，2000，（5）：32]

王纪云等在临床中常遇到"痛风""肩周炎""风湿病"患者，以局部及肢体或关节疼痛为主要症状来诊，在中医辨证基础上，加入薏苡仁 50 ~ 100g 对止痛能起到很好疗效。并附一案：刘某，男，36 岁。因右踝关节红肿热痛 2 天，活动受限且加重，烘热汗出，口干苦，小便黄，大便干，舌红苔黄腻，脉弦滑。中医诊断：热痹。辨证：湿热下注，阻滞经络。治则：清热除湿，通络止痛。方药为四妙散加味。处方：薏苡仁 20g，苍术 15g，黄柏 15g，牛膝 15g，木瓜 12g，五加皮 12g，蒲公英 20g，伸筋草 12g，知母 10g，生石膏 30g，每日 1 剂。服用 3 剂后，仍感疼痛，余症已愈，考虑是湿邪未除尽所致，故加薏苡仁至 60g，患者服药 1 次后，疼痛消失。随访 1 年未见复发。[中医杂志，2006，（8）：573]

虽然薏苡仁善治热痹，但对于寒痹证，也可以配伍应用。余某，男，58 岁。患双上下肢关节疼痛 3 月余，疼痛呈冷痛，得热则减轻，遇寒则加重，双手晨僵 1 ~ 2 小时，活动不灵，恶寒怕冷，神疲乏力，纳差，小便清长，大便溏，舌淡红，苔薄白，脉弦。曾在某医院检查，类风湿因子阳性，诊断为"类风湿病"给予雷公藤皂苷等治疗。开始有效，但 2 个月后疗效欠佳。中医诊断：寒痹（类风湿性关节炎）。辨证：气血虚，寒湿入络。治法：益气活血，除湿通络，投独活寄生汤加减。处方：薏苡仁 60g，黄芪 30g，川芎 12g，当归 10g，生地黄 10g，牛膝 15g，木瓜 12g，五加皮 12g，伸筋草 12g，桑枝 12g，羌活 12g，独活 12g，附子 10g，芍药 12g，甘草 6g。服药 2 剂后，双上下肢关节疼痛，双手晨僵稍有减轻，活动不灵，恶寒怕冷，神疲乏力明显好转，服至 7 剂后，疼痛及晨僵好转，加薏苡仁至 80g，去附子，服 2 剂后，疼痛及晨僵等症状明显好转，稍感恶寒怕冷，上方去羌活、独活加桂枝 12g，防风 10g，白术

10g，服 5 剂。1 周后患者诉病已愈，给独活寄生汤原方加薏苡仁 100g，15 剂。隔日服 1 剂。忌生冷，保暖防寒。随访半年，类风湿性关节炎未复发。［中医杂志，2006，（8）：573］

"久服轻身益气"，与薏苡仁的补气健脾之功颇相吻合，而且其健脾作用较强，对于脾虚气弱的病证，常与党参、白术、茯苓等同用，如参苓白术散，药房有水丸与蜜丸可供选择，临床应用十分普遍。薏苡仁不仅在中药配方中为常用之品，在日常生活中也最为常用，与莲子、红枣、大米等共煮成粥，对于脾虚患者是较为理想的食疗配方。

薏苡仁既不能止呕，也不能止咳平喘，其"下气"之功存疑待考。

薏苡仁是以果实入药，《本经》记载其根亦可入药，能够"下三虫"，即杀灭"三虫"，"三虫"泛指体内常见的寄生虫。不过，迄今为止，既无临床应用的记录，亦无药理研究证实。所以，"其根下三虫"有待进一步考证或验证。

车前子

原文：味甘寒。主气癃，止痛，利水道小便，除湿痹。久服轻身耐老。

车前子为《本经》上品，为车前科植物车前或平车前的成熟种子。其叶称车前草。

《诸病源候论·诸淋候·气淋候》："气淋者，肾虚膀胱热，气胀所为也……其状，膀胱、小腹皆满，尿涩，常有余沥是也。亦曰气癃。"可见气癃即气淋是也。

车前子，属甘淡之品，能够利小便，性寒则能清热，故具有清热利尿之功，临床上常用本品治疗多种淋证，而以热淋、石淋等最为常用。淋证是以小便频、急、涩、痛为主要表现的一类病证，以膀胱气化不利为其总病机。治疗上除利尿通淋外，还要配伍行气、补气之品。

车前子通过其清热、"利水道小便"等作用，治疗气淋、热淋、砂石淋等病证，代表方当属《太平惠民和剂局方》之八正散，由车前子、瞿麦、萹蓄、滑石、栀子、炙甘草、木通、大黄等组成，主治湿热淋证，泌尿系感染多见此证。

在此方基础上，配伍金钱草、海金沙等排石之品，即可用于砂石淋；配伍黄芪、党参等益气之品，即可治疗气淋。其止痛之功并非车前子的直接作用，而是通过其通淋作用来实现的。

张某，女，41岁。自诉尿频、尿痛、尿急、小便黄赤短少，尿道灼热感而就诊。既往曾有此病，曾用抗生素治疗，愈后而又复发，症见面红，面容痛苦，舌尖红，脉数。化验检查血常规：白细胞 13.2×10^9/L、中性粒细胞 0.76、淋巴细胞 0.24；尿常规：蛋白（++）、白细胞（++）、红细胞少数，为淋证（湿热型）。治以清热解毒，通淋除湿。方药以八正散加减，方药：木通、车前子、萹蓄、瞿麦、栀子、甘草梢各 15g，滑石 10g，灯心草 10g。方中木通、瞿麦、灯心草降心火，清热利小便；栀子、车前子、滑石泻火祛湿，通淋；重用甘草梢止痛。使热从小便出，服上方 3 剂，尿急、尿频、尿痛等症减轻。本着效不更方的原则，原方又加金银花 20g，淡竹叶 15g，以助清热解毒之功效，连服 6 剂。症状消失，以后追访未曾复发。[内蒙古中医药，2002，（3）：33]

经云：风寒湿三气杂至合而为痹也，其风气胜者为行痹，寒气胜者为痛痹，湿气胜者为着痹也。着痹即湿痹。车前子能够利湿，对于痹证以湿邪为盛者尤为适宜。临床实践中，用单味车前子煮代茶饮，治疗痛风病，收效甚佳。

赵某，男，56岁，于 1993 年 10 月 23 日就诊。患痛风病 6 年。其症状表现为双足趾疼痛，常在午夜痛醒，伴低热，午后体温常在 37.2 ~ 37.6℃之间。1 周前查血尿酸 430μmol/L，24 小时尿酸 8.2mmol/L。服用秋水仙碱可缓解症状，但不能制止疼痛发作。缓解期愈来愈短，发作时疼痛程度逐年加重，生活不能自理。曾服中药无明显效果。观其形体胖，舌苔腻微黄，脉稍弦滑。辨证属湿热蕴结。以单味车前子 30g，水煎代茶饮，每日 1 剂。病人服用 10 天，双足趾疼痛明显减轻。30 余日后诸症悉除。复查血尿酸及 24 小时尿酸正常。随访 2 年未复发，其间停用秋水仙碱，仍间断服用车前子。[中医杂志，1998，（11）：645]

车前子虽无补益之功，但能利湿，湿邪的特点是重着黏滞，使身体困重，湿祛则体轻，故《本经》言其"久服轻身耐老"，虽属道家养生思想，但也绝非虚语。

在《本经》时代，限于当时的条件，人们对车前子的认识还是不够的，其清肝明目和清肺化痰之功现已为临床所常用。

　　车前子能够清肝明目，对于肝热目赤肿痛、羞明流泪等症，可配伍菊花、木贼等，以增强清肝明目之功。

　　车前子的清肺化痰止咳之功更为常用。药理研究也发现：车前子具有显著的祛痰、镇咳之功。

　　1990年7月，秦东风等用车前子、白术治疗一泄泻患者，未料服药后病人原有的喘证也得以缓解。近年来，有意重用车前子治疗支气管炎、肺心病所致的喘证，颇有效验。［实用中医药杂志，1997，（4）：28］

　　李庭喜等认为：车前子药性平和，微寒不热，不燥不湿，只要随证加味，寒热咳嗽均可应用。并自拟宣肺止咳汤：车前子15g（或用草25g，功同），桔梗8g，陈皮7g，杏仁8g，荆芥8g，侧柏叶10g，甘草3g。偏风寒者加紫苏、生姜、白芷等；偏风热者加桑叶、牛蒡子等，若肺热内盛，去荆芥，加鱼腥草、瓜蒌、黄芩等以清肺泻热；偏风燥者加桑叶、淡豆豉、沙参。常规水煎，日1剂服。该方对感冒咳嗽尤其是小儿咳嗽效果明显。并附两则病例：

　　例一：袁某，女，8岁。1993年3月12日初诊。两天前发热（38.8℃），头痛，咳嗽气急，痰稀薄色白。先服用西药热退，但咳嗽频作，痰不易咳出，头痛，鼻塞声重，流清涕。舌淡红，苔薄白。证属外感风寒，肺气失宣。用宣肺止咳汤原方加紫苏6g，生姜3片。服2剂诸症悉愈。例二：王某，男，10岁。1994年12月10日初诊。发热2天，咳嗽不止，咯痰不爽，痰黏稠，伴鼻流黄涕，声音嘶哑，口唇干赤而渴，舌红苔薄黄，脉浮数。证属风热外袭，肺卫失宣。用宣肺止咳汤加桑叶8g，牛蒡子10g，薄荷4g。服3剂热退咳减。再2剂而愈。［中医研究，2002，（6）：60］

　　车前子价廉效高，但其用法值得一提。普遍认为车前子需要包煎，但笔者发现：无论是包煎的车前子，还是与他药同煎的车前子，煎后其颗粒大多完整，不能充分煎出其有效成分，所以，笔者主张宜打碎再煎，或研末冲服为宜。

滑　石

　　原文：味甘寒。主治身热泄澼，女子乳难，癃闭。利小便，荡胃中积聚寒热。益精气，久服轻身耐饥，长年。

　　滑石为《本经》上品，是矿物药，为硅酸盐类矿物滑石族滑石，主含含水硅酸镁 [Mg_3（Si_4O_{10}）（OH）$_2$]，乃道家炼丹常用之品，故能"益精气，久服轻身耐饥，长年"，是说能够补益人体精气，延缓衰老，使人长寿。我认为对滑石的这种认识值得商榷。

　　滑石性寒，故能清热，主治"身热泄澼""荡胃中积聚寒热"，此处的寒热可以理解为偏义词，偏指热邪或热证。

　　泄澼即是泄泻，身热泄澼相当于湿热泄泻，而偏于湿。因为滑石属于利水通淋药，具有较强的清热利尿作用，通过"利小便以实大便"的治法，可用于湿热泄泻的治疗，如六份的滑石加上一份的甘草共研细末即组成六一散，既能治疗湿热泄泻，又可治疗暑湿泄泻。

　　因本品能够"利小便"，所以能够治疗"癃闭"，它是以小便量少，点滴而出，甚则闭塞不通为主症的一种疾患。病情轻者点滴不利为癃，重者点滴皆无而称为闭。癃闭有虚实之分，实证多因湿热、气郁、瘀血阻碍气化运行；虚证多因中气不足，肾阳亏虚而气化不行。本品甘寒，能够清利湿热，故多用于湿热蕴结所致者。根据本病的临床表现，类似于西医中各种原因引起的尿潴留及无尿症，如泌尿系感染、神经性尿闭、膀胱括约肌痉挛、尿道结石、尿路肿瘤、尿道损伤、尿道狭窄、前列腺增生症、脊髓炎等病所出现的尿潴留以及肾功能不全引起的少尿、无尿症。其中，泌尿系感染最常见于小便涩而不畅，而本品是治疗泌尿系感染最常用的药物之一，如《太平惠民和剂局方》之八正散（由滑石、木通、车前子等组成）是中医临床上治疗湿热淋证的最常用方剂。

　　泌尿系炎症相当于中医的热淋，以频、急、涩、痛四症多见，频即小便次数多；急指一有尿意，则来势急迫；涩是指小便滴沥不畅；痛是指小便时尿道疼痛不适。如治林某，男，69 岁，1963 年 5 月 21 日就诊。诉 5 月 20 日傍晚，突感尿意急迫，排尿频繁，量少，滴沥难下，小腹部有灼热样阵痛，即到某医院急诊，经诊断为急性膀胱炎。服药打针后未见瘥减，晚间转剧，排尿 20 余次，口渴，尿终带些血液样尿液，灼痛涩困非常，今晨到我院门诊治疗。体温 38.8℃，唇口红甚，舌苔黄浊，脉数有力。诊断为膀胱积热，蕴结成淋。给六一散二两，冲开水 600mL，澄清后（去滓）匀作 3 次分服。每日一剂，连服 4 天，痊愈。[福建中医药，1965，（6）：20]

　　泌尿系结石相当于中医的石淋，滑石或六一散最为常用，而且疗效确切。

王某，女，32岁，工人，1963年7月29日就诊。主诉：6月间，有一天夜晚排尿时感尿意急迫，量少灼痛，淋沥不尽。经某保健院治疗后，仍时发时减。7月26日晚间，因劳动回家后不久，排尿中断，突有绞扼样疝痛，向会阴部放射，尿意窘迫，比前尤甚，腰部不能伸直。到某医院急诊，经透视确诊为膀胱结石，服药及注射未见瘥减，痛涩比前尤剧，于7月29日到我院门诊治疗。就诊时，自觉口渴引饮，小便艰通，尿色黄赤，痛引腹中。体温36.8℃，舌苔黄燥，脉象数大。诊断为膀胱积热。即配给六一散三两，冲开水600mL（澄清，去滓），匀作3次分服。每天一剂，连服7天，排尿正常，诸症消失。两星期后复检一切正常。[福建中医药，1965，（6）：20]

现代中医临床治疗尿路结石时，多在辨证处方的基础上加用金石类排石之品，除滑石外，金钱草、海金沙、鸡内金、石韦等均为常用排石药。

对于"女子乳难"的解释，一般有两种说法，一是妇女生产后乳汁不通，一是妇女难产。笔者认为这两种说法均有一定的道理，也均有临床应用的验证。

一般认为，产后缺乳有两个证型，一是肝郁气滞型，多由情志不遂，肝郁气滞而发，此类患者大多乳房胀痛难忍，疼痛的原因在于大量的乳汁郁积于乳房之中而不能顺利排出，此时当治以疏肝理气为主，这种情况易治，疗效明显而且迅速；一是气血不足型，由于气血不足，患者的乳房并不胀满，也不疼痛，因乳房中缺少乳汁，治疗当补益气血为主，此种情况难治，因为气血不能速生。以上两种情况属于常见证型。但临床上并非只有以上两种证型，湿热阻滞也可导致乳汁不通，患者的乳房中并不缺乳，常常泌而不畅，伴有恶漏不尽，质黏而臭，舌苔黄腻等，当治以清热利湿通乳。滑石不仅能够清热利湿，而且能够通乳，标本兼治。

王乃汉受《医学衷中参西录》滑石"且滑者善通窍络，故又主女子乳难"的启发，两年来重用滑石治疗产后缺乳症68例，均有效。治疗方法：治则应以盛当疏之，虚当疏而兼补之。主方：滑石粉（包，先煎）60g，炒冬葵子（杵碎）30g，每日1剂，水煎服。血虚加当归、熟地黄各20g，气虚加党参30g，黄芪60g。如治袁某，26岁，1998年2月6日初诊。分娩1周后，乳汁仍浓稠涩少，乳房胀痛，乳头痛，胸胁胃脘胀闷不舒，情志抑郁，食欲不振，舌质稍红，苔薄黄，脉弦数。处方：滑石粉（包，先煎）60g，炒冬葵子（杵碎）30g。服药3剂，乳下渐多，余症均减，又服3剂，乳正常，神爽纳增。[中医

杂志，2000，（5）：267]

至于本品治疗妇女难产一说，根据《说文》"人及鸟生子曰乳，兽曰产"，故乳难是指妇女难产。理论上讲，本品性寒滑利，有滑胎作用，孕妇慎用。然对于难产者，则具有催产之功。不过，这个作用不为临床所常用。

"荡胃中积聚寒热"，清代医家徐大椿谓："凡积聚寒热由蓄饮垢腻成者，皆能除之。"徐氏已经解释清楚，凡蓄饮垢腻（即湿浊、秽浊之邪）导致的胃肠积聚，即可用滑石来治疗，代表方为三仁汤，主治湿温病之湿重于热者，症见恶寒头痛，午后身热，身重疼痛，胸闷不饥，舌苔白腻，脉弦细而濡等。

赵某，男，74 岁，2000 年 8 月初诊。自述近 1 个月来经常腹泻，1 日 2～3 次，每食油腻食物则加重，伴肠鸣，脘腹痞满，纳少不饥，胸闷口腻等。做大便培养未见致病菌，服西药效果不明显。查舌质淡红，苔薄黄腻，脉濡。证属湿热阻滞中焦，清浊失司。治以清热化湿，理气宣中，升清降浊。方用三仁汤加味：杏仁 10g，白蔻仁 15g，生薏苡仁 20g，半夏 10g，通草 6g，竹叶 6g，滑石 20g，厚朴 10g，黄连 8g。3 剂，日 1 剂，水煎服。药后腹泻减轻，每日 1～2 次。继服 3 剂大便成形，每日 1 次，余症基本消失。［国医论坛，2001，（4）：23］

"益精气，久服轻身耐饥，长年"说明滑石具有补虚作用，但无论从临床来看，还是从其药理成分来看，依据并不充分。这可能与滑石属于上品药有关。

萆 薢

原文： 味苦平。主腰背痛强，骨节风寒湿周痹。恶疮不瘳，热气。

萆薢为《本经》中品，为薯蓣科植物绵萆薢、福州薯蓣或粉背薯蓣的根茎。其味苦性平，能够燥湿利湿，故主治寒湿或湿热积滞所致的腰背疼痛，或骨节风寒湿周痹。此功效与现代的认识基本一致，因为现行教材认为本品具有祛风湿止痛作用。

痛风性关节炎属于中医痹证的范畴，瞿佶等采用萆薢渗湿汤（川萆薢 30g，薏苡仁 15g，黄柏 15g，牡丹皮 10g，茯苓 10g，泽泻 10g，滑石 15g，通草 6g）

加减治疗急性痛风性关节炎，不仅能使患者的急性炎症指标显著降低，还有一定的降低血尿酸作用，其消肿效果也明显优于对照组。同时，治疗组痊愈患者1年内痛风性关节炎的复发率也明显低于对照组。提示萆薢渗湿汤加减可有效用于急性痛风性关节炎的治疗。［上海中医药杂志，2009，（3）：34］

恶疮是指难以治愈或反复发作的皮肤科或外科感染性疾患。这种疮疡的特点是长期流脓或流水，久不收口，从其临床表现来看，必与湿邪有关。由于萆薢能够祛湿，故可用于湿疹、湿疮、阴囊湿疹等疾患的治疗。

本品主治"热气"，与湿相搏则为湿热之邪。杨恩品认为萆薢渗湿汤（由萆薢、薏苡仁、黄柏、茯苓、牡丹皮、泽泻、滑石、通草组成）具有清热渗湿之功，而无苦寒败胃之弊，组方平和。对其加减后可广泛用于不同性质皮肤病。依其多年临床经验，不论偏寒偏热，均可在原方基础上加减施治，辨证要点是皮肤病患兼有脾湿中阻或湿热下注之特点，多见腹胀纳差，舌红或淡红，苔腻，脉滑等。［云南中医学院学报，2006，（6）：39］

其实，萆薢还有一个很重要的作用，利湿祛浊，用于治疗膏淋、尿浊等，此类疾病多见于乳糜尿、慢性前列腺炎、慢性肾盂肾炎、慢性肾炎、慢性盆腔炎等。治疗上述疾病的代表方当属《医学心悟》之萆薢分清饮。张某，男，59岁，2003年10月9日初诊。排尿不畅1年，伴尿频、会阴部疼痛等症状，经医院检查诊断为前列腺肥大，经服药治疗效果不明显，半月前疼痛等症状加剧，采用前列腺液化验，显示有大量脓细胞并有少量红细胞，确诊为前列腺肥大伴慢性前列腺炎、尿道炎。刻诊：尿频、尿急、夜尿增多，排尿费力，会阴部剧烈疼痛、拒按，小便混浊，如米泔或有滑腻之物，尿道热涩疼痛，食欲不振，形体消瘦，头昏无力，精神疲乏，腰膝酸软，烦热干渴，胸满。舌红、苔黄少津，脉细数。证属淋证日久过服寒冷，劳伤过度，以致脾肾两虚，脾虚生湿，阴虚火动，湿热壅结于下焦，故小便热涩刺痛，会阴剧痛拒按。治宜清热除湿，分清导浊。方用《医学心悟》程氏萆薢分清饮加味。药用：萆薢20g，黄柏、白术、莲子心、丹参、石韦、冬葵子各10g，石菖蒲6g，茯苓、生地各15g，车前子（包煎）、黄芩各12g。水煎服，每日1剂。服药10剂后，会阴部及尿道热涩疼痛消失，排尿次数从20余次减为10次左右，前列腺液检查白细胞少数、未见红细胞，守原方继续治疗。服原方8剂后尿频已除，小便淋沥、精溺并出等症消失，排尿渐通畅。心胸脘胀满，四肢无力，精神疲乏，食欲欠佳，腰膝酸软，属久病脾肾两亏，原方去黄芩，加党参、山药、山萸肉健脾滋肾。服药 20 余剂后，诸症若消，精神渐复。[山西中医，2007，（2）：32]

无论是痹证，还是膏淋、尿浊，从病因病机来看，均与湿邪有关，草薢之所以能够治疗上述疾病，其作用机制可以归结为一点，那就是本品具有利湿作用，所以现行中药学教材把草薢归为利湿药是符合临床实际的。

萹　蓄

原文：味苦平。主浸淫疥瘙疽痔，杀三虫。

萹蓄为《本经》下品，为蓼科植物萹蓄的地上部分，教材将之归为利尿通淋药，具有清热利尿通淋，杀虫止痒之功。

因为具有清热利尿通淋之功，本品最常用于湿热淋证，症见小便频数、尿急、尿痛而不畅，同时伴口干口苦、小腹拘急、腰痛、大便干结等，常与瞿麦、木通、栀子等同用，如八正散，该方是治疗泌尿系感染及泌尿系结石的最常用方剂，临床应用极为广泛，疗效显著。

药理研究发现，萹蓄所含黄酮苷和大量的钾盐，均具有显著的利尿作用；其浸出液对某些真菌有抑制作用，对细菌具有一定的抑制作用。这些均为本品治疗泌尿系感染提供了药理学依据。

乌某，女，44 岁。自诉因气候炎热外加母亲病重，着急后突然尿频、尿急、尿痛、尿道灼热刺痛、小腹胀痛。化验检查血常规：白细胞 13.2×10^9/L、中性粒细胞 0.79、淋巴细胞 0.21。尿常规：蛋白（＋）、白细胞（＋）、红细胞少数。方以八正散加减，木通、车前子各 20g，萹蓄、瞿麦各 15g，栀子 10g，甘草梢 10g，滑石 10g，淡竹叶、金银花各 20g，茯苓 15g，白茅根 20g。服用上方 3 剂之后临床症状缓解，尿色正常。上方减去白茅根 20g，加泽泻 15g，以加强利尿作用，使湿热从小便去。上方连服 3 剂后症状消失，血尿常规化验均正常。此后再未复发。[内蒙古中医药，2002，（3）：33]

湿热淋证系湿热蕴结膀胱所致，湿热之邪浸淫其他部位则致"疥瘙疽痔"等疾患，需要强调的是，无论是淋证，还是疥瘙疽痔，其基本病机都是湿热为患。而本品以清热利湿之功见长，凡湿热为患之疾，用之皆有显效，煎汤外洗可广泛用于疥疮、疮疡、痔疮等瘙痒性疾病的治疗，《浙江民间草药》治肛门湿痒或痔疮初起，用萹蓄二三两，煎汤，趁热先熏后洗。吕书丽等用苦参萹蓄煎剂（苦参100g，萹蓄50g，地肤子20g，黄柏20g，水煎趁热坐浴，每日1剂，早晚各1次，每次20分钟，10天为1个疗程）坐浴治疗阴痒100例，痊愈率为94%，其中1个疗程痊愈者76例。并附一典型病例：曾某，女，29岁，2004年7月10日就诊。半年前始现阴道及外阴部瘙痒，白带增多，因羞于诊治而致病情逐渐加重，痒痛难忍，坐立不安，带下量多而黄，质稠而臭，口苦尿黄，胸闷纳差，舌苔黄厚腻，舌质红，脉弦滑有力。辨证为湿热下注型，用上方治疗2个疗程而愈，至今未复发。[湖北中医杂志，2005，（11）：49]

"杀三虫"指的是本品能够治疗肠道内的寄生虫病，即蛔虫病、姜片虫病、蛲虫病。本品杀虫确有实效，虽然现今临床应用较少，但古人有应用的实录。《药性论》"治蛔虫心痛，面青，口吐沫出：萹蓄十斤，细锉，川水一石，煎去渣，成煎如饴，空心服，虫自下皆尽，止。"《食医心镜》治"小儿蛲虫攻下部痒：扁竹叶（即萹蓄）一握，切，以水一升，煎取三合，去渣，空心服之，出即下。用其汁煮粥亦佳"。

张寿颐对本品的功用论述较为全面："萹蓄，《本经》《别录》皆以却除湿热为治。浸淫疥疮、疽痔、阴蚀、三虫，皆湿热为病也。后人以其泄化湿热，故并治溲涩淋浊。濒湖以治黄疸、霍乱，皆即清热利湿之功用。然亦唯湿阻热结为宜。而气虚之病皆非其治。若湿热疮疡，浸淫痛痒，红肿血溢，脓水淋漓等证，尤其专职。"

总之，《本经》对萹蓄功效的记录与现在的认识几无区别，可见在《本经》时代人们对本品的功效已经有了比较全面的认识。

瞿　麦

原文：味苦寒。主关格，诸癃结，小便不通，出刺，决痈肿，明目去翳，破胎堕子，下闭血。

瞿麦为《本经》中品，为石竹科植物瞿麦或石竹的地上部分。现行教材把本品归为利尿通淋药，常与萹蓄相须为用，具有良好的利尿通淋之功，二者配伍，广泛用于湿热蕴结所致的热淋、血淋、砂石淋等，代表方如八正散，详见萹蓄。

关格：小便不通者名关，呕吐不止者名格，二者并见的病证名曰关格，属于癃闭的严重阶段。癃结亦指小便不通畅。因瞿麦能够利尿通淋，故主治"关格，诸癃结，小便不通"。

《金匮要略》之栝蒌瞿麦丸主治"小便不利者，有水气，其人若渴"，由栝蒌根二两，茯苓三两，薯蓣三两，附子（炮）一枚，瞿麦一两组成，"上五味，末之，炼蜜丸梧子大，饮服三丸，日三服；不知，增至七八丸，以小便利，腹中温为知。"

安某，男，37岁，1997年8月29日诊。1996年患肾炎，迁延不愈。近日发热咽痛，咽喉红肿，经用西药治疗，热退十余日后，出现浮肿，尿量明显减少，头晕乏力，腰痛，唇干口渴，纳减脘胀，苔白，脉沉细。尿检：蛋白（+++），白细胞0~3，红细胞3~4。遂予天花粉、瞿麦各12g，茯苓20g，怀山药30g，炮附片6g。服6剂后，浮肿消退，尿检：蛋白（+），原方加补骨脂10g。连进10剂，诸症消失，尿量正常，随访未见复发。[河南中医，1999，（5）：5]

因本品苦寒，能够清热燥湿，故可主治湿热蕴结所致的痈肿，《集验方》用单味瞿麦研末外敷或煎洗治妇人外阴糜烂，皮肤湿疮。《千金翼方》之瞿麦散（瞿麦、白芷、黄芪、当归、细辛、芍药、芎䓖、薏苡仁、赤小豆各一两）主"诸痈溃及未溃，脓血不绝，不可忍之"。以上两例可以说是治痈肿的具体运用，故《本经》言其"决痈肿"。

河北保定中医院李春棠主任，临证50余载，善以瞿麦为主治疗多种囊肿，取得了良好的效果。治胰腺囊肿，除大量应用瞿麦外，还配伍厚朴、枳实、香附、郁金、玄明粉等药，以加重理气散结功效。罗某，男，52岁，1990年7月23日初诊。主诉上腹部胀满疼痛半年余，目黄20天。伴恶心、厌食油腻，口渴不欲饮，小便黄赤，大便不爽。体检：双侧巩膜黄染，于左上腹部可触及一肿物，表面光滑。舌质红，苔黄微腻，脉弦数。B超示：胰腺囊肿，4.5cm×3.2cm大小。证属气滞湿热内阻。予瞿麦50g，厚朴10g，香附15g，郁金12g，金钱草20g，玄明粉3g，延胡索10g，牡丹皮10g，甘草3g。水煎服，每日1剂。服20剂后，上腹疼痛及黄疸症状减轻。原方加苍术、黄柏各15g，服40剂后黄疸消退，B超复查囊肿2.0cm×1.1cm。由于患者长期吃中药不便，故改为单味瞿麦煎汁代茶饮服用。3个月后B超复查囊肿消失。[中医杂志，1999，（8）：505]

瞿麦50g，加水1000mL，煮沸后文火煎20分钟，取汁当茶饮，每日1剂。全部患者（60例，多为卵巢及甲状腺囊肿）治疗1～3个月后均取得较好疗效，46例痊愈，14例B超提示囊肿明显缩小，无任何症状，随访无复发。并附一病例：女，48岁，腹痛、恶心、乏力1个月，在当地医院注射大量抗生素治疗无效，遂来诊。经B超检查，确诊为双侧卵巢囊肿、盆腔积液。经予上述方法治疗，同时应用庆大霉素灌肠，1周后患者腹痛、恶心消失，又继续服用1个月，B超提示囊肿明显缩小。2个月后，B超提示囊肿完全消失。[中国民间疗法，2006，（12）：61]

本品明目退翳，现临床少用，但在古籍中有应用的记录，《外台秘要》治"睊目生翳，其物不出者，生肤医者：瞿麦、干姜为末，井华水调服二钱，日二服"。这种明目退翳之功，亦与其清热利湿密不可分。

此外，本品还具有较强的活血化瘀作用，故能"破胎堕子"，而"下闭血"，治疗瘀血内阻之月经不调、痛经等，可与当归、桃仁、川芎等同用。由于活血通经药物较多，而且疗效卓著，所以本品在活血通经方面临床并非常用。

总之，《本经》所记载瞿麦的主治证，基本上可以归纳为两类：湿热内蕴与瘀血内阻，与现行教材的认识一致。

石　韦

原文：味苦平。主劳热邪气，五癃闭不通，利小便水道。

石韦为《本经》中品，为水龙骨科植物庐山石韦、石韦或有柄石韦的叶。《本经》云本品苦平，实际上平中偏凉，或微寒，寒凉则能清热，故能主治"劳热邪气"，此处的劳热系热盛津伤所致，而非气虚发热，《本草逢原》即持这样的观点："石韦，其性寒利，故《本经》治劳热邪气，指劳力伤津，癃闭不通之热邪而言，非虚劳之谓。"石韦性寒而入血分，能清热凉血止血，广泛用于血热妄行之咯血、尿血等出血证，如《备急千金要方》用石韦散（石韦、当归、蒲黄、芍药各等分）治血淋；《普济方》治便前有血，用石韦皮为末，茄子枝煎汤下三钱；血热妄行之咯血，宜配伍黄芩、生地、白及等。

受石韦"主劳热邪气"的影响，张浩良先生认为本品能够益精补虚，他介绍：石韦在《别录》记载有"补五劳""益精气"之功。对其补益的一面，历代似欠注意，近代报告，本品对化学物品或放射线引起的白细胞下降有升提作用，对后者尤为明显。笔者曾用于一化学毒品接触者所致贫血，取得一定效果。患者林某，男，28岁，某研究所技术员。因长期接触化学毒品，白细胞明显下降，红细胞、血小板亦略为减低。症状：五心烦热，口干舌燥，有时鼻衄（少量），头昏乏力，夜寐欠安，大便干，小便黄，脉象细数。愚以为毒物燥灼，血虚内热。处以：石韦60g，绿豆30g，甘草6g，黑大豆30g，大枣10枚。5剂。病者视方，始则谬然，继而轻声谓余曰："前医均用党参、黄芪、鸡血藤、阿胶、当归、白芍辈补养气血，今汝方中无参无芪，能取效乎？"愚乃为之解释：前医用参、芪、归、芍，固不为错，但汝病为毒物引起，非一般贫血可比，拙方用石韦补血排毒，绿豆、甘草，善于解毒，黑豆、大枣，既解毒而又补血，如是则解毒、排毒、补养三者结合，似较全面，非可谓其必效，姑试服若何？患者犹豫而去，数日后复来，喜笑颜开，谓服药5剂，颇觉安和，愿请再诊，愚仍以原方出入，服15剂，复查，全血已正常，疗效满意。至于对放射线引起的白细胞下降，虽有文献报告，笔者缺乏经验，未敢妄言。[贵阳中医学院学报，1980，（4）：38]

现行教材把石韦归为利尿通淋药，所以，本品除能清热凉血止血外，具有良好的利尿通淋之功，故主"五癃闭不通"，因其能"利小便水道"，石韦的这种作用在临床上应用极为广泛，广泛用于多种淋证，如热淋、石淋、血淋等。

北京名医李文瑞擅长使用石韦治疗顽固性蛋白尿，急、慢性肾炎，急、慢性肾盂肾炎，泌尿系感染，肾病综合征等，他认为泌尿系疾患有水肿，尿常规中出现蛋白、红细胞、白细胞，属湿热内蕴，迫及下焦者，必用石韦。(《方药传真》)

河南中医学院李晏龄教授系全国500名带徒名老中医之一，擅用石韦治疗儿科疾病。①急性肾炎：对于小儿急性肾小球肾炎，李老常以石韦配伍生黄芪、玉米须、白茅根、车前草、小蓟、旱莲草、益母草治之，效果非常显著，尤对于血尿严重者更宜，最大剂量可用至 60g。②肾病综合征大量尿蛋白：对于该病，李老总是以石韦、生黄芪、玉米须、白茅根、党参、蝉蜕、土茯苓为基础方治之。若尿中红细胞多者，重用石韦，另加茜草根、肉苁蓉；尿中白细胞多者，另加金钱草、金银花、蒲公英；水肿甚者，加茯苓、车前子、薏苡仁；血胆固醇持续增高不退者，加决明子、制何首乌。对于尿蛋白消失后的恢复期，李老仍用上述基本方去白茅根，水煎续服以防止复发。③泌尿系感染性疾病：因石韦具有清热解毒，利水通淋之功，故李老常以之治疗小儿急慢性泌尿系感染性疾病。基本方为：石韦 30 ~ 60g，金银花 10g，蒲公英、穿心莲、车前草各 15g，黄柏 6 ~ 9g，木通 3 ~ 6g，六一散 6 ~ 9g，白茅根 15g，水煎服。发热者，加柴胡 6 ~ 9g，黄芩 9g；血尿明显者，加生地 9g，小蓟 10g；尿浊者，重用石韦另加萆薢 10g。④肺热咳嗽：对于小儿因肺热引起的咳嗽、发热、痰黄、小便短少者，李老经常用石韦 30g，配伍黄芩 6 ~ 10g，地骨皮 10g，杏仁 6g，桃仁 3 ~ 6g，百部 3 ~ 6g，紫菀 8g。水煎服之，疗效显著。[国医论坛，2000，（2）：18]

现行教材将石韦归为利尿通淋药，与《本经》的认识相同，而《本经》所提及的"主劳热邪气"在现今临床较少应用。

地肤子

原文：味苦寒。主膀胱热，利小便，补中益精气。久服耳目聪明，轻身耐老。

地肤子为《本经》上品，为藜科植物地肤的成熟果实。味苦性寒，故能清热，善入膀胱经，而"主膀胱热"，因其能"利小便"也。现行教材将地肤子归为利尿通淋药，与《本经》的认识一致。本品治疗热淋时，常与萹蓄、瞿麦等同用，如《备急千金要方》之地肤子汤。

王某，女，30 岁，已婚，2007 年 7 月 13 日初诊。尿频、尿急、尿痛反复发作 1 年余。经服西药时有好转，现尿频、尿急、尿痛，食欲不振，月经延后，白带量多色黄，舌淡，苔腻微黄，脉滑。血常规示：血红蛋白 117g/L，红细胞

7.8×10^9/L。尿液检测示：尿蛋白（＋），尿潜血（＋＋＋），白细胞（＋＋＋），红细胞（＋＋＋），脓细胞（＋＋＋）。尿培养大肠杆菌（＋）。中医诊断：淋证，下焦湿热。西医诊断：尿路感染。治疗：清热解毒，利湿通淋。予加味地肤子汤。药用：地肤子、瞿麦各20g，紫苏叶、桑白皮、车前子、土茯苓、紫花地丁、萹蓄各15g，荆芥、黄柏各10g，金银花、薏苡仁各30g，甘草3g。每日1剂，水煎，早晚2次空腹服。3剂后诸症消失，化验尿常规正常，继以补肾健脾调理而愈，尿培养连续3次均为阴性。[山西中医，2009，（11）：10]

"久服耳目聪明，轻身耐老"属于道家黄老之养生思想，显然过分夸大其补益作用，即便其"补中益精气"之功，临床也极少应用。不过，有的医家认为，其补益之功是通过其苦寒坚阴之力而实现的，所以，在用于虚证而引起的小便不利时，还须与补益之品同用，《医学衷中参西录》中的一段医话即能说明：一媪，年六十余，得水肿证，延医治不效。时有专以治水肿名者，其方秘而不传。服其药自大便泻水数桶，一身肿尽消，言忌咸百日，可保永愈。数日又见肿，旋复如故。服其药三次皆然，而病患益衰惫矣。盖未服其药时，即艰于小便，既服药后，小便滴沥全无，所以旋消而旋肿也。再延他医，皆言服此药，愈后复发者，断乎不能调治。后愚诊视，其脉数而无力。愚曰：脉数者阴分虚也，无力者阳分虚也。膀胱之腑，有下口无上口，水饮必随气血流行，而后能达于膀胱，出为小便。《内经》所谓"州都之官，津液藏焉，气化则能出"者是也。此脉阴阳俱虚，致气化伤损，不能运化水饮以达膀胱，此小便所以滴沥全无也。一方，以人参为君，辅以麦冬以济参之热，威灵仙以行参之滞，少加地肤子为向导药，名之曰宣阳汤。一方以熟地为君，辅以龟板以助熟地之润，芍药以行熟地之滞（芍药善利小便，故能行熟地之泥），亦少加地肤子为向导药，名之曰济阴汤。二方轮流服之，先服济阴汤，取其贞下起元也。服至三剂，小便稍利。再服宣阳汤，亦三剂小便大利。又再服济阴汤，小便直如泉涌，肿遂尽消。

现代临床虽然极少应用补虚扶正，但也偶见报道，如朱勤厚据《中药大辞典》记载，地肤子除用于治疗皮肤病外，还可以治疗积年久痛，有时发动的胁痛，以及肢体疣目等疾病。本草言，地肤子味甘，性寒，具有补中益精气，补气益力，祛皮肤中热，并提到久病则有虚，虚则生内热，加用地肤子、甘草其性味甘，苦寒，甘可补，寒可清热，具有补虚清热之功效。扶正祛邪是治疗乙肝的基本法则；地肤子一味既可补虚，又可清热，符合中医对乙肝的治疗理

论。根据我们应用，疗效满意，并且价格低廉，具有推广应用的前景。[陕西中医，1999，（9）：400]

以上是《本经》对地肤子的认识。不过，《本经》对地肤子认识并不完整，因为本品还具有良好的祛风止痒之功，常与白鲜皮、苦参、蝉蜕等清热燥湿，祛风止痒药同用，以增强其止痒之功，广泛用于银屑病、白癜风、湿疹、风疹、各种皮炎等瘙痒性皮肤病的治疗。地肤子的止痒之功惜在《本经》时代人们尚未认识到，从临床实际来看，这才是地肤子最常用的一个方面。

蛇床子

原文：味苦平。主妇人阴中肿痛，男子阴痿湿痒，除痹气，利关节，癫痫，恶疮。久服轻身。

蛇床子为《本经》上品，为伞形科植物蛇床的成熟果实，味苦性平而偏温，具有明显的温燥之性，能够燥湿杀虫止痒，主治"妇人阴中肿痛，男子阴痿湿痒"等病证。药理研究发现，本品无论内服，还是外用，均具有显著的止痒作用，并对多种真菌、细菌具有较强的杀灭作用。

蛇床子配伍苦参、黄柏、地肤子等煎汤熏洗外阴或清洗阴道，治疗外阴瘙痒或阴道感染性疾患效佳。用蛇床子50g，苦参40g，龙胆草40g，白矾（打碎）20g，猪胆（取汁）2枚。前4味置耐火瓷缸（口径10cm左右）内加水适量，文火煎沸半小时后加入胆汁搅拌均匀，再离火将瓷缸放置平稳处熏蒸患部。受热度以患部离靠缸口远近而自行调节，蒸气过弱再继续加热。熏蒸半小时许，再用棉球蘸药汁温洗患部，每日2次。洗毕用棉球蘸药汁封塞外阴以保持药汁湿性，卫生带系紧，小便时更换。翌日再用原药汁煎热煮沸，用法如前，如此1剂熏洗2天，连用3剂即可痊愈。[中医外治杂志，2002，（4）：36]

煎汤熏洗足癣湿疹，湿疹也属于"恶疮"的范畴。取蛇床子30g，苦楝皮30g，苦参25g，地肤子25g，鱼腥草20g，臭牡丹叶20g，置耐火瓷缸内加水适量，文火煎沸半小时即可将患部靠近缸口熏蒸，蒸气愈大，熏治的效果愈佳。每次熏蒸半小时许，离火后待药液降到适宜温度，再将患部放入药液中

冲洗。每日 2 次，每剂熏洗 2 天。一剂即效，连用一周即可治愈。［中医外治杂志，2002，（4）：36］

血栓闭塞性脉管炎属于临床疑难病症，发展到后期，易致溃烂而成脱疽，属于中医"恶疮"的范畴；又因本病疼痛剧烈，属于中医"痹"的范围。

郝某，男，61 岁，1996 年 4 月 8 日初诊。患脉管炎已 8 年。右下肢麻木，冷痛，前下肢漫肿无边，皮肤呈灰黑色，有多处溃烂，如败絮状，不断有大量清稀物渗出。内外兼治多年，无明显效果。患者形体消瘦，面色萎黄，舌淡、苔白腻，脉沉缓。此为脱疽，属虚瘀型。宜补气，养血，通脉施治。拟方：鹿茸、黄芪、当归、川芎、地龙、鸡血藤、牛膝。用药 1 周罔效。联想临床治疗渗出性皮肤病加用蛇床子，每能收到预期效果。随方加入蛇床子 40g。4 日后患者来诊告知，病情大减，渗出物基本消失。巩固治疗计月余，溃疡愈合，皮色趋于正常，病告痊愈。［中医杂志，2000，（8）：456］

蛇床子不仅具有明显的燥性，其温性亦著，对于寒湿下注诸症均宜。药理研究发现，蛇床子提取物有雄性激素样作用。临床上，以本品配伍淫羊藿、巴戟天、熟地黄等治疗男子阳痿（即阴痿），起效迅速；配伍大黄、肉桂治疗慢性前列腺炎亦效。

张某，43 岁，1993 年 3 月 12 日就诊。患者患慢性前列腺炎 5 年，曾口服红霉素、环丙沙星、前列康、前列欣康等药物均未见明显效果。患者自诉尿频、尿急、尿不尽，少腹憋胀，会阴部疼痛，有时睾丸、腹股沟疼痛，性欲明显减退。舌质淡，苔白，脉细弱。前列腺指检，比正常稍大，有压痛，质较硬。前列腺液镜检：卵磷脂小体 1/3，白细胞 20 ~ 30/HP。方用蛇床子 50g，肉桂 50g，大黄 30g。研末，每次口服 5g，每日 2 次。连服 30 日，其症状明显减轻，前列腺液镜检，卵磷脂小体 1/2，白细胞 10 ~ 15/HP，又连服 3 个月，患者症状消失而愈，随访 2 年未复发。［中医杂志，2000，（8）：457］

"除痹气，利关节"，皆因蛇床子有燥湿祛寒之功，宜与杜仲、淫羊藿、续断等温里助阳，散寒除湿之品同用。

癫痫属顽证，多与痰有关。理论上讲，蛇床子能够燥湿，理应能够化痰，对于痰湿上扰之癫痫理应有效，但未查找到相应的文献，存疑待考。

"久服轻身"可能与蛇床子燥湿作用有关，也与本品属于上品药有关。

蛇床子的功效，徐灵胎的认识已经比较全面，他在《神农本草经百种录》

中说："蛇床子，味苦平，主妇人阴中肿痛，男子阴痿湿痒，皆下体湿毒之病。除痹气，利关节，除湿痰在筋骨之证。癫痫，除湿痰在心之证。恶疮，亦湿毒所生，久服轻身，湿去则体轻。"

《本经》虽然云本品可"久服"，但药理研究发现，本品具有一定的毒性，不宜久服。

茵陈蒿

原文：味苦平。主风湿寒热邪气，热结黄疸，久服轻身益气耐老。

茵陈蒿为《本经》上品，为菊科植物茵陈蒿的幼苗，春天采收，以质嫩、绵软、色灰白、香气浓郁者为佳。

众所周知，茵陈蒿是利胆退黄的要药，早在《本经》时代已经认识到，即主治"热结黄疸"，因其味苦而能燥湿，黄疸的发病总与湿阻相关，这是茵陈的作用机理所在。因其性平，所以不论是湿热黄疸，还是寒湿黄疸，茵陈蒿均为要药。不过，现行教材大多认为其性微寒，故最宜用于湿热黄疸，即阳黄，此时宜配伍大黄、栀子以增强清热利湿退黄之功，即《伤寒论》之茵陈蒿汤。

茵陈蒿汤在《伤寒论》中有三条原文，即199条：阳明病，无汗，小便不利，心中懊侬者，身必发黄。第236条：阳明病，发热汗出者，此为热越，不能发黄也。但头汗出，身无汗，剂颈而还，小便不利，渴引水浆者，此为瘀热在里，身必发黄，茵陈蒿汤主之。第260条：伤寒七八日，身黄如橘子色，小便不利，腹微满者，茵陈蒿汤主之。从原文不难看出，本方是主治湿热黄疸，西医学的急性黄疸型肝炎、乙型肝炎、胆结石、胆囊炎、钩端螺旋体病、肠伤寒、蚕豆病所致的溶血性黄疸等属湿热内蕴证者。

本方治疗湿热黄疸已有近两千年的历史，经过历代医家的临床验证，疗效可靠。刘某，男，14岁。春节期间过食肥甘，又感受时邪，因而发病。症见周身疲乏无力，心中懊侬，不欲饮食，并且时时泛恶，小便短黄，大便尚可。此病延至两日，则身目发黄，乃到某医院急诊，诊为是"急性黄疸型肝炎"，给中药 6 包，嘱每日服 1 包，服至 4 包，症状略有减轻，而黄疸仍然不退，乃邀刘老诊治。此时，患童体疲殊甚，亦不能起立活动，右胁疼痛，饮食甚少，频频呕吐，舌苔黄腻，脉弦滑数。辨为肝胆湿热蕴郁不解之证。看之似虚，实为湿毒所伤之甚，为疏：柴胡 12g，黄芩 9g，半夏 10g，生姜 10g，大黄 6g，茵陈（先煎）30g，生山栀 10g。上方服 3 剂，即病愈大半，又服 3 剂，后改用茵陈五苓散利湿解毒，乃逐渐痊愈（《刘渡舟临证验案精选》）。本例患者属阳黄无疑，故选方茵陈蒿汤。同时伴有右胁疼痛、食少纳呆、呕吐等邪郁少阳，经气不利的表现，故加用柴胡、黄芩和解少阳，配伍半夏、生姜和胃止呕。方证相应，故能取效。

茵陈蒿配伍附子、白术等即成茵陈术附汤，是治疗寒湿黄疸的名方；配伍附子、干姜、甘草即成茵陈四逆汤，也是治疗阴黄的名方；若黄疸病证之寒热不著者，当以祛湿为主，宜配伍茯苓、猪苓、白术等，如茵陈五苓散。

急性肝炎初期，恶寒发热的症状比较明显，此即为表证，以风邪为主，或兼热或兼寒。而黄疸总与湿相关，所以《本经》言其"主风湿寒热邪气"。但肝炎所表现出的恶寒发热，用解表的治法是不合适的，因为肝炎除有表证的表现外，多兼有恶心、胁痛等湿阻少阳病的表现，选用茵陈的目的，除与其利胆退黄、疏肝解郁作用外，其芳香透邪也是一个方面。但这种芳香透邪作用并不能说明本品具有解表之功。

若外感湿热之邪，留恋不解，邪犯少阳，症见微恶寒而发热，有汗不解，朝轻暮重，头重肢倦，胸闷痞满，口苦口干等，宜选用《通俗伤寒论》之蒿芩清胆汤，由青蒿脑、青子芩、仙半夏、淡竹茹、生枳壳、陈广皮、赤茯苓、碧玉散组成。经辨证化裁，本方可广泛用于内科、儿科及妇科等多种疾病。

袁某，男，16 岁，遂川县人。2005 年 4 月 1 日初诊。反复发热 2 月余。患者 2005 年 2 月 8 日无明显诱因出现发热，在当地卫生院按感冒、伤食治疗，发热不退。2005 年 2 月 15 日至 2 月 28 日在上海瑞金医院卢湾分院住院治疗，B 超示：脾中度肿大，肝胆胰后腹膜未见异常；胸部 CT 示肺炎、左胸腔积液；骨髓活检：粒系增生伴成熟障碍；血常规：白细胞 31.2×10^9/L，血红蛋白 73g/L，血小板 245×10^9/L；肝肾功能：总胆红素 36μmol/L，结合胆红素 9.7μmol/L，谷草转氨酶、谷丙转氨酶正常，肾功能正常；抗核抗体阴性，经用病毒唑、万古霉素、地塞米松等药后，发热仍不退，且午后发热加重，因经济原因自动要求出院，出院时诊断为发热待查、恶性淋巴瘤待排。建议回当地医院治疗。3月3日至3月18日在遂川县人民医院住院治疗，入院时体温37.2℃，胸片示双侧胸腔积液，心包少量积液。诊为肺部感染、心包积液。用头孢派酮舒巴坦钠、阿奇霉素、丁胺卡那霉素等药，发热不仅不退，反而更高，最高可达42.0℃。又于3月21日至4月1日到江西医学院第二附属医院住院诊治，期间仍每天发热，且诊断未确定，共花费6万余元，因经济原因自动出院，而慕名求伍老（指伍炳彩）诊治。刻下症见：发热，不用双氯芬酸钠栓则发热可至42.0℃，有时发热之前有恶寒，有时虽不恶寒但亦不恶热，发热时口渴，热退时有汗，汗出以上半身为主，有时身重而痛，面色暗滞，无咳嗽，咽淡红，时嗳气，形体偏瘦，发热则食欲不振，热退后食欲又可，头不痛，胸闷短气，大便正常，舌淡红苔薄白腻满布，脉弦滑，寸脉浮。伍老细察病情后辨证为少阳枢机不利，湿热内郁，故选用《通俗伤寒论》之蒿芩清胆汤：青蒿10g，黄芩10g，竹茹10g，法半夏10g，陈皮10g，茯苓10g，滑石6g，青黛2g，枳壳10g，生甘草6g。3剂，并嘱停用西药。二诊：服药1剂即热减，2剂后即热退未再复发，精神好转。[江西中医药，2005，（11）：5]

茵陈蒿为《本经》上品，"久服轻身益气耐老"体现的是道家养生思想。但无论从古籍应用来看，还是从临床实际来看，本品绝无补益之功。

总之，茵陈蒿最重要的功效是利胆退黄，其治疗黄疸，无论湿热黄疸，还是寒湿黄疸，均为要药，广泛用于多种黄疸的治疗。清代名医张锡纯称本品为"退黄之圣药，活肝之要药"。

冬葵子

原文：味甘寒。主五脏六腑寒热，羸瘦，破五淋，利小便。久服坚骨长肌肉，轻身延年。

冬葵子为《本经》上品，为锦葵科植物冬葵的成熟种子。中药学认为本品主要具有利水通淋之功而划之为利水药，这与《本经》的认识一致，因其能"利小便"，可使小便畅通，故能"破五淋"，即主治淋证之小便不利、淋沥涩痛。若见热淋，可与滑石、木通等同用；若血淋尿血，宜配伍蒲黄、生地等，如《太平圣惠方》之冬葵子散。在《金匮要略》中由冬葵子一斤、茯苓三两组成的葵子茯苓散，主治"妊娠有水气，身重，小便不利，洒淅恶寒，起即头眩"，方中冬葵子配伍茯苓，其利水作用大大增强。

袁某，23 岁，1996 年 5 月 21 日诊：产后次日早晨即发现小便点滴而下，渐至闭塞不通，小腹胀急疼痛。西医拟诊为膀胱麻痹，尿路感染，经用青霉素、庆大霉素、新斯的明、乌洛托品等药，治疗 5 天未效，无奈放置导尿管以缓解小腹胀痛之苦。闻其语音低弱，少气懒言；观其面色少华，舌质淡，苔薄白；察其脉缓弱。处方：炒冬葵子（杵碎）、云茯苓、党参各 30g，黄芪 60g，焦白术 12g，桔梗 3g。第 1 剂服后，小便即畅通自如，小腹亦无胀急疼痛感。3 剂服完，诸证悉除，一如常人。［浙江中医杂志，1997，（7）：309］

张隐庵曰："葵花开五色，四季长生，得生长化收藏之气，故治五脏六腑寒热羸瘦。"只是作了理论上的推理，并无临床实用价值。

本品主"羸瘦"，似乎说明本品有较强的补虚之功，经查阅古籍与现今的临床报道，无证据支持其补虚之功。还有，久服"坚骨长肌肉，轻身延年"，是道家养生思想，过分夸大了其补虚之功。不仅无临床资料的支持，药理方面也缺乏依据。

总而言之，冬葵子的最重要功效是利水通淋，有效名方则是葵子茯苓散。

第六章 理气药

凡以疏理气机，消除气滞为主要作用，治疗气滞证的药物，称为理气药，又称行气药。其气味大多辛温。本章主要介绍的药物有橘皮、枳实、厚朴、川楝子等。

橘 皮

原文： 味辛温。主胸中瘕热，逆气，利水谷，久服去臭，下气，通神。一名橘皮。

橘皮为《本经》上品，为芸香科植物橘及其栽培变种的成熟果皮，古人认为以放置时间陈久而不变质者效佳，故又名陈皮。

本品味辛性温气香，主入气分，走而不守，以行气之功见长，广泛用于多种气滞证。"气有余便是火"，胸中气滞而不行，郁而为热，即为"瘕热"，橘皮能治瘕热，绝非其性寒凉之故，而是取其"火郁发之"之理。邪热聚于胸中，肺气宣降失常，常见咳嗽、气喘、胸闷等，由于橘皮性温，故须与黄芩、胆南星、瓜蒌等清热药同用，如清气化痰丸。

若配伍枳实则能增强其行气导滞之功，主治"胸痹，胸中气寒，短气"，即《金匮要略》橘皮枳实生姜汤。张某，男，37岁。1987年6月7日初诊。咳嗽已3年，诊为"支气管炎"，用青霉素、麦迪霉素、甘草片、罗汉果止咳冲剂、痰咳净、半夏止咳露等，皆不效。细询患者，方知咳嗽虽久但不剧烈，且痰不多，入夜有轻度喘息，胃脘胸胁及背部均隐隐作痛，稍有畏寒，纳差。脉迟而细，苔薄白。此证颇似《金匮要略》胸痹、胸中气寒、短气证，遂以橘枳姜汤加百合治之：橘皮、百合各 15g，枳实 6g，生姜 10g。服药 3 剂后，诸症消失，胁背疼痛亦止，但胃脘部尚有隐痛。续进原方，加大百合剂量为 25g，服 2 剂而痊愈。[浙江中医杂志，1990，（5）：197]

橘皮主"逆气"，是因为本品具有"下气"之功，这种逆气当包括两个方面：一个是肺气上逆，配伍半夏、茯苓、甘草，即组方二陈汤，既能降气，还能化痰，广泛用于痰湿壅肺之咳嗽、气喘等；另一个是胃气上逆。这在《金匮要略》有多处记载，如"哕逆者，橘皮竹茹汤主之"，"干呕哕，若手足厥者，橘皮汤主之"。其中，橘皮竹茹汤由橘皮二升，竹茹二升，大枣三十个，生姜半斤，甘草五两，人参一两组成，主胃气上逆之呃逆、呕吐等。

刘某，女，43 岁。于 2005 年 4 月 5 日初诊。平素有慢性胃病史 20 余年。1 周前不慎受凉感冒，在家自服感冒胶囊、扑热息痛后，感冒消失，出现呃逆频作，口干纳呆，虚烦乏力，手足心热，眠差，小便正常，大便量少，舌红苔薄黄，脉沉细数。证属胃虚有热之呃逆。治宜补虚清热，和胃降逆。方用仲景橘皮竹茹汤。药用橘皮 9g，竹茹 6g，太子参 9g，生甘草 6g，生姜 3 片，大枣 5 枚。3 剂后诸症消失。按：本例平素胃气不足，此次感冒后口服药物又损伤胃气，故感冒虽除，而余热扰胃，气逆上冲，与《金匮要略》橘皮竹茹汤证病相符，故收效甚速。笔者每每用于感冒后余热扰胃出现干呕、呃逆者均获良效。[实用中医内科杂志，2008，（5）：94]

本品以行气作用见长，故能行气导滞，通利运化水谷，促进消化，并能防止诸补益之品的腻滞之性，橘皮、木香等均为常用之品。如在应用四君子汤时加入陈皮以防腻滞而成异功散，主治气虚兼痰湿之证；在主治脾虚夹湿之泄泻证的参苓白术散的基础上加用陈皮，亦是此意。

橘皮不仅能够行气，而且其性温燥，能够燥湿，主治湿阻中焦证，湿浊上犯则见口臭、口腻等。橘皮治疗口臭、口腻的机理是多方面的，既与其行气、燥湿作用有关，亦与芳香化浊的功效有关，在治疗上述病证时须与佩兰、藿香等同用。

云本品"通神"为道家养生思想，与本品为《本经》上品有一定的关系。

总之，在《本经》时代人们对橘皮的行气作用已经有了较深刻的认识，而对于其化痰的作用尚未了解，从药理作用来看，陈皮具有良好的化痰作用，现已广泛用于中医临床，并常与半夏配伍应用。

枳　实

原文： 味苦寒。主大风在皮肤中如麻豆苦痒，除寒热结，止利，长肌肉，利五脏，益气轻身。

枳实为《本经》中品，芸香科植物酸橙或甜橙的幼果为枳实，近成熟果实为枳壳，这是现代药典对二者入药部位的认识。晋代及以前的枳实是否就是现代的枳实？从下面的内容中可以探个究竟。"六朝以前医方，唯有枳实，无枳壳，故本草亦只有枳实，后人用枳之小嫩者唯枳实，大者唯枳壳，主疗有所宜，遂别出枳壳一条……古人言枳实者，便是枳壳。"(《梦溪笔谈》)可见，晋代及以前所言枳实，当为枳壳。

名医何任教授则认为：我早年常将枳壳、枳实作较大的区别，深信《药性赋》的"宽中下气，枳壳缓而枳实速也"。临床年久，以实践中感到并无太大之功力区分。(《何任医学经验集》)

再者，无论从化学成分还是从药理作用来分析，二者实无多大区别，所以，现有诸多中医师临床应用时不加区分，或枳实与枳壳同用。

《本经》云本品"主大风在皮肤中如麻豆苦痒"，其邪气为风邪，病位为皮肤即肌表，患者病痛为"苦痒"，是指难以忍受的皮肤瘙痒。麻豆是指皮肤瘙痒的范围，有的小如芝麻，有的大如黄豆。

现今临床上对本品止痒之功并不重视，然有用本品止痒时疗效颇佳者。

皮肤瘙痒乃皮肤病之主症，张剑秋先生喜在祛风养血药中加枳壳，如一女性患者，每年秋冬全身皮肤瘙痒，有抓痕血迹，经常规治疗无效，患者痛苦不堪。先生遂在原方中加入枳壳一味，疗效即显。盖肤痒属风热结于肌肤，枳壳有苦泄辛散之功，兼能引诸风药于肺脾两脏，肺主皮毛，脾主肌肉，故为治风所需，风邪既散，则皮肤瘙痒日愈。[浙江中医杂志，1993，（8）：339]

自爱爱医网找到顽固皮肤瘙痒一例治验：患者是女性，43岁，来广州后几乎每个月都会皮肤瘙痒几天，每次都是西医治疗，但是下个月依然瘙痒，也曾看过中医，但是效果不怎么明显。瘙痒多于夜间加重。一般先是手上开始痒，接着下肢，最后全身开始痒。搔之后疹形突起，颜色暗红。搔破渗出血才觉稍微舒服。大便三四日一行。月经色暗，有少许血块。桃仁25g，桂枝12g，白芍40g，甘草12g，芒硝15g，大黄12g，姜黄12g，蝉蜕（粉碎）15g，僵蚕15g，枳实15g。3剂病愈。治疗这个病人我是参考了赵明锐先生用桃核承气汤治疗瘾疹的经验。肺与大肠相表里，故又加升降散。至于加枳实，乃因为《本经》云治"大风在皮肤中如麻豆苦痒"，可惜今人多不知也。

虽然《本经》首先介绍其止痒作用，然破气行滞是本品最常用的功效。

"寒热结"是指寒邪或热邪与有形之邪如痰饮、瘀血等邪气相互搏结而形成的一类病证。此类病证因有实邪，故多导致气滞或伴有气滞。枳实不仅具有较强的行气作用，而且其化痰之力亦强，故能够"除寒热结"。

枳实配伍橘皮、生姜等，既能行气，又能化痰，治疗痰阻气滞之胸痹轻证，此即《金匮要略》之橘枳姜汤，主治"胸痹，胸中气塞，短气"。张某，男，37岁。1987年6月7日初诊。咳嗽已3年，诊为"支气管炎"，用青霉素、麦迪霉素、甘草片、罗汉果止咳冲剂、痰咳净、半夏止咳露等，皆不效。细询患者，方知咳嗽虽久但不剧烈，且痰不多，入夜有轻度喘息，胃脘胸胁及背部均隐隐作痛，稍有畏寒，纳差。脉迟而细，苔薄白。此证颇似《金匮要略》胸痹、胸中气寒、短气证，遂以橘枳姜汤加百合治之：橘皮、百合各15g，枳实6g，生姜10g。服药3剂后，诸症消失，胁背疼痛亦止，但胃脘部尚有隐痛。续进原方，加大百合剂量至25g，服2剂而痊愈。[浙江中医杂志，1990，（5）：197]

若素体胸阳不振，阴寒痰浊凝滞胸中之胸痹，宜与桂枝、薤白等同用，如《金匮要略》之枳实薤白桂枝汤。若水饮内停心下，症见"心下坚，大如盘"，为"水饮所作"，与白术同用，即《金匮要略》之枳术汤。

气滞与血瘀搏结于下焦，"腹痛，烦满不得卧"，宜配伍芍药，即《金匮要略》之枳实芍药散。杨某，女，27岁。1981年4月15日诊。产后7天，恶露已尽，小腹隐痛，经大队医生治疗无效。现小腹疼痛剧烈，面色苍白带青，痛苦面容，烦躁满闷，不能睡卧，拒按，舌质淡紫，苔薄白，脉沉弦，此乃气血壅结。治以破气散结，和血止痛。投枳实芍药散：枳实（烧黑）、芍药各12g。水煎服。当晚即安，1剂而愈。[四川中医，1986，（11）：38]

止利，即止泻。枳实无止泻之功，但可用于痢疾之里急后重、阳明腑实之热结旁流等以泄泻为主要表现的病证。其作用机理是行气。中医认为：治疗痢疾时要行气活血，因为"调气则后重自除，行血则便脓自愈"是治疗痢疾的重要原则。对于痢疾之里急后重明显者，常配伍枳实、木香、槟榔等行气之品。

大承气汤主治阳明腑实证，而热结旁流也是阳明腑实证的一个方面，究其病机，热结是本质，旁流（即下利）是假象。在《伤寒论》中有明确的记载："少阴病，自利清水，色纯青，心下必痛，口干燥者，可下之，宜大承气汤。"

患儿，女，7岁，1995年7月16日就诊。患儿10天前感冒未愈，5天前又因饮食所伤出现泄泻，并逐渐加重，伴腹痛、腹胀，服吡哌酸等效不显，特来求治。症见痛苦面容，大便泄泻，日数十次，褐黄色稀水样，肛门皮色鲜红湿润，并有屎水溢出，臭秽，腹痛，腹胀，伴发热，面部潮红，午后为甚，舌质红，苔黄厚，脉滑数有力。综合脉证，属大肠湿热。治宜清热利湿，方选葛根芩连汤加味。葛根10g，黄连6g，黄芩6g，木香5g，厚朴6g，炒白芍8g，延胡索6g，甘草6g。水煎服，日1剂，早晚分服。2剂后，病情加重，遂急诊：急性病容，发热，烦躁不宁，时发谵语，腹部胀满硬痛，拒按，仍有褐黄色大便不时溢出，奇臭，舌质深红，苔黄厚而燥，脉沉实有力。治以大承气汤泄热通结，药用：大黄8g，芒硝6g，厚朴10g，枳实10g。早6时左右急取2剂，先以厚朴、枳实加水200mL，煎煮10分钟，后入大黄，1分钟后过滤取液，兑入芒硝6g一并服下。下午2时许，继进2剂，晚8时，腹中肠鸣，遂泻下黄褐色稀水便，夹有黑色硬块的臭物1500mL，泻后安然，诸症消失而愈。［山东中医杂志，1998，（2）：86］

脾主肌肉，脾旺则肌肉健壮，脾旺则气血化生。然本品无益气健脾之功。中医治疗脾虚证，以人参、白术、黄芪、山药、甘草等益气健脾药为主，酌情配伍行气药，可防诸药腻滞碍脾，从而增强诸药健脾之功，但行气药量不能过大，否则可抵消补气之功。常用的此类药物有木香、陈皮等，也可应用枳实或枳壳。现临床治疗中气下陷之胃下垂时，以补中益气汤配伍少量的枳实或枳壳，其升提之力更加显著。此即为《本经》所载"长肌肉""益气轻身"也。

赵某，男，汉，58岁，工人。腹胀，腹痛，时感便溏下坠感，食后及劳累后加重，平卧可使症状减轻，已两年有余。钡剂X线检查，诊断为胃下垂，经多处医治效不显而来就诊。症见：面色憔悴，精神不振，少气懒言，四肢乏力，寸口脉细，舌质淡苔白。投补中益气汤加味：生黄芪60g，柴胡15g，升麻15g，当归20g，炒白术50g，党参50g，枳壳20g，桔梗10g，炙甘草15g，大枣 10 枚。服 6 剂后症状即减，连服 15 剂，饮食精神大有好转，钡透见胃下部明显上升。后嘱其服补中益气丸每次 9g，每日 3 次，温水吞服进行调理。［江西中医药，2007，（4）：78］

"利五脏"也是行气的一个方面，配伍他药广泛用于多种气滞血瘀所致的病证。配伍桂枝、薤白等可组成枳实薤白桂枝汤，已述；配伍桃仁、牛膝、柴胡等可组成血府逐瘀汤，主治胸中血瘀气滞证；配伍桔梗、杏仁等可组成杏苏散，主治外感凉燥之肺气不宣；配伍柴胡、大黄等可组成大柴胡汤，主治少阳阳明合病；配伍黄连，主治湿热阻滞之痢疾等。可见其行气之功应用之广也。

总之，枳实的行气作用为临床最常用，但止痒之功也应该受到临床的重视。

厚　朴

原文：味苦温。主中风伤寒，头痛，寒热惊悸，气血痹，死肌，去三虫。

厚朴为《本经》中品，为木兰科植物厚朴或凹叶厚朴的干皮、根皮及枝皮，现行教材归之为化湿药，同时也具有良好的理气作用。

中风伤寒，泛指外感性疾病，但自古至今，未见有用本品解表的记载或论述。不过厚朴含有大量的挥发性成分，能够促进汗腺的分泌而呈发汗作用，理论上讲是可以用于表证的。

再者，药理研究表明，厚朴有明显的抗炎镇痛作用，所含的厚朴酚是其有效成分之一，具有减轻炎性疼痛作用且无明显不良反应，可以用来治疗炎性疼痛。对于外感性头痛或痹痛等，均可用本品来治疗。

在《金匮要略》中，枳实薤白桂枝汤（含厚朴）主治胸痹，与原文中的"气血痹"大致相吻合。虽然一般认为厚朴在该方中的作用是行气除满，但也不能否认其镇痛之功。

"惊悸"是神志失常之类的病证，厚朴治疗惊悸虽无临床应用的记录，但配伍他药可以治疗神志失常的病证。如配伍栀子、枳实即组成栀子厚朴汤（《伤寒论》），主治"伤寒下后，心烦腹满，卧起不安者"；配伍枳实、大黄、芒硝即组成大承气汤，主治阳明腑实证，症见大便秘结不通，腹胀，按之硬满，潮热，神昏，谵语，脉实有力等。仔细分析《伤寒论》条文及古今医案，大承气汤主治病证多与神志有关。下面的医案来自《经方实验录》：予尝诊江阴街肉庄吴姓妇人，病起已六七日，壮热，头汗出，脉大，便闭，七日未行，身不发黄，胸不结，腹不胀满，唯满头剧痛，不言语，眼张，瞳神不能瞬，人过其前，亦不能辨，证颇危重。余曰：目中不了了，睛不和，燥热上冲，此阳明篇三急下证之第一证也。不速治，行见其脑膜爆裂，现不可为矣。于是遂书大承气汤方与之。大黄四钱，枳实三钱，川朴一钱，芒硝三钱。并嘱其家人速煎服之，竟一剂而愈。

厚朴主"死肌"实难理解，有待临床验证。

"三虫"是指肠道内常见的寄生虫，不过厚朴实无驱虫功效，但对于蛔虫性肠梗阻却有临床应用的记录，一般认为取其行气之功也。

厚朴在《伤寒论》与《金匮要略》中的应用较多，除上述方剂外，还有半夏厚朴汤、厚朴温中汤、厚朴七物汤、厚朴大黄汤、厚朴生姜半夏甘草人参汤、桂枝加厚朴杏子汤等，但厚朴在上述诸方中主要起行气除满、降气平喘等作用，而这些作用在《本经》中无明确的记载。

总之，现今人们对厚朴功效的认识在《本经》的基础上提高了很多，也更加明确和完善。

川楝子

原文：味苦寒。主温疟伤寒大热烦狂，杀三虫，疥疡，利小便水道。

川楝子为《本经》下品，为楝科植物川楝的成熟果实，味苦性寒，清热力强。

疟是以恶寒发热交替发作为主要表现的疾病，伤寒以恶寒发热并见为主要表现，恶寒发热并见还是交替发作，在临床上有时难以区分，但都有恶寒，中医讲"有一分恶寒便有一分表证"，所以，笔者认为"温疟伤寒"泛指外感疾病，外感邪气入里化热，导致心肝火旺，即可表现为"烦狂"。

《本经》云本品主"温疟伤寒大热"所致的"烦狂"，即烦躁、狂妄，均属肝火上炎所致，川楝子味苦性寒，清热作用较强，主入肝经，功能清肝泻火，主治肝火上炎所致的狂躁易怒、胁痛口苦等。

《续名医类案》之一贯煎，由沙参、麦冬、当归、生地黄、枸杞子、川楝子组成，主治肝阴不足，虚火上炎，兼肝郁气滞，症见胁痛隐隐，口干口苦，急躁易怒，舌红脉弦等。

患者，女性，55岁，因胆总管结石术后反复右上腹及胁部疼痛，于1998年4月12日再次入院。入院检查，查血常规在正常范围，B超提示无肝内胆管结石及胆总管结石。用过氨苄青霉素、丁胺卡那、庆大霉素等多种抗生素、甲硝唑、能量支持及对症处理等，治疗20多天，无明显效果。病家邀余诊治。自诉低热、乏力，口燥咽干，食欲明显退。诊见，精神疲软、面色暗淡无华、形瘦骨立，舌质红绛无苔，舌面无津液，脉细数无力。此属阴虚肝郁，疏泄不利使然。予一贯煎，处方：生地黄50g，沙参30g，麦冬15g，当归10g，枸杞子12g，川楝子6g。予3剂。服1剂后，即感明显好转，3剂后，诸症若失。因此患者按照原方又配制3剂，带药出院。出院后1个月余，患者右上腹及胁部疼痛又作，于是仍按原方配服5剂而安。随访10余年，没有复发。[浙江中医学院学报，2003，（2）：41]

药理研究发现，川楝子驱虫的有效成分是川楝素，能使虫体三磷酸腺苷的分解代谢加快，造成能量的供不应求而导致收缩性痉挛而疲劳，最后使虫体不能附着肠壁而被驱出体外，因此临床上服用川楝素排虫时间较迟，24～48小时，排出虫体多数尚能活动。用其驱虫在古籍中多有记载，然西药肠虫清疗效极佳，简便验廉，煎服中药已不具优势，所以，绝大部分的驱虫中药在临床上的应用已少，包括川楝子在内。

"疥疡"，主要指疥疮，也包括真菌感染在内的多种皮肤疾病。药理研究发现，本品对多种细菌及真菌具有杀灭或抑制作用。治疗头癣、秃疮，以川楝子去核，研末，用猪油或凡士林调成膏，外涂患处，用力摩擦润透，每日清洗换药，直至痊愈；治疗疥疮，可配伍百部、蛇床子、荆芥、地肤子等研粉调涂患处。

唐伟认为，川楝子能杀虫，抑制真菌生长，并有去死皮的作用，临床运用时应根据其发病部位的不同掌握该药用量及配伍组成，如治疗面部毛囊虫皮炎、痤疮类病证，一般用量为 10 ~ 20g，并应配伍养血润肤，具有养颜美容之佳品当归、紫草之类，以期达到治病美容之目的。治疗手足癣甲沟炎等病症，用量为 30g 为宜，配伍燥湿杀虫之明矾、蜂房等药，使病损增厚之角层脱落，尽其祛邪宜速之能。并附一病例：侯某，女，12岁，患趾甲沟炎，曾行手术拔甲亦未能治愈，新甲复出后甲沟处仍红肿溢脓，余以上方（川楝子30g，明矾20g，蜂房15g，黄柏30g，荆芥15g，白鲜皮15g，加水至1000mL，煎后趁热先熏后洗患处，时间以1小时为宜，每天洗2次，每剂连用2天）泡洗10天治愈，该患儿之母患手癣波及甲沟亦以此方5剂治疗痊愈。［中医外治杂志，1997，（1）：35］

　　川楝子"利小便水道"的作用并不明显，临床也不作为利水药来使用。但古人有释之者，如《本草经疏》："膀胱为州都之官，小肠为受盛之官，二经热结，则小便不利，此药味苦气寒，走二经而导热结，则水道利矣。"《杨氏家藏方》之金铃子散治膀胱疝气，闭塞下元，大小便不通，疼痛不可忍者：金铃子肉四十九枚（锉碎如豆大，不令研细，用巴豆四十九枚，去皮不令碎，与金铃子肉同炒至金铃子深黄色，不用巴豆），茴香一两（炒）。上件除巴豆不用外，将二味为细末，每服二钱，温酒调下，食前。

　　总之，《本经》对本品的清热杀虫作用认识清楚，但川楝子的一个更重要的功效却未提及，即止痛，其止痛作用良好，广泛用于胁痛、胃痛、头痛、痛经、疝气疼痛等多种疼痛性疾病的治疗，与延胡索同用，即金铃子散。

第七章　温里药

凡以温里散寒为主要作用，治疗里寒证的药物，称为温里药。其性温热。主要介绍附子、干姜、吴茱萸、蜀椒等药物。

附　子

原文：味辛温。主风寒咳逆邪气，温中，金创，破癥坚积聚、血瘕，寒湿痿躄、拘挛、膝痛不能行走。

附子为《本经》下品，为毛茛科植物乌头的子根的加工品。《本经》云其辛温，与现在的认识有差别，现一般认为附子乃大辛大热之品，温里散寒作用甚强。其主"风寒咳逆邪气"，实际上取其温里散寒之功，而与痰没有直接的关系。下面两则医案中所用附子均为阳虚有寒之故也。

王某，男，45岁，1997年2月10日初诊。患者有咳喘病史10余年，半月前不慎受寒，咳喘复作，在某医院诊断为"慢性支气管炎肺气肿"，予小青龙汤并配合西药抗感染治疗多日，效果不显。此次来诊，患者咳嗽，痰稀、色白、量多，气喘，畏寒肢冷，口唇发绀，苔白脉沉。予麻黄15g，附子（另包开水先煨）50g，细辛6g，陈皮10g，法半夏15g，茯苓15g，紫苏子12g，厚朴12g。服上方3剂后，咳喘大减，再诊改麻黄8g，再进6剂而诸症消失。按：本证系素体阳虚饮停，复感风寒，引动痰饮，肺失宣肃，酿成是证。小青龙汤主治外感风寒内停水饮，然前医频进小青龙汤，未效，为何？盖本案阳虚为本，风寒夹痰饮为标，故麻黄附子细辛汤温阳散寒，佐苏子、厚朴、法半夏降气平喘化痰，使阳气运，风寒散，痰饮化，肺气降而病愈。［河南中医，2001，（1）：45］

王某，男，67岁，2001年11月18日初诊。患者头身疼痛、发热恶寒、咳嗽、咯稀痰1月多，服中西药效果不佳。咳剧时汗出恶风，头昏目眩，咳停则觉精神疲乏，心悸不安，背心、四肢特别畏寒，舌淡，苔薄白，脉沉细无力。证属太少两感，心肾阳虚。以真武汤加味。处方：制附子（先煎）30g，桂枝、白芍、白术、茯苓、生姜各15g。3剂，每天1剂，水煎服。11月22日二诊：服药后得微汗，头身痛、发热恶寒减轻，手足背心转温，咳减半。守方加减再服3剂，病愈。按：太阳少阴为表里，初则邪袭太阳之经，不解而内传少阴，少阴心肾阳气不足，太阳少阴同病，故外感之寒邪久稽，病难见愈。方中重用附桂温少阴心肾之阳；白术、茯苓健脾化痰；白芍益阴养血；生姜温胃散表寒，且桂枝、白芍、生姜合用有调和营卫之功，使两感之寒邪得解而久咳治愈。［新中医，2003，（2）：67］

附子乃大辛大热之品，温里散寒作用较强，这种温里作用包括"温中"，也包括温肾。配伍人参、干姜、白术等组成附子理中丸，主治中焦虚寒证；若配伍地黄、山药、山茱萸、桂枝等即组成肾气丸，主治肾阳虚之水肿、小便不利、痰饮等；附子生用，配伍干姜、炙甘草即组成四逆汤，主治伤寒少阴病或大汗亡阳证。总之，附子具有强烈的热性，温里散寒作用强，广泛用于里寒证。

"金创"是指刀箭等外伤，以出血或肿痛为主要表现，然附子既无止血之功，亦无消肿之力，古今临床无应用的记录，故存疑待考。

"破癥坚积聚、血瘕"实与附子的辛热之性相关。《灵枢·百病始生》曰："积之始生，得寒乃生，厥乃成积也。"可见，积聚实与寒凝有关，寒凝则血瘀。附子味辛能行，性热能通，其治"血瘕"者，是通过其温通散寒之力而起效也。

薏苡附子败酱散主治"肠痈之为病，其身甲错，腹皮急，按之濡，如肿状，腹无积聚，身无热，脉数，此为肠内有痈脓"，所治肠痈，相当于慢性阑尾炎，即属积聚也。胡某，女，60岁。患慢性阑尾炎五六年，右少腹疼痛，每遇饮食不当，或受寒、劳累即加重，反复发作，缠绵不愈。经运用西药青、链霉素等消炎治疗，效果不佳。又建议手术治疗，因患者考虑年老体衰，而要求服中药治疗。就诊时呈慢性病容，精神欠佳，形体瘦弱，恶寒喜热，手足厥冷，右少腹阑尾点压痛明显，舌淡，苔白，脉沉弱。患者平素阳虚寒甚，患阑尾炎后，数年来更久服寒凉之药，使阳愈衰而寒愈甚，致成沉疴痼疾，困于阴寒，治宜温化为主。熟附子15g，薏苡仁30g，鲜败酱全草15根，水煎服，共服6剂腹

痛消失，随访 2 年，概未复发。(《经方发挥》)

腹腔内的炎症，如慢性盆腔炎、阑尾周围脓肿、慢性前列腺炎等属阳虚寒湿内停证者，亦属于"癥坚积聚"的范畴，若影响到妇女月经不通者，则属"血瘕"。巴某，女，38 岁。患附件炎 3～4 年，经常两侧少腹疼痛，受寒或劳累即加重，反复发作，经久不愈。经青霉素、鱼腥草等消炎治疗，效果不佳。初诊慢性病容，精神欠佳，虚肥，四肢不温，恶寒，附件处压痛明显。舌质淡、苔白，脉细数而无力。妇科检查及 B 超诊断为附件炎。证属阳虚寒甚，湿滞血瘀，沉疴乃困于阴寒所致。治以辛热散结，活血消肿，予薏苡附子败酱散：薏苡仁 30g，熟附子 15g，败酱草 20g。水煎温服。3 剂后，腹痛消失；复投 4 剂，顽疾得愈。随访 2 年，未见复发。[浙江中医杂志，1996，(1)：8]

清代医家缪希雍说："蹶躄拘挛膝痛脚疼，冷弱不能行步，凡此诸病，皆由风寒湿三气所致也，此药性大热而善走，故善除风寒湿三邪。三邪祛则诸证自愈矣。"附子为治风寒湿之要药，在临床上用附子治风湿性关节痛、肩周炎、腰肌劳损、腰椎间盘突出、膝关节骨质增生等均有很好的效果。

不仅附子是常用之品，川乌与草乌亦为临床所习用。附子与乌头来源于同一种植物，附子为子根，乌头为母根，二药的药学成分相同，均为乌头碱，具有显著的镇痛作用，为治疗上述疼痛性疾病提供了药理依据。临床应用附子治疗疼痛性疾病时应当抓住一个"寒"字，如患者怕冷，大便溏，小便清，舌淡唇淡，脉沉迟等。张仲景在《伤寒论》与《金匮要略》中使用附子治疗疼痛的病证较多，方剂也较多，如桂枝芍药知母汤、麻黄细辛附子汤、真武汤、桂枝加附子汤等。

桂枝芍药知母汤案：徐某，男性，19 岁，病历号 189520，1966 年 2 月 15 日初诊。左足肿疼已五六年，近两年加重。经拍片证实为跟骨骨质增生。现症：左足肿疼，怕冷，走路则疼甚，口中和，不思饮，苔薄白，脉沉弦。此属风寒湿客表，为少阴表证，以强壮发汗祛湿，与桂枝芍药知母汤：桂枝 10g，白芍 10g，知母 12g，麻黄 10g，生姜 12g，苍术 12g，川附子 6g，炙甘草 6g。结果：上药服 7 剂，左足跟疼减，走路后仍疼，休息后较治疗前恢复快。增川附子为 9g 继服，1 个月后左足跟肿消，疼痛已不明显。[《经方传真(修订版)》]

术附汤案：患者男性，27 岁。右下肢疼痛伴进行性无力 3 月。诊断为坐骨神经痛。就诊时见：右下肢乏力，仅能站立约 10 分钟，精神不振，面色晦暗，体胖，咳嗽间作，痰多，身重，腰酸，容易疲劳，动则出汗，无口干，喜热饮，肢凉。舌质淡胖，苔白腻，脉滑细。辨证为寒湿痹痛，病位在脾、肾二脏。予健脾温肾，投术附汤：熟附子50g，炒白术60g，每日1剂。7剂后复诊，患者自诉服至第5剂时，当晚出现多次腹泻，排出大量水样便后右下肢疼痛无力消失，其他临床症状也全部消失。按：本例患者临床辨证为寒湿痹痛，脾肾阳虚，予炒白术健脾燥湿，熟附子温补肾阳，火旺生土，火能化湿，湿邪从大便而出。[上海中医药杂志，2006，（3）：26]

总之，除"金创"外，《本经》所论述附子的作用为临床常用，其作用机制不外乎温里散寒与止痛两个方面。

干 姜

原文：味辛温。主胸满咳逆上气，温中，止血，出汗，逐风湿痹，肠澼下利，生者尤良。久服去臭气，通神明。

干姜为《本经》中品，为姜科植物姜的干燥根茎，即生姜之晒干者，含姜辣素，具有明显的辛味。食用生姜或干姜后，从口腔到胃脘部感到不同程度的温热感，呈现出明显的温热之性。

干姜主"胸满咳逆上气"，其重点在于咳逆上气，即咳嗽，其原因是痰饮阻滞，肺气上逆。痰饮为有形之邪，其性黏滞，易阻滞气机，气机不畅而见胸满，胸满即胸闷。无论是胸满，还是咳逆上气，其根本原因在于痰饮阻滞。干姜具有温肺化饮之功，常配伍细辛、五味子等，治疗痰湿或寒饮阻肺所致的咳喘。在《伤寒论》及《金匮要略》中较常应用，如小青龙汤、苓甘五味姜辛汤等均含以上三药。干姜主治痰的特点是：量或多或少，但质地必清稀，色白无味，咯之易出。反之，若质稠而黏，色黄难咯者则不宜用本品。

柴某，男，53岁。1994年12月3日就诊。患咳喘10余年，冬重夏轻，经过许多大医院均诊为"慢性支气管炎"，或"慢支并发肺气肿"。选用中西药治疗而效果不显。就诊时，患者气喘憋闷，耸肩提肚，咳吐稀白之痰，每到夜晚则加重，不能平卧，晨起则吐痰盈杯盈碗。背部恶寒。视其面色黧黑，舌苔水滑。切其脉弦、寸有滑象。断为寒饮内伏，上干于肺之证，为疏小青龙汤内温肺胃以散水寒。麻黄9g，桂枝10g，干姜9g，五味子9g，细辛6g，半夏14g，白芍9g，炙甘草10g。服7剂咳喘大减，吐痰减少，夜能卧寐，胸中觉畅，后以《金匮要略》之桂苓五味甘草汤加杏仁、半夏、干姜正邪并顾之法治疗而愈。（《刘渡舟临证验案精选》）

"温中"即温中散寒，用于脾胃虚寒证或寒客脾胃证。治疗脾胃虚寒证，宜配伍人参、白术、甘草，即理中丸。在此基础上配伍附子，即成附子理中丸，其温里作用更强，临床极为常用。干姜温暖中焦，守而不走，实为中焦虚寒证首选。

"止血"之功，一般不用干姜，而炮干姜具有明显的止血作用，不仅为临床所验证，也得到药理方面的证实。炮姜所治出血证，必是虚寒性出血，系脾阳虚而不能统血所致。岳美中先生治一鼻衄患者，衄血势如涌泉，历5个多小时不止，出血量达半铜盆。患者面如白纸，近之则冷气袭人，抚之不温，问之不语，脉若有若无，神志已失，急疏甘草干姜汤：甘草9g，干姜9g。煎服。2小时后手足转温，神志渐清，脉渐起，能出语，衄亦遂止，翌晨更与阿胶12g，水煎日服2次，后追访未复发。（《岳美中医案集》）

"出汗"即发汗，理论上讲可以用于风寒感冒。但从临床实际来看，治疗风寒感冒，一般不用干姜，而用生姜，常配伍防风、荆芥等以增强其发汗作用。再者，生姜与干姜相比，无论是化学成分还是药理作用均无差异。所以，在治疗风寒感冒时，若生姜不备，可用干姜来代替。笔者在应用葛根汤治疗风寒感冒时，方中的生姜一般用干姜来代替，具有同样好的疗效。笔者治李某，女，21岁，学生。2009年4月6日初诊，自述6天前，不慎感冒，出现发热，怕冷，鼻塞，流涕等，在某个体诊所输液（具体药物不详）4天，第1次输液后体温下降，但第2天体温又升，再输液3天未效。后转至我校附院，给予VC银翘片、阿莫西林等治疗2天，仍未好转而来求治。刻诊：发热（未测，自述38℃多），怕冷，无明显汗出，鼻塞，流清涕，头痛，口不渴，咽不红，舌脉均正常。余无不适。处以葛根汤：葛根30g，麻黄15g，桂枝10g，肉桂5g，白芍10g，干姜10g，大枣20g，炙甘草6g。4剂，机器煎服。每服1袋，每日2次。嘱服药后覆被取汗，汗后病解，余药弃之。2日后，患者来述，诊后当晚服药1袋，出汗较多，汗后诸症若失，病遂痊愈。

"逐风湿痹"即治疗风寒湿痹，药理研究发现，干姜的醚提取物和水提取物都具有明显的镇痛作用。本品治疗风寒湿痹，常配伍甘草、茯苓、白术，即《金匮要略》之甘姜苓术汤，主治肾着病，其表现是"其人身体重，腰中冷，如坐水中，形如水状，反不渴，小便自利，饮食如故，病属下焦，身劳汗出，衣里冷湿，久久得之，腰以下冷痛，腹重如带五千钱"，即寒湿腰痛。

胡某，男，46岁，手艺人。时逢初冬，因事外出，驱车（脚踏车）70余里，汗透内衣，遂敞胸露怀，迎风狂奔，自感舒适，不料当晚洗后即觉腰痛，初时不以为然，继而渐渐加重。经治效不显著，遂求治于余。刻下：痛苦面容，步履艰难，坐卧不安。自诉：腰以下重坠冷痛，如坐水中，受风尤甚。诊其脉沉，舌质淡，苔白不渴，饮食尚可，二便如常。问及所服之药，皆消炎止痛、强筋壮骨之属。余曰：似此见痛止痛，腰病治腰之法，何异刻舟求剑，按图索骥。良工治病，必四诊合参，审证求因，取效不难矣。本病为"肾着"，乃寒湿痹着于腰部所致。治宜温中祛寒，健脾除湿。遂书甘草干姜茯苓白术汤方：干姜30g，茯苓30g，白术30g，甘草20g。2剂，取瓦罐水煎温服，1剂3煎，日尽1剂。二诊：2剂药后，痛减冷除，重感若失，患者满面堆笑，求再赐方，以图根治。余遂以原方减其量加炙杜仲10g，又2剂，病即告愈。［河南中医，2002，（3）：14］

"肠澼下利"，相当于中医的痢疾，以泄泻，腹痛肠鸣，里急后重等为主要临床表现。干姜所治疾病，必为寒湿痢或虚寒痢，其表现为脓多血少，腹痛隐隐，大便泻下而不臭秽，苔白脉沉等。若配伍赤石脂、粳米，即为《伤寒论》之桃花汤，主治虚寒性下利。

细菌性痢疾凡症见下利脓血不能自禁，腹痛绵绵，喜暖喜按，口淡不渴，舌淡苔白，脉沉无力，尤其是白痢，投以本方每能获效。如四肢厥冷，加人参、附子；下血色鲜红，加黄连；小便黄，加茯苓。遵守原方煎服法，是确保疗效的关键。用桃花汤合香连丸更加罂粟壳治疗下痢不止、虚多实少之重证，每获良效。使用本方的指征有以下几点：①有脾肾亏虚滑脱不禁之见症；②虚实夹杂，虚多实少；③脉象细弦少力或虚大，舌苔腻滑者。具有上述三项中之两项，即可投以本方。亦可用本方合补中益气汤治疗菌痢。应用桃花汤治愈经用大量抗生素治疗无效的下利便脓血者，疗效显著而迅速。［光明中医，2006，（3）：28］

李某，女，59 岁，于 1989 年秋发病。其发热、腹痛、下利赤白黏冻，日夜 10 余次。发病第二天，即送我院住院治疗。入院诊断为急性菌痢，每日给以氯霉素 1g，庆大霉素 32 万单位，加入输液 1500mL，静脉滴注，同时口服氟哌酸 0.2g，日 3 次。治疗 4 天后，发热退，精神好转，但泄泻次数不减，并伴有脓血，邀本人会诊。询病史如上述，厌食、脐周阵痛，大便脓血，日夜 10 余次。患者消瘦，腹柔，舌质干绛，苔黄干，脉沉细数。乃亲自启便桶检视，发现纯是脓血便，血多脓少，绝无粪便。因思仲景有桃花汤治下利便脓血之训，遂用桃花汤原方：赤石脂 30g，干姜 3g，粳米 30g，水煎服。另用赤石脂 3g，研细末，开水调服。停用一切西药，服 1 剂后，当夜仅下利 2 次，而脓血明显减少，第 2 天原方再服 1 剂，下利即止，留院观察 2 天，给服健胃助消化中药，情况良好，出院。随访 1 年，未曾复发。[河南中医，1995，（1）：15]

"生者尤良"是指治疗以上病证，用生姜比用干姜的疗效好。但从临床来看，生姜无止血之功。所以，治病时选用生姜还是干姜，还要看临床需要。

"久服去臭气"，口臭是"臭气"的最主要表现，胃热者多见，亦有胃寒者，干姜所治的口臭即属胃寒者。清代名医郑钦安在《医法圆通》中说："按口臭一证，有胃火旺极而致者，有阴盛而真精之气发泄者。因胃火旺而致者，其人必烦躁恶热，饮冷不休，或舌苔芒刺，干黄、干黑、干白等色，气粗汗出，声音响亮，二便不利，法宜专清胃火，如人参白虎，大、小承气，三黄石膏汤之类。因精气发泄而致者，由其人五脏六腑元阳已耗将尽，满身纯阴，逼出先天一点精气，势已离根欲脱，法在不救，口虽极臭，无一毫火象可凭，舌色虽黄，定多滑润，间有干黄、干黑，无一分津液于上，而人并不思茶水，困倦无神，二便自利，其人安静，间有渴者，只是喜饮极热沸汤，以上等形，俱属纯阴，若凭口臭一端，而即谓之火，鲜不为害。余曾治过数人，虽见口臭，而却纯阴毕露，即以大剂白通、四逆、回阳等方治之，一二剂后，口臭全无，精神渐增，便可许其可愈，若二三剂后，并不见减，十中仅救得一二，仍宜此法重用多服，此是病重药轻，不胜其任也。"

李某，男，50 岁。口中常有秽浊之气，其味臭不可近人。饮食恶冷喜热，腹胀便溏，1 日数次。查：体瘦，口中气味浓臭，舌淡边有齿印，苔白滑，脉沉迟。诊断：口臭（脾阳不振，浊逆上泛）。治宜温阳健脾，升清降浊。方用理中汤加味：党参 18g，白术 30g，干姜 18g，炙甘草 18g，制附子 9g。服药

10 剂后口中秽气大减，腹胀消失，大便 1 日 2 次，已成形。虑其脾虚日久，胃中积滞一时难以消尽，嘱更服附子理中丸调理至诸症消除。［实用中医内科杂志，2006，（4）：410］

"通神明"是道家的养生思想，与中医临床关系不大。

总之，《本经》对干姜的认识与现在的认识基本相同。不过，需要指出的是《本经》所描述的功效不仅包括干姜，也包括生姜、炮姜在内，就此而论，其止呕作用却只字未提，不能不说是一个遗憾，因为生姜止呕的效果超好，为"呕家圣药"，从临床实际来看，干姜止呕作用亦良。

吴茱萸

原文： 味辛温。主温中，下气，止痛，咳逆寒热，除湿血痹，逐风邪，开腠理。根，杀三虫。

吴茱萸为《本经》中品，为芸香科植物吴茱萸、石虎或疏毛吴茱萸的近成熟果实。品尝吴茱萸，不仅具有明显的辛味，苦味亦浓，药性温热，主入肝经，所以，就药性而言，古今认识基本一致。

温中，即温暖中焦，温暖脾胃，主治脾胃虚寒证或肝胃虚寒证，症见脘腹冷痛，喜温喜按，胁痛不舒，恶心呕吐，口吐涎沫，舌淡苔白，脉沉迟等，配伍人参、生姜、大枣，即《伤寒论》之吴茱萸汤。

男，38 岁，1991 年 11 月就诊。近年来胃脘部隐痛，纳呆，恶心，甚则呕吐清水，肢冷乏力，受寒遇冷则诱发。X 线检查诊为胃窦炎。曾服庆大霉素、三九胃泰等药，效果不显。患者面色萎黄，舌淡苔白滑，脉沉细而迟。脉症合参，证属中焦虚寒，寒浊上逆。治当健脾温胃、降浊止呕。拟吴茱萸汤加味：吴茱萸 12g，党参 10g，大枣 5 枚，生姜 3 片，砂仁 9g，姜半夏 10g，茯苓 12g，陈皮 10g。水煎服，日 1 剂。服 3 剂后，胃痛、呕吐减轻，食欲增加。再进 3 剂，呕吐已止，诸症消失。继服 6 剂以巩固疗效，随访半年未复发。［山东中医杂志，2002，（1）：58］

吴茱萸味苦而降，能够降胃气以止呕，即"下气"也，可用于脾胃虚寒，气机上逆之呕吐、呃逆等。李某，女，40岁，农民，2003年12月7日初诊。头晕目眩，恶心呕吐，反复发作3年余。诊时患者蜷卧，盖双被仍感畏寒，语声低怯，自述不敢转侧，稍有转动则如坐舟中，呕吐不止，苔白脉细。西医诊断为梅尼埃病。发作5天来，曾用补液、镇静、止呕等法，疗效欠佳。证属寒邪犯胃，浊阴上扰。治以温中散寒，降逆止呕。药用：吴茱萸15g，红参10g，生姜5g，大枣7枚。3剂，每日1剂，水煎频服。1剂呕止，3剂诸证悉除。观察2年未复发。[山西中医，2008，（11）：55]

吴茱萸的下气作用不仅可用于胃气上逆，对于其他部位气机上冲的病证也可以应用，但其病机总属肝气虚寒。

下面的病案是吴茱萸下气作用的典型应用。王某，女，43岁，1998年10月20日初诊。病史3年，症状复杂，言平时大便干结，便则努挣半日方解。发病时先觉小腹气聚，按之疼痛，身稍冷感，继则其气上冲，至腹则腹满欲裂，至胸则胁下拘急，心下痞硬，胸闷胸满，至头颈则头重颈板，视物朦胧，嗳气干呕。约6～7天一发。自觉惶惶不可终日。夜眠惊惕，甚则通宵不能眠，烦躁欲死。月经量少，色黑有块。曾做全消化道钡透，结肠镜检查，肝胆B超等未见异常。诊见面色青黑不泽，手足不温，双目无神，精神恍惚，喜静坐。舌质淡边有齿痕，苔白，脉沉迟。辨为下焦虚寒冲逆为主，经用吴茱萸汤加当归12g，茯苓12g，服药3剂，夜眠正常，诸症明显减轻，服2周，大便亦畅，行经正常，诸症消。嘱服温经丸两周以善后。随访至今未发。[中国民间疗法，2002，（12）：46]

吴茱萸主"咳逆"，即说明本品可用于虚寒性咳嗽，常与干姜、细辛、半夏等同用煎服。若用吴茱萸研粉，醋调涌泉，治疗小儿肺寒咳嗽效佳。

本品止痛，应用范围甚广，肝寒犯胃之胃脘痛、胁痛，肝寒气逆之头痛，寒凝肝脉之疝气疼痛、妇女痛经、风寒湿痹之关节痛等均可选用本品。药理研究发现：吴茱萸具有明显的止痛作用。原文中"除湿血痹，逐风邪，开腠理"的记录均是治疗风湿痹痛的具体应用。

吴茱萸辛热，入肝、脾、胃经，一般认为有良好的止痛效果，临床擅治胃痛、腹痛、头痛、疝痛。现代药理研究也表明吴茱萸醇提物有镇痛作用，笔者受其启迪，将吴茱萸用于治疗痹证疼痛，收效满意。如患者王某，女，53岁，双手指关节疼痛10多年，时轻时重，发作时指关节肿胀，曾查类风湿因子阳性，右手食、中指关节已轻度变形，经中西药治疗，类风湿因子转阴，指关节肿消，但疼痛始终不能满意控制，仍阵阵痛剧。余即在温经通络、搜风胜湿的原方基础上加入吴茱萸 3g。5 剂后复诊，疼痛明显减轻，又连续进服配有吴茱萸的汤药 20 余剂，疼痛缓解。通过临床观察，吴茱萸不仅对风湿、类风湿一类痹证有较好止痛作用，对骨性关节炎、肩周炎等疼痛也同样有效。如杨某，女，45 岁，双膝关节疼痛近 3 个月，左膝关节尤著，活动劳累后痛甚，外观关节无明显红肿，参考双膝关节 X 线片示骨质增生，临床诊断骨性关节炎。经多种西药及理疗、针灸中药等治疗均罔效。疼痛持续不减，左膝关节功能活动受限，严重影响日常生活。遂予吴茱萸 4g 加入原活血通脉方中，服至第 7 剂痛势得减，继续调治月余，则疼痛全除，活动如常。据文献记载，吴茱萸除了散寒、理气、止痛、燥湿外，尚有"除湿血痹，逐风邪，开腠理"之功，《日华子本草》云其能"健脾通关节"；《药性论》称之可"疗遍身顽痹"。痹证的关键病机是"风寒湿三气杂至"，吴茱萸则依辛温走散之性，通过开发腠理，逐风寒湿邪外泄而收止痛之效。笔者在实践中体会到，吴茱萸对一些关节灼热红肿明显的热痹，止痛效果较差，这就可能与吴茱萸疗痹痛的机理不符有关。此外，笔者大多是在原有方剂治疗痹痛效差的情况下，以原服用方为基础加入吴茱萸而收效，故吴茱萸疗痹痛的作用究竟是单味药物的发挥，还是与其他药相伍起到增效作用，尚待进一步探索。[江西中医药，1995，增刊：68]

吴茱萸的药用部位是接近成熟的果实，《本经》记载其根亦可入药，具有"杀三虫"之功，现临床一般不用，而吴茱萸也具有杀虫作用，临床有应用的报道。用吴茱萸 10g，大黄 3g，每日 1 剂，水煎分 3 次服，连服 7 天，治疗蛲虫病 15 例，全部有效。[广西中医药，1984，（3）：54]

姚兴华经验：1958 年某日，余赴内科病房会诊，途经儿科病房，忽闻孩童呼痛不已，声彻四壁，余急往观之。见一男孩曲腹捧肚，辗转床笫，头汗如雨，颜面苍白，神色苦楚，询问其症，医师曰：原怀疑蛔虫，但化验大便并无虫卵，透视腹部未曾发现虫迹，服驱蛔剂亦未下虫，现诊断不明，外科会诊，意欲剖腹探查，家长不允。切其六脉沉细欲绝。断为阴寒内盛、格阳于外，须防大汗亡阳虚脱厥逆之变，急宜大剂辛热，以破阴凝。随拟四逆汤加吴茱萸急煎，待冷徐徐灌下。翌晨前往，其父欢天喜地，谢吾不迭，告曰：药服后须臾痛减，半夜泄出蛔虫 39 条，团结如绳，腹痛顿消，现正进粥，患儿对余含情微笑，与昨相比判若两人。余用四逆回阳救逆，加吴茱萸意在散寒止痛，不料竟有若大驱蛔作用，细思忆《本经》载有吴茱萸根杀三虫之说。且甄权亦云，吴萸主腹痛……杀三虫。但每为后世医家所忽略，经此一用也算又增见识。此后每遇脏寒蛔动，其症剧烈者，常以此法救治，每获效验。似较乌梅丸治蛔厥更有药简力专效宏之感，足证学无止境矣。（《黄河医话》）

总之，《本经》对吴茱萸功效的认识已经比较全面，后世对本品的应用几乎全部见于《本经》。

蜀　椒

原文：味辛温。主邪气咳逆，温中，逐骨节皮肤死肌，寒湿痹痛，下气。久服之头不白，轻身增年。

蜀椒为《本经》下品，为芸香科植物青椒或花椒的成熟果皮。主产于四川，又名川椒、花椒。其味辛，即具有明显的辣味，服用本品后由于辣椒素对食道及胃黏膜的刺激作用而表现为显著的温热感。

由于本品味辛性温，能够温里散寒，即"温中"，可用于中焦寒证，以脘腹冷、喜温为主症，或伴有呕吐、嗳气、纳呆、便溏、不喜冷饮等。蜀椒配伍人参、干姜、饴糖即组方大建中汤，主治"心胸中大寒痛，呕不能饮食，腹中寒，上冲皮起，出见有头足，上下痛而不可触近"。从方剂的组成来看，既可用于治疗虚寒性腹痛，亦可用于实寒性腹痛。

某男，形体丰硕，夏日最惧炎热，素喜贪凉饮冷，无论是汽车内还是办公室及家中，空调总不停转，且温度总是调至最低。某日于某高级饭店就餐，饮用大量冰镇啤酒及生冷菜肴，回家后又打开空调赤身午睡，于睡中腹痛发作而痛醒。其腹皮拘急，硬如板状，肢冷脉伏，呼号不止。虽针灸并用，但痛未能止。此症病因清楚，先因贪凉饮冷，招致寒凉伤中；复因冷气侵袭，又受外寒。寒邪内外相合，收引凝滞，上下攻冲，以致阳气凝结不通，不通则痛。此证当属外寒直中、太阴受邪无疑，宜大建中汤。方用炒川椒 6g，生干姜 10g，人参 5g，木香 3g。因未购得粥状饴糖，遂用家中所存已经软化粘连的硬饴糖 1 块，浓煎后烊化顿服。1剂痛减,2剂痛止。按此证应是典型的外寒直中,太阴受寒,属中焦实寒证,故用大建中汤散寒温阳、缓急止痛,而应手取效。[中国中医基础医学杂志,2006,(10):724]

虽然现代教材多把蜀椒归为温里药,但在《本经》中却首先提及"主邪气咳逆",蜀椒的这一功效在临床上尚未广泛应用,但临床资料证实,用本品治疗咳喘病证,疗效较好。

何复东先生40年运用此药之体会,发现川椒有止咳平喘之佳效,常用于治疗百日咳、咳喘,疗效确切。临床治疗此病,何老以川花椒为主药,组成百日咳验方:川花椒6g,沙参10g,百部10g,白前10g,甘草10g,冰糖、蜂蜜适量,水煎服。几十年来,何老运用此方治疗百日咳患者几百例,常在2~4剂后咳止病愈。可见止咳之效速也。方中沙参生津润肺止咳;百部润肺止咳;白前下痰、降气止咳;甘草甘缓止咳。而川花椒一药,尤为重要。据何师云:此方运用,得益于一患者所用之民间单方,原方以川花椒7粒,置于鲜梨中心,放于碗内,再加冰糖7块,蜂蜜7勺,久蒸至梨熟,梨汁同服,用于治疗痉咳。当时曾疑其效,试以川花椒10g,加入冰糖、蜂蜜水煎,亲自尝服,药后感口内微麻,而咽喉胸部皆有松解宽舒之感,无任何不适。受此启发,将川花椒用量从1g增至6g,加入辨证方中,明显地缓解了患儿的痉挛性咳嗽,疗效迅速提高,故不可忽视川花椒这一味主药。另外,何师根据川花椒有缓解痉咳之作用,在治疗呼吸道疾病咳喘明显时,常于辨证方中加入川花椒,收效亦佳。曾有一天津市幼儿,患支气管哮喘已4年,久治难愈,每因感寒而哮喘复发加重,服各种药物症状不减,父母从报上见到何师百日咳验方,遂购药,服上方6剂后,哮喘明显减轻,继服之,咳喘消失。[甘肃中医,2004,(7):13]

对于虫、蚊咬伤、冻疮等以痛痒为主的病证,蜀椒酒浸后外擦确有止痒作用,但对于冻疮已溃者,不宜外用。单用本品水浸治疗过敏性皮炎亦有较好的疗效。这些均与本品在《本经》"逐骨节皮肤死肌"有一定的联系。

由于本品辛温走窜,能够散寒祛湿,对于寒湿痹痛亦有较好的治疗作用。张延昌等用治疗风寒湿痹的复方配伍川椒,观察了120例病例,治愈23例,好转95例,认为该复方治疗风湿、类风湿性关节炎均有较好疗效[甘肃科学学报,2001,(1):74]。卢雨蓓用祛寒逐风方和清热逐风方治疗寒热错杂之痹证,获得很好的疗效。这两方在清热除湿、散寒除湿的基础上,均佐以川椒,以寒凉药物清热除湿往往难以取效，在清热利湿的基础上适当辅以辛热之品，则能获得很好效果。[中医药信息杂志，2006，(10)：83]

中焦虚寒或中焦受寒，均可导致胃气不降而上逆，呃逆、嗳气均是常见症状。蜀椒性温，既能温里以治虚寒，又能温散祛实寒，还能"下气"，《秘传经验方》治呃噫不止，用"川椒四两，炒研，面糊丸，梧子大，每服十丸，醋汤下"。不过，现今临床治疗呃逆或嗳气等，大多选用丁香、柿蒂、代赭石、旋覆花等，而应用蜀椒者较少。

"久服之头不白，轻身增年"。《验方新编》治发白用草灵丹，"炒川椒、酒苍术各四两，盐茴香、茯苓各二两，川乌、炙甘草各一两，酒熟地、山药各三两，共为细末，炼蜜丸如桐子大。每服三十丸至四五十丸，空心温酒下，服后以干食物压之。"张善兴认为，本方对于无症可辨的白发，服之寡效。如白发属于气血亏虚者，用此方有望变黑。对于除白发外，见有眩晕、乏力、失眠多梦、面色不华、心悸、舌淡苔薄白、脉沉细无力等一系列气血双亏症状者共 10 例，用草灵丹治疗 1 月后，气血双亏的症状大部改善，有 2 例白发变为黑发，有 4 例兼见脱发者其中 2 例获愈。由此可见，气血双亏尚可调，白发变黑有点难，脱发也较白发治之易。如白发属于肾虚者，特别是肾阳虚者，用此方变黑效果尚佳。共治疗白发兼见恶寒、夜尿频频、腰膝酸痛、头晕耳鸣、男阳痿、女阴冷等一系列肾虚症状者 12 例，用草灵丹大多"服之十日，便不夜起"，有 4 例性功能明显增强，确应"服药者不可因此多行房事"，2 月左右有 3 例白发变黑。有一八旬老翁，因多次脑梗死发作致痴呆、夜尿多，本欲以此方治夜尿，不曾想服用 1 月后原来的满头银发出现了 40% 的黑发，但其痴呆症状却无改善。[中医杂志，2001，(10)：637]

通过以上分析，我们不难看出，现今临床对蜀椒的应用，已不如《本经》时代广泛。

第八章 止血药

凡以制止体内外出血为主要作用，治疗出血证的药物，称为止血药。介绍的内容主要有白及、蒲黄、茜草、白茅根、血余炭等 5 味药。

白 及

原文：味苦平。主痈肿恶疮败疽，伤阴，死肌，胃中邪气，贼风鬼击，痱缓不收。

白及为《本经》下品，为兰科植物白及的块茎，味苦平，而现在一般认为味苦涩而性平，煎煮之后，药液黏稠，故具有收敛生肌、收涩止血之功。

"痈肿恶疮败疽"，是指疮疡溃久而不收口，长期流稀水或稀脓，而红肿热痛之象绝不明显者，此类病证多与气血不足有关，治疗上除补益气血外，还要适当配伍收敛生肌之品，如白及、煅石膏等。

取其收敛生肌之功，用于冬季皮肤皲裂、冻疮、乳头皲裂、胃溃疡、溃疡性结肠炎、鼻黏膜溃疡等。治疗疮疡日久，白及粉外用最为临床所习用。

慢性疮疡，缠绵难愈，久不收口，尤其是糖尿病合并坏疽，更为难疗。一男性病人，63 岁，双小腿慢性疮疡近 30 年，反复发作，自膝以下看不到正常皮肤，色黑水肿，小腿下 1/3 至踝关节内侧疮水淋漓，肉芽灰暗，疮面周围皮肤脱屑，弹性几无，使用传统的外用药屡用无效，后改为白及粉外撒，日 1 次或隔日 1 次，自行换药处置，1 个月后疮面明显缩小，渗出亦减少，较前清洁。后等告诫病人，换药时将残留的白及清洗干净，新撒于疮面的白及宜薄不宜厚。半年之后，疮面缩小至 1 分硬币大小。治疗期间病人要坚持服用益气活血、养血通脉的药物。对于糖尿病坏疽的病人，要在严格控制血糖的前提下，经充分引流后，再用白及，会收到很好的效果。［中医杂志，1997，（5）：262］

久患疮疡，伤及阴血，通过白及的收涩作用而防止阴血津液的流失，故主"伤阴，死肌"。实际上，疮疡日久，冻疮日久不愈，极易导致"死肌"的产生。

除收敛生肌之功外，收敛止血也是白及收敛作用的具体应用，其止血之功最常用于胃出血之吐血，临床上常用白及研粉吞服，治疗胃出血效佳，或配伍大黄粉、黄芩粉等亦有佳效。其主治出血的部位在胃，故主"胃中邪气"。

胃溃疡用白及粉有良效。盖白及粉遇水黏稠，能对溃疡面起保护作用，且有止血作用，即是可推其有使溃疡面及早愈合之作用。总护士长患胃溃疡经胃镜检查有巨大溃疡面，建议手术，患者拟先用中医疗法，如无效再手术。余即给汤药黄芪建中汤，并早晚各服白及粉9g。服数日症状见减，因坚持服用数月，无须手术而愈。（《内蒙古名老中医临床经验选粹》）

"贼风鬼击"是指邪气侵犯人体具有不确定性、突发性等特点，这种邪气多为风邪，风邪袭人，可致"痱缓不收"，即肢体痿废不用。对于白及在该方面的功效，现行教材没有记载，但从临床应用来看，确有报道。

临床所见肢体痿废不用多见于中医之"痿证"及"中风后遗症"，其治疗方法繁多，不能囿于一法。白及《本经》言其"主痈肿恶疮败疽，伤阴死肌，胃中邪气，贼风鬼击，痱缓不收"。《本草汇言》引刘默斋说："白及苦寒收涩……又治痱缓不收，亦取苦寒收涩敛筋骨经络之意。"赵老（指天津名老中医赵恩俭主任医师）据此每用白及加入方中以治疗痿废不用之疾取得良效。并附病案：

王某，男，56岁，干部。因晨起口眼歪斜，右侧偏瘫而就诊。曾经某医院CT检查为"脑梗死"，经用西药治疗2周口眼歪斜好转。右上肢已可活动，但右侧下肢痿废不用。查患者口㖞斜不明显，右上肢可活动但无力，右下肢可屈伸但不能站立。脉弦细略紧，舌质暗，苔薄黄。处方：天麻10g，地龙15g，生黄芪30g，牛膝10g，当归10g，红花10g，全蝎10g，川芎10g。7剂。服上方后病情无明显变化，遂于前方加白及30g，再服7剂后，症状好转，在人搀扶下可下地行走。此后经1个月左右治疗，处方虽有一二味出入，但基本方无大变化，方中白及30g不变，患者基本痊愈，行动自如。

赵老认为白及一药非但能收敛止血，对于风瘫死肌，痿废不用之疾，临床配伍使用确有良效。但此药收涩敛束，如湿痰重、中焦不运、舌苔厚腻者，临

床不宜用或斟酌使用。［中医杂志，1997，（9）：517］

总之，《本经》对白及收敛生肌的功效比较重视，而对其止血的作用却只字未提，说明人们当时尚未认识到白及的这一重要作用。

蒲 黄

原文：味甘平。主心腹膀胱寒热，利小便，止血，消瘀血。久服轻身，益气力，延年神仙。

蒲黄为《本经》上品，为香蒲科植物水烛香蒲、东方香蒲或同属多种植物的干燥花粉，味甘性平，无明显的寒热之偏，对于寒证、热证均可应用。现认为本品属于化瘀止血药，说明本品既能止血，又能化瘀，即《本经》之"止血，消瘀血"之功也。本品一般有生用与炒用两种用法，生用活血力强，炒用止血力优。

"心腹膀胱寒热"大致分为两个部位，一是心腹，一是膀胱。寒热阻滞心腹，气血不通，故见疼痛，与五灵脂同用，活血化瘀止痛力强，即失笑散。

刘某，男，42 岁。1998 年 4 月 20 日就诊。15 日前因家事纠纷，患食后即吐之症，所吐为不消化食物。西医诊断为胃潴留，治疗罔效而求中医诊治。刻诊：体质尚健，脘部刺痛拒按，遇寒则剧，得热则缓，并伴咽燥口干，便秘口渴，舌质紫黯，脉弦涩。中医诊断为反胃。证属瘀血内阻。治宜活血化瘀，平肝降逆。予失笑散加味：生五灵脂 15g，生蒲黄（包煎）15g，代赭石（打碎先入）60g。日 1 剂，水与黄酒各半煎服，服药以药汁冲服牛之反刍草（即牛反刍时，从胃中返回口中之草，焙干研末）30g。服药 7 剂，诸症悉除。遂嘱其停服汤药，继以牛反刍草末 30g，每日 2 次黄酒冲服，连用 5 日，以善其后。后随访 1 年余未复发。［河北中医，2008，（8）：794］

"膀胱寒热"是指寒热阻于膀胱，或气血凝滞而成血淋，或湿热阻滞而成热淋，均表现为小便不利或频涩刺痛。与滑石同用，即《金匮要略》之蒲灰散，主治"小便不利"；若与金钱草、海金沙等同用，可治疗砂石淋；配伍冬葵子、茯苓、木通等，可治疗热淋。

余初学中医时，外祖父恒谓"生蒲黄治淋有奇效"，每不以为然，后见其每遇此类病证，无不用此，且屡收效验，遂铭记于心。1987年冬，表弟刘某，突患尿淋，尿频急而痛，恶心腰痛，痛时向外生殖器放射，尿道内如针扎火燎，解尿时汗如黄豆大，尿红赤如洗肉水状。尿常规检查：红细胞（+++），X片示右输尿管下端有一黄豆大结石。余猛然忆起外祖父的话，辄投以生蒲黄粉30g，用金钱草30g，鲜葱一大握，煎汤分3次送服，每次10g，连用2天，第3天早晨起床后，表弟感尿意窘迫，急就便盆，随着尿道内一阵撕裂样疼痛后，须臾竟解出结石二粒，其淋痛之疾，遂霍然而愈。[赣南医学院学报，1994，（2）：147]

在蒲黄众多的功效中，止血之功最为现今临床常用，广泛用于吐血、咯血、便血、痔血、尿血、崩漏、月经过多、眼底出血等。

临床上治疗胃及十二指肠溃疡出血，可单用蒲黄冲服，或配伍五灵脂、白及等止血药，其止血之功大大增强。

刘炳凡先生治疗功能性子宫出血，以归脾汤为主加蒲黄炭、灵脂炭、荆芥炭。经许多临床医师反复验证，确有良好的止血效果，被誉为"刘氏三炭"。（《刘炳凡临证秘诀》）

王馨斋先生系绍兴名中医，从事中医眼科50余年。重用蒲黄治疗眼科诸种血症，尤有心得。根据《本草》记载，蒲黄生用性滑，行血消肿；炒黑性涩，功专止血。王老主张生用，他认为眼内之出血不同于其他部位，血止后可遗留与出血相类似的有机物，仍会影响视力，因此用药不仅要止其出血，而且要促其尽快吸收，蒲黄既能行瘀，又善止血，故使用于眼科诸种出血最为相宜，而炒黑之后性质变燥，久服伤阴化火，导致反复出血，大是不宜。至于剂量，也很重要。王老指出："蒲黄一物，除其在眼科上独特的功能之外，更应靠医生善于运用，剂量不同，则功效大殊。同盟者更赖辨证正确，配伍得当，所谓知己知彼，才能百战不殆。"气滞夹瘀的眼科出血症，常选蒲黄与理气药配伍，蒲黄的剂量一般在20g左右。蒲黄不仅长于活血化瘀，而且尤善于通利血脉。临床上由于瘀血引起的眼底出血，可谓屡见不鲜。盖瘀血不去，新血断无生理，且阻于络脉，气亦不通，目失气血濡养，影响精明，此时活血化瘀、疏通血脉是治疗关键。根据通因通用的原则，重用蒲黄50～60g，化瘀止血，寓通于涩。[浙江中医杂志，1999，（7）：288]

　　笔者有时出差外地，煎药不便，则随身带生蒲黄100g，一旦眼底出血，立即用纱布包10g左右，开水浸泡，以之代茶，频频呷饮。100g服完，不仅控制了出血，瘀血亦渐消散。足见生蒲黄在出血时能止血，血止后又能化瘀血，充分显示了它的双向调节作用。此方（指作者所创的蒲黄明目汤）不仅本人屡服屡验，治疗他人亦有显效。几年来用以治疗眼底出血病人35例，其中高血压眼底病变者21例，视网膜静脉阻塞者8例，糖尿病性眼底病变者6例。视网膜静脉阻塞所致眼底出血，如果是因血管内皮增生所致的阻塞，用本方则疗效差。35例病人中，治疗有效32例，无效3例。其中以病程短，出血量少者疗效最理想，一般在服药后3至7天可以完全吸收。如果出血量大，病程长的病例，瘀血吸收较慢，服用本方，短则一月，多达半年才能逐渐吸收。因此，一要早期治疗，二要坚持治疗。用生蒲黄治疗眼底出血，未发现有明显的不良反应，可放胆使用。前人认为本品炒用方能具止血的功效，而反复的临床实践证明，生蒲黄乃活血止血的良药，同时是促进眼底出血吸收的佳品。［中医杂志，1994，（8）：455］

　　治疗出血的案例较多，兹不一一赘述。

　　因本品在《本经》中为上品，所以"久服轻身，益气力，延年神仙"之说也就不难理解了。

　　总之，现行教材对本品的认识与《本经》完全一致。

　　临床大家张锡纯先生经验丰富，他对蒲黄的认识虽然没有超出《本经》的范围，但他的论述精辟，值得一读。下面的内容摘自《医学衷中参西录》：

　　蒲黄：味淡微甘微辛，性凉。善治气血不和、心腹疼痛、游风肿疼、颠仆血闷（用生蒲黄半两，煎汤灌下即醒）、痔疮出血（水送服一钱，日3次）、女子月闭腹痛、产后瘀血腹疼，为其有活血化瘀之力，故有种种诸效。若炒熟用之（不宜炒黑），又善治吐血、咳血、衄血、二便下血、女子血崩带下。外用治舌胀肿疼，甚或出血，一切疮疡肿疼，蜜调敷之（皆宜用生者），皆有捷效。为其生于水中，且又味淡，故又善利小便。

　　邹润安曰："《金匮》用蒲灰散，利小便治厥而为皮水，解者或以为香蒲，或以为蒲席烧灰，然香蒲但能清上热，不云能利水，败蒲席，《名医别录》主筋溢恶疮，亦非利水之物。蒲黄，《神农本草经》主利小便，且《本事方》《芝隐方》，皆述其治舌胀神验，予亦曾治多人，毫丝不爽，不正合治水之肿于皮乎？

夫皮水为肤腠间病，不应有厥，厥者下焦病也。膀胱与肾为表里，膀胱以水气归皮，致小便不利，气阻而成寒热，则肾亦承其弊为之阴壅而阳不得达，遂成厥焉。病本在外，非可用温，又属皮水，无从发散，计唯解心腹膀胱之寒热，使小便得利，又何厥逆之有，以是知其为蒲黄无疑也。曰蒲灰者，蒲黄之质，固有似于灰也。"蒲黄诚为妙药，失笑散用蒲黄、五灵脂等分生研，每用五钱，水、酒各半，加醋少许，煎数沸连渣服之，能愈产后腹疼于顷刻之间。人多因蒲黄之质甚软，且气味俱淡，疑其无甚力量而忽视之，是皆未见邹氏之论，故不能研究《神农本草经》主治之文也。

茜　草

原文：味苦寒。主寒湿风痹，黄疸，补中。

茜草为《本经》中品，原名茜根，为茜草科植物茜草的根及根茎。味苦而性寒，善入血分，故能清热凉血以止血，治疗血热妄行之出血证，如月经过多、崩漏、皮下出血、鼻衄等。正因为本品具有良好的止血作用，现行教材把茜草归为止血药。然而，这一功效在《本经》中却未记载。

本品"主寒湿风痹"，即主治痹痛，茜草除具有良好的止血作用外，也具有良好的活血通经作用，一般用于血滞经闭和痹痛两个方面。因本品性寒，所治痹痛以热痹为宜，可配伍忍冬藤、木通等清热祛风通络之品。若配伍桂枝、附子等，亦可用于寒痹或湿痹。

本品主治"黄疸"，因其性寒，理论上讲可以治疗湿热黄疸，湿热阻滞，瘀滞不行，胆汁外溢，发为黄疸。茜草主治黄疸不仅与其寒性有关，在更大程度上取决于其活血之功。

《伤寒论》第236条"阳明病，发热汗出者，此为热越，不能发黄也。但头汗出，身无汗，剂颈而还，小便不利，渴引水浆者，此为瘀热在里，身必发黄，茵陈蒿汤主之"明确指出，瘀热在里是湿热黄疸的病机，方中大黄除通腑利胆退黄外，也与其活血作用有密切关系。

瘀血致黄的理论已被中医界公认，诸多具有利胆退黄作用的药物具有活血之功，如大黄、虎杖、赤芍等，当然也包括茜草在内。《本草经疏》也认为茜草"善治蓄血发黄，而不专于湿热者也"。从临床报道的情况来看，治疗急慢性黄疸，茜草也是常用药。

"补中"是指补中益气，既无古籍的论述与记载，也未查找到现代的应用与药理依据，所以，这一功效有待临床验证。

白茅根

原文：味甘寒。主劳伤虚羸，补中益气，除瘀血，血闭寒热，利小便。其苗主下水。

白茅根为《本经》中品，《本经》原名茅根，味甘性寒，能够养阴，故"主劳伤虚羸"，然本品的养阴作用较弱，治疗阴虚证，一般不作主药。其性寒凉而入血分，能够凉血止血，这是本品最常用的功效，惜在《本经》未曾记载。

邢维萱经验：审证求因，辨证施治，是中医学之精髓，精于医者，莫不以此为准则。忆昔曾治李姓妇女，适逢绝经年龄，血崩不止，已有月余，多方求医不效。面色萎黄，心悸不寐，少气懒言，纳食欠佳，脉沉细无力，舌苔薄白质淡。余辨证为心脾两虚，脾不统血。治以黄芪30g，党参30g，当归15g，白术10g，茯苓15g，广木香5g，龙眼肉10g，炒酸枣仁15g，鸡冠花30g。患者服药后依然出血不止，而且体质日渐衰弱。请李翰卿老所长诊治。李老问及病情，按脉片刻，仍按原方加白茅根60g服用。果然药进2剂血崩止。请教李老加白茅根何意？李老说：此人心脾气虚证存在，但适逢绝经之年，天癸将尽，肾水不足，加之日久出血，阴液更加亏损。阴不足则阳有余，阴虚生内热迫血妄行。按其脉细数，知有虚热之象，加白茅根以去其虚热，热去血自不出。《内经》云"阴虚阳搏谓之崩"，此证是也。我听后心中豁然开朗，李老先生精辨证，细用药之功力令人折服。（《黄河医话》）

《本经》云其"补中益气"，无论是古籍文献，还是临床应用，均未查到相应的资料，现行教材也未记载本品能够"补中益气"。这个作用有待临床验证。

"除瘀血，血闭寒热"，说明本品具有活血化瘀作用，虽然临床应用较少，但也有使用的记录。

林上卿先生认为白茅根能下血消瘀，他说：白茅根，一般药书仅记有清热生津、凉血利尿的功能，而《神农本草经》还载有"除瘀血"疗"血闭"的作用。余临床验证确有此效。

某年春月，余在福鼎县南镇治一姚氏妇人。前医谓水肿病，投附子、桂枝、吴茱萸、干姜、苍术、陈皮、大腹皮等数剂无效，延邀余诊。察其面色暗晦，口唇微绀，口苦且干而不欲饮，心烦不寐，午后低热，腹胀如鼓，按之稍坚，满腹青筋显露，指甲暗紫，大便艰通，小溲短赤，舌暗苔黄，脉象细数。此过服辛燥，伤及胃络，化热动血，瘀血蓄积于肠胃，不得畅通故也。须用甘寒消瘀利水之品治之。我按《神农本草经》对白茅根功用之记述，独取白茅根0.5kg，剥皮留尖，以米泔水浸泡3小时，用清水半锅，浓煎取汁3碗，嘱患者频频服之。每日1剂，3剂后，下黑便甚多，小溲通利，腹胀渐退。一味白茅根，竟获显效。

再有，浙江平阳有一陈氏妇人。妊娠3个月，虑胎火内炽，自取白茅根120g。煎服之，而致胎漏不止，延医无效，终成小产。《日华子本草》曰："茅根之主妇人月经不匀，通血脉淋沥。"故世有妊娠忌白茅根之说。

验如斯药，对症也罢，误用也罢，其下血消瘀之功皆已可见。呜呼！白茅根之功岂只凉血止血，清热利尿？药圣李时珍赞白茅根曰："良药也，世人以微而忽之……"对白茅根之钟爱跃然纸上。（《南方医话》）

"利小便"说明本品具有利水之功，其利水作用较强，又兼有养阴作用，多用于水肿、热淋、热病伤阴兼有水停等。

慢性肾炎水肿，小便不利和尿量减少常是主要原因，因此利尿是消除水肿的重要治疗途径之一。杜教授（指杜雨茂）在此方面体会尤深，他每遇小便短少、尿中带血，或镜检发现血尿者，无论有无水肿，均在本病的辨证方药中加入白茅根30～45g，玉米须30g，连续服用，多可收到清热凉血、利水消肿之良好效果。由于白茅根甘淡微寒，清热而不碍胃，止血而不留瘀，利尿消肿而不伤阴，故对慢性肾炎水肿伴血尿者用之最为对症，值得推广应用。根据杜教授经验，本品用量不可太轻，一般应在30g以上，否则收效欠佳。［国医论坛，1991，（3）：19］

一妇人年近四旬，因阴虚发热，渐觉小便不利，积成水肿，服一切通利小便之药皆无效。其脉数近六至，重按似有力，问其心中常觉烦躁，知其阴虚作热，又兼有实热，以致小便不利而成水肿也。俾用鲜茅根半斤，煎汤两大碗，以之当茶徐徐温饮之，使药力昼夜相继，连服5日，热退便利，肿遂尽消。（《医学衷中参西录》）

血余炭

原文：味苦温。主五癃，关格不通，利小便水道，疗小儿痫，大人痓，仍自还神化。

血余炭为《本经》中品，《本经》原名发髲，是指人的头发煅成的炭。五癃是多种癃闭的总称，总以小便滴沥不畅或滴沥不尽为临床表现。大小便不通谓之关，呕吐不食谓之格，二者并见称为关格。此处的关当指小便不利。所以，"五癃，关格不通，利小便水道"均是对血余炭利水作用及应用的描述，现行教材也认为本品具有显著的利尿作用。临床上，运用血余炭治疗老年前列腺肥大，以小便困难或滴沥不畅为主要表现，在辨证施治的基础上加用本品，其利尿作用明显。

"小儿痫"是指小儿惊风，"大人痓"是指大人痉挛，均是指肢体的痉挛发作，古今医籍未见应用血余炭治疗上述病证的记录，故存疑待考。

"发为血之余"，炒炭后能够止血，血不外失而使机体阴血得充。从表面现象来看，患者服用血余炭后机体血液得充，类似血余炭转化成血，故谓"仍自还神化"，实际上是血余炭的止血作用。《本经》虽然未提及本品的止血作用，但现行教材已经把血余炭归为止血药，足以证明止血是本品的主要功效，广泛用于崩漏、月经过多、皮下出血、鼻衄等多种出血证，多与棕榈炭相须为用，以增强收涩止血之功。

发为血之余，其炭具有补益之功，能补血养心安神，故有"仍自还神化"之说。娄牖白介绍道：余尝按本经发髲药理，推广血余灰之功用，以之治健忘等疾，均有殊效。盖健忘者，亦心肾之虚也。何以言之？经云：心者君主之官，神明出焉。肾者作强之官，伎巧出焉。以精生于肾，肾为水脏，水精充沛，则以其精气上奉于心以生神，心为火脏，唯其阴精内涵，阳精外护，则光明清湛而能烛物，坎为水，离为火，坎离交，则水火既济，人之神强志坚，以应万物无穷之变化，端赖于是，盖神明伎巧，皆心神所自出也。经又云：肾藏志，志即古志字，志者能记忆也。肾合骨，精生髓，脑与髓为一体，脑之用亦根于心肾，心血失养则神昏，肾阴渐衰则髓海空，于是头眩健忘，惊悸怔忡，神疲志弱诸症作矣。余治此类疾病中，其功效尤著者，为一徐树霖疾，徐素体虚多病，一日忽患类中风疾，另治略平，尚未脱体，而神识如痴，不能忆及往事，即自己子女之名，亦欲呼而不能出诸口。余临诊时，询及当日饮食多寡，便溺次数，瞠目痴笑，不知所对，盖心神衰敝，已失运用之能矣。乃就其见症，以血余炭补气血安心神滋肾精药中，服数剂，病势已渐衰。能忆能思，药未过30剂，诸病良已，康复如常人，诚以发生巅顶，既补心肾，又易引诸药入脑，而奏神功也。［江西中医药，1958，（9）：30］

第九章　活血化瘀药

凡以通利血脉，促进血行，消散瘀血为主要作用，治疗瘀血证的药物，称为活血祛瘀药。因味辛能行、苦能泄，所以本类药物大多具有辛味或苦味。气血的特点是得温则行，得寒则凝，故活血药大多具有温性。本章内容主要介绍川芎、丹参、牛膝、桃仁、水蛭等5味药。

川　芎

原文： 味辛温。主中风入脑头痛，寒痹筋挛缓急，金创，妇人血闭无子。

川芎为《本经》上品，《本经》原名芎藭，历代医家认为以产于四川者质佳，现其正名为川芎，为伞形科植物川芎的根茎。

本品辛温，能祛风止痛，为治疗头痛的要药，古有"头痛必用川芎"之说，即《本经》所载"中风入脑头痛"，现广泛用于多种头痛的治疗。若外感风寒之头痛，可配伍荆芥、防风、细辛等，如川芎茶调散；若风热上攻之头痛，可在川芎茶调散的基础上配伍菊花、蝉蜕等，即菊花茶调散；外感风湿，头昏头痛，头重如裹，可配伍羌活、独活、防风等祛风除湿之品，如羌活胜湿汤；血虚不能上荣之头痛、头晕等，可配伍熟地黄、当归、白芍、菊花、蔓荆子等，如加味四物汤；头痛如针刺，固定不移，舌质紫暗，瘀点或瘀斑，证属血瘀为患，宜配伍桃仁、红花、当归等，如通窍活血汤。

张天嵩重用川芎为君药，结合辨证治疗偏头痛，取得较好的疗效，其用川芎的原则有三：一辨病情：辨西医之病对临床用川芎有重要的参考作用，对于偏头痛、紧张性头痛、三叉神经痛、外伤后（脑水肿除外）、普通病毒性感染等所致头痛可大胆应用，正如程之田《医学心传》中所说"攻病如攻敌，用药如用兵；兵在精而不在多，药贵当而不忌峻"；对于脑出血、大面积脑栓塞、脑瘤等其他原因导致颅内高压引起的头痛则不宜应用。二究配伍：考川芎的不良反应，多为单用久服所致，如《本草衍义》"若单服既久，则走散真气"，而陈士铎本人也认为"若单用一味以止痛，则痛止，转有暴亡之虑"，所以陈士铎用川芎多配伍白芍药，余师而从之。笔者常用川芎 30g、生白芍药 30g 作为治疗偏头痛的药对，并根据辨证再配伍其他药。风则加天麻、钩藤、防风等，分内外而选用；寒则加白芷、细辛等；火则加石膏、菊花、蔓荆子、龙胆草、黄芩等，分脏腑或经络而选用；湿则加羌活、防风；痰则加制半夏、茯苓、僵蚕；瘀则加全蝎、蜈蚣；虚则加党参、黄芪、白术、白芍药、当归、熟地黄、桑寄生，分气血阴阳而选用。三考用量：用量当细考病情之久暂与轻重。对于颅内高压引起的头痛不宜应用；对于发病急或头痛轻浅者，如外感头痛或鼻窦炎所致的头痛，不论其风寒、风热、风湿等，用量宜小，一般 6～9g 为宜，量大则有头晕不适之感；对于时作时止、发时头痛剧烈者，如中重度偏头痛，则宜重用，一般用量在 30g 以上，疼痛明显减轻或消失后，迅速减量，既巩固疗效，又不致不良反应出现，所谓"中病即止"。［上海中医药杂志，2008，（7）：23］

本品辛行温通，既入气分，又入血分，以活血为主，兼能行气，有"血中之气药"之称，广泛用于血瘀或血瘀气滞所致的多种病证，"寒痹筋挛缓急，金创，妇人血闭无子"，皆血瘀为患也。

气血的特点是"得温则行，得寒则凝"，寒痹乃寒邪痹阻血脉所致筋脉拘挛、局部冷痛等，相当于关节炎之类的病证。川芎在临床上治疗痹证的方剂中尤为常用，不仅具有良好的活血作用，其止痛效果亦良。

"金创"是指刀枪剑戟等所致的外伤肿痛，也就是跌打损伤，这种外伤必有瘀血，用川芎的目的就在于其活血作用。

"血闭"即血瘀，瘀血阻滞则经闭，故"无子"。临床上治疗血瘀经闭，常与当归、赤芍、桃仁、红花等同用。若见胞宫虚寒，血虚兼瘀者，可与吴茱萸、人参、阿胶、芍药、当归、桂枝等同用，即《金匮要略》之温经汤。

川芎不仅用于妇人血闭无子，对于血滞痛经，亦为常用之品，须配伍红花、当归等活血化瘀之品。

　　李某，女，45 岁，1993 年 5 月 5 日初诊。10 年前因做人工流产而患痛经。每值经汛，小腹剧痛，发凉，虽服止痛药片而不效。经期后延，量少色黯，夹有瘀块。本次月经昨日来潮，伴见口干唇燥，头晕，腰疼腿软，抬举无力，舌质暗，脉沉。证属冲任虚寒，瘀血停滞。治宜温经散寒，祛寒养血。疏温经汤：吴茱萸 8g，桂枝 10g，生姜 10g，当归 12g，白芍 12g，川芎 12g，党参 10g，炙甘草 10g，丹皮 10g，阿胶 10g，半夏 15g，麦冬 30g。服 5 剂，小腹冷痛大减，原方续服 5 剂，至下次月经，未发小腹疼痛，从此月经按期而至，俱无不适。(《刘渡舟临证医案选》)

　　总之，《本经》对川芎的功效阐释包括两个方面，一是祛风止痛，一是活血化瘀，这与现今的认识完全相同。

丹　参

　　原文：味苦微寒。主心腹邪气，肠鸣幽幽如走水，寒热积聚，破癥除瘕，止烦满，益气。

　　丹参为《本经》上品，为唇形科植物丹参的根及根茎。《本经》载本品能够"破癥除瘕"，实际上是指活血作用，与现代中药学的认识一致，所以将丹参归为活血化瘀药。活血化瘀药主治瘀血证，而"积聚"是其临床表现之一，瘀血阻于心腹，则见心腹刺痛，即"心腹邪气"也。治疗瘀阻心腹之刺痛，可与檀香、砂仁同用，即丹参饮。

　　董某，男，教师。1975 年 6 月 10 日就诊。患者胃痛间断发作已 10 年，发无定时，1 个月 1 次，或数月 1 次，每次发作疼痛剧烈。本次发作，中西药治疗无效，注射派替啶（度冷丁）亦毫不止痛。吾初投木香、吴茱萸、丁香、高良姜、半夏、大黄等味亦无效，即痛止几日又复发作。继予丹参饮原方（丹参 30g，檀香 3g，砂仁 3g），服后 1 小时痛止，又断服数剂，未再疼痛。按：丹参饮本调气化瘀之方，本例胃痛发无定时，且又剧烈疼痛，投散寒理气之剂不效，改用丹参饮，其痛立止，可见此痛乃血瘀气滞所致。证之临床，凡属血瘀气滞之心腹疼痛，用之多有良效。陈修园赞其方说："心腹诸痛有妙方，丹参十分作

提纲，檀砂一分聊为佐，入咽咸知效验彰。"(《张磊临证心得集》)

因丹参具有良好的活血作用，临床应用十分广泛，如内科的冠心病、心绞痛、肝硬化、哮喘、脑血栓，外科的乳腺小叶增生、跌打损伤瘀滞肿痛、颈椎病、肩周炎、下肢静脉血栓，妇科的慢性盆腔炎、子宫肌瘤等，只要伴有瘀血阻滞者，均可应用本品。

"肠鸣幽幽如走水"是指肠鸣，多见于胃肠道疾病，如过敏性结肠炎、溃疡性结肠炎等。复方丹参注射液从丹参提取而来，药理研究发现丹参注射液具有多种药理活性，如能够解除肠道痉挛，活血化瘀，改善微循环，降低血液黏稠度，提高机体特异性及非特异性免疫机能，还能够抑制循环中免疫复合物产生，使结肠黏膜组织中超氧化物歧化酶活性增加，这种酶能有效地清除细胞中的氧自由基，从而抑制肠组织中的脂质过氧化反应，并可稳定细胞膜通透性而保护结肠黏膜，控制黏膜充血、水肿，促进炎症吸收，从而减少对肠黏膜的损害等。所以，治疗结肠炎时，在常规治疗的基础上加丹参注射液能够明显提高临床疗效，这种应用屡见临床报道。不过，在治疗结肠炎的复方配伍中，尚未突出丹参的治疗作用，有待中医临床进一步验证。笔者分析，若结肠炎等肠鸣音亢进者，在辨证处方的基础上加用丹参或许能够明显提高其疗效。

《本经》云本品能够"益气"，而《名医别录》则云本品"养血"。自此之后，其益气补血之功鲜有提及者。无论是益气，还是养血，实际是指其调和气血的作用，以通为补的作用，故有"一味丹参，功同四物"之说。

"除烦满"是因本品性微寒而能清热，热除则烦解。这种除烦作用在清营汤中有所体现，清营汤主治温病邪入营分证，症见身热夜甚，心烦不寐，神昏谵语，斑疹隐隐，舌红绛，脉细数等，方中丹参既能活血，又能清心除烦安神。

综上所述，除"益气"作用外，《本经》对丹参的认识正确而又已经比较全面了。

牛 膝

原文：味苦酸。主寒湿痿痹，四肢拘挛，膝痛不可屈伸，逐血气，伤热火烂，堕胎。久服轻身耐老。

牛膝为《本经》上品，属于活血药，具有活血化瘀，补肝肾，强筋骨，引血下行，利尿通淋等作用。作为牛膝入药的植物有两种，即怀牛膝与川牛膝。其中，川牛膝长于活血，而怀牛膝长于补肝肾。不过，二药均具有较强的活血作用，可广泛用于多种瘀血证。瘀血祛，则疼痛止。故原文"主寒湿痿痹，四肢拘挛，膝痛不可屈伸"，其机理在于"逐血气"，即活血是也。正因为本品能够活血，所以孕妇当慎用，否则易致"堕胎"。

本品主治寒湿痿痹，包括两个方面：一个是痿，一个是痹。

痿是指筋骨痿软，肌肉瘦削，肌肤麻木，手足不用的一类疾患。临床上以两足痿软、不能随意运动者较多见，故有"痿躄"之称。西医学的多发性神经炎、脊髓空洞症、肌萎缩、肌无力、侧索硬化、运动神经元病、周期性麻痹、肌营养不良症、癔病性瘫痪和表现为软瘫的中枢神经系统感染后遗症等，均属于"痿证"的范围。

痹证指由风、寒、湿、热、痰、瘀等侵袭机体导致肢节疼痛、麻木、屈伸不利的病症。西医学的风湿性关节炎、类风湿性关节炎、颈椎病、肱二头肌腱鞘炎、坐骨神经痛、腰肌劳损等均属于中医痹证的范畴。

瘀血内阻，既可致痿，也可致痹。牛膝之所以能够治疗上述病证，与其活血之功密不可分。

跟骨骨质增生属于中医痹痛的范围，无论是单用，还是配伍应用，均有效。常某，女，51岁，1999年7月12日初诊。两脚后跟疼痛5个月，时轻时重，多劳累后加重，则活动受限。曾于某医院摄X线片，诊为两跟骨骨质增生，服骨质增生片等药治疗，疗效不佳而来就诊。舌淡苔薄白，脉沉弦。以牛膝20g，丹参20g，木瓜15g，7剂，每日1剂，水煎分2次服。3剂后疼痛明显减轻，7剂后症状消失，随访2年未复发。[中医杂志，2004，（3）：172]

不过，由于痹证日久或痿证日久，均可累及肝肾，与川牛膝相比，怀牛膝偏于补肝肾、强筋骨，此时可选用怀牛膝。

陈某，女，72岁，2005年6月4日初诊。患者因腰痛、双下肢行走无力6月余就诊，经脊椎CT确诊为L3-4、L4-5椎间盘突出。刻诊：腰痛，行走乏力，下肢怕冷，时有浮肿；饮食、二便、睡眠正常；舌质暗红，苔少。西医诊断：腰椎间盘突出症；中医诊断：痹证（瘀血闭阻），处方：白芍药60g，赤芍药30g，怀牛膝30g，丹参12g，石斛30g，生甘草6g。7剂，水煎服，每日1

剂，每日 2 次。复诊（2006 年 11 月）：下肢浮肿减轻，腰腿有热感；大便次数增多，每日 2 ~ 3 次。原方白芍药改为 40g，继续服用半月。患者 2007 年 2 月复诊，下肢浮肿明显改善，诉腰已不痛，下肢肌力明显好转。为巩固疗效，上方继服 3 个月。［上海中医药杂志，2008，（4）：10］

此外，牛膝还能够引药下行，可治疗湿热痿痹，须与苍术、黄柏等用，即三妙丸。

王洪图教授遵《内经》之旨"湿热不攘，大筋软短，小筋弛长，软短为拘，弛长为痿"治张某，男，42 岁，1974 年 11 月诊。患者头部外伤手术后半年余，左侧肢体活动不便，尤以下肢为甚。自足至膝，内翻屈曲不能伸直、无力，来诊时需由两人左右架扶。观其体质尚属壮实，头部受伤处颅骨尚未修补，有一鸭蛋大软组织。脉濡数，舌质红，苔黄而厚腻，大便不爽。证属湿热阻滞，治以清热祛湿之法。苍术 10g，黄柏 10g，生薏苡仁 12g，萆薢 10g，木通 10g，川牛膝 12g，独活 8g，车前子（包）9g。水煎温服，每日 1 剂。服上方 9 剂后，舌苔略退，左下肢已略能自动屈伸。上方再加鸡血藤 15g，水煎服，每日 1 剂。又服 15 剂，肢体屈伸较为自如，手持木杖已能自己行走。上方连服 40 余剂，能丢弃手杖自己散步，做简单的保健操。行动虽不如常人灵便，但生活自理已无困难。（《王洪图内经临证发挥》）

此外，《本经》云其主"伤热火烂"，是指本品通过其下行之性以引热下行，临床上多用本品治疗火热上炎之咽喉肿痛、口舌生疮等，此时可与石膏、熟地黄、麦冬、知母同用，即玉女煎。钱某，女，23 岁。口腔糜烂，灼热疼痛，反复发作 3 年。查体见：溃疡形状多不规则，大小不等，相互融合，溃疡基底平坦，有黄色分泌物覆盖，周缘轻度水肿高起，广泛充血发红；口渴口臭，唇红舌燥，小便短黄，大便 3 日一行，舌质红，苔黄，脉洪实有力。治宜清胃泻火，凉血通便。处方：牛膝 15g，生石膏 30g，知母 12g，黄芩 12g，黄连 9g，升麻 9g，栀子 10g，生地 15g，赤芍 15g，大黄（后下）9g。连服 8 剂而愈，随访半年未再复发。［中国民间疗法，2004，（4）：35］

牛膝配伍血竭可治疗疡科难愈之症，也是对本品主治"伤热火烂"的一个例证。张某，男，57 岁，2001 年 6 月 7 日初诊，患者背后肩胛骨下长一脓疮（西医称为蜂窝组织炎）10cm×8cm 大小，经西医抗炎、清创治疗 10 余天无效，求诊于家父，父诊为搭手。处方：鲜牛膝 50g（取之本地鲜牛膝，四季均可），血竭 5g，二药相合，碾碎，置火上摊至熟为度。清洗创面，热敷于患处，外用无菌纱布包裹，每日换药 1 次，9 日后痊愈。[中医杂志，2004，（5）：333]

至于其"久服延年轻身"之说，可能与其补益肝肾、活血作用有一定的关系，当然也与本品属上品药有一定关系。

牛膝能"堕胎"，所以孕妇忌用，是因为牛膝具有活血之功也。

总之，除利水通淋作用外，人们在《本经》时代对牛膝的认识已经比较全面。

桃　仁

原文： 味苦平。主瘀血，血闭癥瘕邪气，杀小虫。

桃仁为《本经》下品，为蔷薇科植物桃或山桃的成熟种子，《本经》原名桃核。《伤寒论》有桃核承气汤，由桃仁五十个（去皮尖），大黄四两，桂枝二两（去皮），甘草二两（炙），芒硝二两组成。可见《伤寒论》中的桃核即桃仁是也。

桃仁味苦性平，与现在的认识相同。善入血分，具有良好的活血化瘀作用，其活血力强，有学者认为具有破血之功，广泛用于瘀血证。故《本经》谓其"主瘀血，血闭癥瘕邪气"。

在《伤寒论》中，活血化瘀之力较强的方剂桃核承气汤、抵当汤、抵当丸等均含本品。其中，桃核承气汤主治"太阳病不解，热结膀胱，其人如狂。血自下，下者愈。其外不解者，尚未可攻，当先解其外。外解已，但少腹急结者，乃可攻之"，为太阳蓄血之轻证。以其人如狂、少腹拘急、小便自利为辨证要点。黄某，女，39 岁。因子病，忧劳过度，一日忽精神失常，终日骂詈，狂扰不安，口干舌张，大便四日未通，按其少腹胀满坚硬，断为下焦热结证，用大剂桃核承气汤：桃仁一两，大黄两半，甘草五钱，桂枝三钱，芒硝二钱，煎汤灌下（仅灌半剂）。周时下黑粪五六枚，精神安定，再经调理数天，恢复正常。[福建中医药，1964，（5）：25]

对于瘀血痛经而兼便秘或便干者，笔者喜用桃核承气汤，疗效确切。某女，

20 岁，2011 年 1 月初诊。痛经 1 年余。每月月经来前腰痛、腹痛，月经色黑，血块较多。月经周期准，平素大便偏干，舌体瘦小，齿印明显。患者形体偏瘦，面暗，纳、眠均可。处以桃核承气汤：肉桂 20g，桃仁 20g，制大黄 10g，芒硝（冲）6g，甘草 10g。5 剂，经前 5 天开始服用，每日 1 剂。2011 年 2 月 28 日再诊：患者诉说药后痛经明显减轻，唯药后脐腹疼痛，系大黄、芒硝等对胃肠道的刺激所致。药后无明显腹泻。嘱上方甘草改为 20g，继服 5 剂以巩固疗效。

抵当汤由水蛭、虻虫、桃仁、大黄组成，其活血之力甚强，主治太阳蓄血重证，以其人发狂、少腹硬满、小便自利为辨证要点。在《金匮要略》中主治"妇人经水不利下"，亦治"男子膀胱满急，有瘀血者。"

宋某，女，18 岁。于 1970 年 8 月患癫狂，目光异常，时而若有所思，时而若有所见，时而模仿戏剧人物，独自动作吟唱，入夜尤剧，妄言躁狂欲走，中西医多方治疗无效。病至半月，势渐重笃，卧床不起，饮食不进有数日，邀衣宸寰老医师诊视。脉之，六部数疾，尺滑有力；按之，少腹上及脐旁坚硬急结。询其经事，家人回答初得病时正值经期，大便周余未解，小便尚通，舌黯红干燥。乃曰："王氏《脉经》说'尺脉滑，血气实，妇人经水不利……宜……下去瘀血。'脉证合参，属瘀热发狂，宜急泄热破瘀。"疏抵当汤：桃仁 25g，大黄 10g，水蛭 10g，虻虫 10g。适缺虻虫，嘱先服下观察。翌日诊视，药后大便得通，证无进退，曰："证属瘀热发狂无疑，抵当何以不效？殆缺虻虫之故。"仍用前方，亟令觅得虻虫。时值夏月，家人乃自捕虻虫二十余枚合药。服药三时许，果从前阴下瘀血紫黑，夹有血丝血块，大便亦解胶黑之屎。令以冰糖水饮之，沉沉睡去，嘱勿扰唤。翌晨，神清索食，唯觉困乏，疏方生地、白薇、丹参、莲心、荷叶、琥珀调之，竟愈。[上海中医药杂志，1980，（3）：17]

在《金匮要略》中，桂枝茯苓丸、大黄牡丹汤、下瘀血汤等活血剂均含桃仁。其中桂枝茯苓丸主治"妇人宿有癥病"，常用于妇女月经不调、闭经、痛经、子宫内膜炎、附件炎、子宫肌瘤、卵巢囊肿等属瘀血阻滞者，以妇人小腹宿有包块，腹痛拒按，或下血色晦暗而有瘀块，舌质紫暗，脉沉涩等为辨证要点。因临床极为常用，有成药桂枝茯苓丸或桂枝茯苓胶囊，临床应用方便。

大黄牡丹汤由大黄、牡丹皮、芒硝、桃仁、冬瓜仁组成，主治肠痈。现临床上多用本方治疗急性阑尾炎、慢性盆腔炎、前列腺炎等腹腔的急慢性炎症。经方大师胡希恕治齐某，男，19 岁，1965 年 6 月 25 日初诊。右下腹痛 4 个月。

在某医院诊断为"亚急性阑尾炎"，治疗1个月后，症状减轻，但不久复发，继服中药治疗2个多月仍未痊愈，经人介绍而来求治。主诉：右下腹疼，按之痛剧，苔白根腻，脉弦滑。证属瘀血夹脓在少腹，治以祛瘀排脓，与大黄牡丹皮汤加减：大黄6g，芒硝6g，牡丹皮15g，桃仁12g，冬瓜仁10g，生薏苡仁24g，白芍12g，炙甘草6g。结果：2日后自感一切良好。但阑尾部位按之仍痛，继服3剂而安。（《经方传真》）

《本经》云其"杀小虫"，可能与其有一定的毒性有关，然古今临床极为少用。

桃仁最重要的作用是活血化瘀，其次还具有一定的润肠通便、止咳平喘之功，惜在《本经》未曾提及。

水 蛭

原文： 味咸平。主逐恶血，瘀血月闭，破血瘕积聚，无子，利水道。

水蛭为《本经》下品，为蚂蟥科动物蚂蟥、柳叶蚂蟥和水蛭的干燥体，其味咸而入血分，活血之力强，有破血之称，临床上可用于多种瘀血重证。水蛭活血作用早已为药理研究证实，所含水蛭素能防止血栓形成，对已形成的血栓有溶解作用；能抑制纤维蛋白原转化为纤维蛋白，也能抑制凝血因子的活化及凝血酶诱导的血小板反应，抗凝作用极强大。

"逐恶血"即活血。"瘀血月闭"是指由于瘀血阻滞所致的闭经，月经不潮故"无子"。活血化瘀为其主要治法，水蛭本身具有强烈的活血之功，再配伍大黄、桃仁、虻虫等活血之品，其活血之力更强，即组方抵当汤，在《伤寒论》中主治太阳蓄血重证，以其人发狂、少腹硬满、小便自利为辨证要点，在《金匮要略》中主治"妇人经水不利下"，亦治"男子膀胱满急，有瘀血者"。

曹某，女，29岁。主诉：月经自初潮至今从未正常，服用西药即来月经，不用西药治疗则没有月经。彩超检查：示多囊卵巢，虽以妈富隆治疗，但治疗效果不佳，病情反复。刻诊：月经先后无定期，经下夹血块，心烦，口渴欲饮水，舌质红而边略暗，脉细略涩，辨治为胞宫瘀热证，以抵当汤加味：桃仁12g，大黄9g，水蛭6g，虻虫6g，茯苓15g，丹皮15g，白芍15g，桂枝15g，炙甘草10g。6剂，1日1剂，水煎2次合并分3服。连续用药4个月，经彩超复查，多囊卵巢基本消失。为了巩固疗效，以前方改汤剂为丸剂治疗1年余，卵巢恢复正常。［中医药通报，2008，（2）：43］

"破血瘕积聚"也是对其活血作用的描述，对于肝脾肿大、子宫肌瘤、卵巢囊肿、肠粘连、前列腺肥大等腹部肿块属瘀血阻滞者，水蛭为常用之品，抵当汤、大黄䗪虫丸等为治疗上述病证的常用方。

张某，女，38岁。1999年孟春，B超示：右侧卵巢有一浆液性囊肿，球形，直径约3.5cm。遂邀余诊治。述其无明显自觉症状，唯月经后期，经行小腹冷痛，月信量少，色黑有块，观患者眼圈黯黑，舌紫黯，有瘀斑，脉沉涩。辨为寒凝血瘀，冲任失调气血瘀阻之证，宜温经散寒，破瘀消癥，益气和血。方用大黄䗪虫丸加减：熟大黄120g，土鳖虫120g，虻虫60g，水蛭90g，干漆45g，蛴螬60g，桃仁60g，杏仁60g，白芍120g，熟地240g，炙甘草90g，桂枝120g。共研为细末，炼蜜为丸，每丸9g，每早晚各服1丸。连服7.5个月，查B超，囊肿消失，月经正常。［北京中医，2000，（5）：51］

现行教材认为本品有毒，须炙用。然张锡纯认为："总论破瘀血之药，当以水蛭为最。然此物忌炙，必须生用之方有效。乃医者畏其猛烈，炙者犹不敢用，则生者无论矣。不知水蛭性原和平，而具有善化瘀血之良能。"他还说："又善破冲任之瘀，盖其破瘀血者乃此物之良能，非其性之猛烈也。《神农本草经》谓主妇人无子，因无子者多系冲任瘀血，瘀血去自能有子也，此物生于水中，原得水之精气而生，炙之则伤水之精气，故用之无效。"

从药理作用来看，水蛭经过高温炙后破坏了其所含的水蛭素、抗血栓素等有效成分，虽然毒性得以控制，然其疗效降低是必然的。

活血化瘀为水蛭的唯一功效，其功效虽然单一，但作用强烈而具有破血之称。虽然《本经》谓其能"利水道"，但水蛭所治疗的水道不通实际上是瘀血阻滞所引起的，仍然没有超出活血的范围。

第十章　化痰止咳平喘药

> 凡以祛痰或消痰为主要作用，治疗痰证的药物，称为化痰药；以制止或减轻咳嗽或气喘为主要作用，治疗咳喘证的药物，称为止咳平喘药。因咳喘多夹痰，痰多易发咳喘，而化痰药多兼止咳、平喘作用，止咳平喘药又每兼化痰作用，故将化痰药与止咳平喘药合并为一章介绍。本章内容主要有半夏、旋覆花、桔梗、贝母、紫菀、葶苈子、杏仁等7味药。

半　夏

原文：味辛平。主伤寒寒热，心下坚，下气，喉咽肿痛，头眩，胸胀，咳逆，肠鸣，止汗。

半夏为《本经》下品，为天南星科植物半夏的块茎。《本草纲目》记载："《礼记·月令》五月半夏生，盖当夏之半也，故名。"

半夏味辛性平，与现今认识基本一致，然其性平中偏温，温燥之性显著，善于温化寒痰，燥湿化痰。

"主伤寒寒热"，提示本品可用于外感病的治疗，"寒热"是外感病的一种表现，可以表现为怕冷，也可以表现为发热，也可以是恶寒与发热并见，还可以是寒热往来。但并非所有的外感病都可用本品，外感病伴有以下两种情况即可应用：一是呕吐，外感呕吐者较为多见，如小柴胡汤即可治疗外感呕吐，如在《伤寒论》中有"呕而发热者，小柴胡汤主之"的记载，方中即含有半夏，可发挥止呕作用；再如治疗外感风寒之呕吐，可选用葛根加半夏汤，主治"太阳与阳明合病，不下利，但呕者"。二是痰证，本方祛痰的作用较强，对素有痰饮疾患而外感时，其痰证大多较著，故本品可用于外感表证伴有痰饮者，小青龙汤为其代表方。

半夏具有较强的化痰作用，但在《本经》中却未提及，现代药理研究也不能证实半夏的化痰作用。但临床发现，痰饮素盛的患者在服用含有半夏的方剂后，其咳痰明显减少，这是对半夏化痰作用的最有力证据。

"心下坚"可理解为心下坚硬，也可理解为心下胀满或心下痞满。其心下坚硬，多系痰饮所致，正与本品化痰消痞作用相吻合。而心下胀满，多由气滞所致，导致气滞的原因较多，其中一个很重要的因素是湿阻，盖由湿性黏滞所致也，所以本品治疗心下胀满，系其燥湿化痰之功，应用时须配以理气之剂，如陈皮、枳实等。治疗心下痞满的方剂莫过于半夏泻心汤，半夏的作用就是消痞散结。

华某，男，62岁，因上腹部烧灼感6年，加重1周去医院检查。胃镜提示：浅表性胃炎，轻度上皮不典型增生，幽门螺旋杆菌（++）。胃三联治疗后食欲不振。遂求诊于黄煌教授。就诊时患者自觉剑突下不适，胸骨后烧灼感，喝酒后加剧，嗳气，大便次数增多，夜汗多。舌红，苔薄黄。黄师处以半夏泻心汤加味：黄连3g，黄芩10g，制半夏10g，党参12g，干姜6g，肉桂（后下）6g，炙甘草3g，大枣20g。15剂药后复诊烧心感消失，大便次数减少，略稀，药味可口。此方作为保健茶服用至今，无特殊不适。[甘肃中医，2007，（7）：30]

"下气"即降气，半夏降气作用首先要用于胃气上逆，也就是其止呕作用，半夏为止呕要药，具有良好的止呕作用，为历代医家所习用。临床上，用半夏治疗呕吐，无论寒热虚实，只要配伍得当，就能够产生必然的疗效。然半夏有一定的毒性，得生姜则减轻或消除，所以多配伍生姜。二者配伍，不仅降低了半夏的毒性，而且增强了二者的止呕与化痰作用。此类经方甚多，如小半夏汤、小半夏加茯苓汤、葛根加半夏汤、黄芩加半夏生姜汤、小柴胡汤等。其次，其降气作用也可用于肺气上逆，即"咳逆"，包括咳嗽与喘息。用本品治疗咳喘，不只是与其降气作用有关，更重要的一个作用是化痰，特别是喘疾，古有"无痰不作喘"之说，现代药理也证实本品具有止咳平喘作用。

"喉咽肿痛"，即为咽喉肿痛。本品治疗咽喉肿痛，在《伤寒论》中即有应用的范例，如仲景治疗咽喉肿痛，常用苦酒汤、半夏散及汤等方。但本品所治咽喉肿痛，查见咽喉局部并不红，或其色如常。若见咽喉红肿、充血，多为热邪所致，如果应用本品，必须配伍清热药如桔梗、胖大海等。笔者治疗咽喉肿痛或声音嘶哑者，必查其咽喉。对于咽不红、喉不肿、夜间疼痛明显、苔腻者，多选用半夏厚朴汤。患者王某，女，47岁，教师。2010年11月20日诊，诉4天前在一天内讲了6节课，出现声音嘶哑，服抗生素及金嗓子喉宝等未愈。现声音仍然嘶哑，夜间疼痛明显，吐少量痰，质稀易吐，无口渴，咽喉不红，扁桃体不大，舌质淡，苔薄而滑。予半夏厚朴汤合桔梗汤：半夏12g，厚朴12g，紫苏子12g，茯苓20g，生姜12g，桔梗6g，甘草10g。2剂后，声音转为正常，咽喉不再疼痛。

"头眩"是指头晕目眩，其原因较多，其中风痰上扰是一个重要病因，古有"无痰不作眩"之说。半夏治疗眩晕的机理在于其祛痰作用，如半夏白术天麻汤即是治疗眩晕的名方。这种情况多见于梅尼埃病、高血压病、颈性眩晕等。

"胸胀"，即胸胁胀满或胸胁苦满，肺系疾病或心血管系统疾病多见此患。半夏治疗肺系疾病或心血管系统疾病均为常用之品，但须见痰湿证，如治疗咳喘痰多的二陈汤、外台茯苓饮，治疗胸痹的瓜蒌薤白半夏汤等。

"肠鸣"多与泄泻并见，"无湿不作泻"，本品燥湿，故临证配伍可治疗痰湿阻滞之泄泻，治疗寒热互结之心下痞，症见脘腹痞满，肠鸣，腹泻等，可与半夏泻心汤。

"止汗"，未查到相关的止汗的应用，但如果见小柴胡汤证伴有寒热往来而汗出不畅者，也须用本品。

综上所述，《本经》对本品的功效描述多达10条，但归结起来，都可以用其三大功效来概括，即燥湿化痰，降逆止呕，消痞散结。只是所提及的"止汗"作用尚不能解释，也未见应用。

其实，本品还具有不少其他的良好的作用，如安神作用，外用散结止痛作用。半夏治疗失眠在《内经》中即有应用，如半夏秫米汤主治"胃不和，卧不安"者；后世有用半夏配伍夏枯草治疗因痰扰所致的失眠等有良效。对于其散结作用，生品外用可治疗恶疮、久败疮等亦有良效。

旋覆花

原文：味咸温。主结气，胁下满，惊悸，除水，去五脏间寒热，补中，下气。

旋覆花为《本经》下品，为菊科植物旋覆花或欧亚旋覆花的头状花序，味咸性温，与现在的认识基本一致。

味咸能够消痰水，即"除水"，又能散结气，主治痰壅气结之胸胁、脘腹之胀满、疼痛等。

《金匮要略》之旋覆花汤，主治"肝着，其人常欲蹈其胸上，先未苦时，但欲饮热"，系肝经气血郁滞所致，故配伍新绛以活血理气以止痛。

卢某，男，50岁，干部。主诉：顽固胃痛18年。西医诊断为慢性胃炎，身瘦体弱，饮食减少求治。初诊：胸胁作痛，喜按，喜热饮，肝着之候也。旋覆花（布包）30g，茜草6g，火葱14茎整用（四川葱较小者名火葱），初次煎好，分2次服之。二诊：服上方胸痛喜按之证减轻，仍喜热饮，大便曾畅解数次，肾囊微觉冷湿，照前方加味治之。旋覆花（布包）18g，茜草4.5g，干姜12g，云苓12g，炒枳实（打）6g，火葱7茎整用，服2剂。以后据病情始终以旋覆花汤为主，配合枳术丸、栝楼薤白汤、外台茯苓饮、六君子汤等，计11诊，肝着痊愈。［中医杂志，1964，（6）：29］

"诸花皆升，旋覆独降"，《本经》云其"下气"，以降胃气为主要作用。若痰饮阻滞中脘，气机不畅，症见噫气、恶心、呕吐等，同时伴有脘腹痞硬，大便不调等，宜配伍代赭石、人参、半夏等，即《伤寒论》之旋覆代赭汤，本方主治以噫气为主。

2009年4月，笔者治张叟，以嗳气近1个月就诊。曾服西药（具体药物不详），未见效。纳呆，多食则嗳气频发，喝酒后也加重，同时伴有轻度腹胀，无酸水，无呕吐，二便正常。腹诊：腹肌较硬，胃脘部有轻微的压痛。面黄稍暗，偏瘦，舌质红，苔剥，裂纹纵横交错，脉弦而硬。胃镜显示慢性浅表性胃炎。处方：旋覆花20g，代赭石10g，姜半夏10g，生姜20g，党参10g，大枣20g，生甘草5g，炒麦芽30g，沙参10g，麦冬10g。煎服，日1剂，早晚分服。并嘱：吃易消化的食物，忌食辛辣。服药6剂，诸症已。继服3剂以善后。

痰饮上扰，则易惊易悸，旋覆花能够消痰水，故主之，然临床鲜用。

"去五脏间寒热"，难以解释，故存疑待考。

旋覆花无补益之功，不能"补中"。

总之，《本经》对旋覆花功效的记载与现行教材有诸多不同之处，这些功效虽然未见到临床应用的报道，但也不能轻易否定。

桔　梗

原文： 味辛微温。主胸胁痛如刀刺，腹满肠鸣幽幽，惊恐悸气。

桔梗为《本经》下品，为桔梗科植物桔梗的根。《本经》云其味辛微温，与现在的认识不同。就其味而言，现认为以苦味为主，兼有辛味。就其药性而言，也与之相左，现多认为本品平中偏凉。现行教材将本品归为清化热痰药，性凉可知也。

"胸胁痛如刀刺"是指胸胁部的疼痛呈刺痛。"痛如刀刺"多属瘀血为患，然桔梗无活血之功，理论上不能应用于瘀血所致的疼痛。从临床实际情况来看，刺痛的机理并非仅为瘀血所致，其他原因所致的疼痛也可以表现为刺痛，如痰饮、湿热、寒湿等。桔梗用于瘀血所致的胸腹刺痛，须配伍相应的活血化瘀药如桃仁、红花、川芎等，如血府逐瘀汤，本方是治疗冠心病、心绞痛等瘀血为患的重要方剂，效佳。

桔梗止痛作用一般不为临床重视，然药理研究证实桔梗有强镇痛作用，其作用主要在中枢神经系统，不受鸦片受体的影响。

叶璐医师曾接诊多例血瘀气滞所致腹痛的患者（以妇人腹痛为多），初诊时应用血府逐瘀汤加减治疗，因虑及病位在下腹，而舍桔梗不用，方药止痛效果较缓。待二诊或三诊时用足全方，疼痛症状即能完全消除。并附一病例：陈某，女，54岁。2008年7月29日初诊。患者既往有盆腔积液史，2年前有子宫切除术史。近1个月来下腹部隐痛、坠胀感，曾至消化科查肠镜未见明显异常，未予特殊处理；妇科检查未见明显异常，盆腔B超提示：子宫切除，双侧卵巢显示不清，妇科给予甲硝唑栓外用治疗，症状无改善。刻诊：下腹隐痛、坠胀，弯腰、翻身时疼痛加重，白带不多，纳寐尚可，二便正常，舌苔淡黄薄，脉弦细。患者既往有盆腔积液及手术史，必致腹内瘀血，血瘀气滞，冲任不畅，不通则痛，故治以活血行气清热，方拟血府逐瘀汤加减，药用：桃仁12g，红花9g，生地12g，赤芍12g，川芎9g，当归9g，川牛膝9g，柴胡9g，枳壳12g，红藤20g，败酱草20g。水煎服，每日1剂，分2次服。1周后患者弯腰、翻身时腹痛减轻，仍有坠胀感，上方加桔梗 9g 后续服 1 周，患者腹痛、坠胀感均消除。[辽宁中医药大学学报，2009，（8）：164]

对于各种胸膜炎、慢性气管炎、支气管炎等证属寒实结胸者，可与巴豆、贝母同用，即《伤寒论》之三物白散。郑某，七十余岁，素嗜酒，并有慢性气管炎，咳嗽痰多，其中痰湿恒盛，时在初春某日，大吃酒肉，饭后，即入床眠睡，翌日不起，至晚出现昏糊，询之瞠目不知答。因其不发热，不气急，第三天始邀余诊，两手脉滑大有力，满口痰涎粘连，舌苔厚腻垢浊，呼之不应，问之不答，两目呆瞪直视，瞳孔反应正常。按压其胸腹部，则患者蹙眉。大便不行，小便自遗，因作寒湿结胸论治。用桔梗白散五分，嘱服三回，以温开水调和，缓缓灌服，二次药后，呕吐黏腻胶痰，旋即发出长叹息呻吟之声。三次药后，腹中鸣响，得泻下两次，患者始觉胸痛，发热，口渴，欲索饮，继以小陷胸汤两剂而愈。[江苏中医，1961，（8）：16]

呼吸系统的炎症如咽炎、气管炎、肺炎等亦可表现为胸痛。笔者治疗咽喉肿痛，必查其咽喉，若咽喉疼痛明显而不红不肿，兼见吐痰、苔腻者，笔者常在半夏厚朴汤的基础上加桔梗汤，屡试屡验。验案见"半夏"。

中医治疗肺痈，大多选用桔梗来排脓。然《经方传真》认为：肺痈用桔梗，不只为排脓，亦治胸胁痛，临床于肝炎患者有肝区痛剧者，常于适方加桔梗，确有效验。《神农本草经》谓桔梗"治胸胁痛如刀刺"，可信。

"腹满肠鸣幽幽"是指以腹满、腹痛、肠鸣为表现的疾病如急慢性肠炎、过敏性结肠炎、溃疡性结肠炎等。对于以上病证辨证为脾虚夹湿者，多选用参苓白术散，方中即含桔梗；证属外寒内湿者之急慢性泄泻，可选用藿香正气散。

张某，女，47 岁，教师，1996 年 7 月 14 日初诊。反复脓血便 10 年。每因情绪、劳累、环境改变诱发，按痢疾、肠炎治疗不效。诊见：形体消瘦，面色无华，神疲倦怠，纳差食少，大便每天 2 ~ 3 次，排出脓、血和黏液便，腹痛，里急后重，镜检有红、白细胞，无吞噬细胞，反复大便培养无病原菌生长。纤维结肠镜示：结肠黏膜充血、水肿，有大小不一、深浅不等的溃疡多处，肠壁可见散在息肉。西医诊断：慢性溃疡性结肠炎。中医诊断：慢性泄泻，证属脾胃虚弱，方用参苓白术散加减。处方：党参、白术、茯苓、山药、扁豆、莲子各 15g，砂仁、桔梗各 10g，薏苡仁 30g，甘草 6g。每天 1 剂，水煎服。同时予锡类散 6g。加温开水 100mL，每晚 1 次，保留灌肠。3 周后症状

完全消失，嘱停用锡类散，继服参苓白术散调理 1 月。随访 5 年未复发。[新中医，2002，（9）: 65]

《南方医话》载蒋日兴的经验：痢疾以滞下脓血、里急后重为主要见症，多以清利湿热或清热解毒之方取效。我临床 40 余年中，对里急后重明显，诸药不效者，用家传秘方，以桔梗为主药，合芍药汤方意。取桔梗 20 ~ 50g，白芍 15 ~ 20g，槟榔、绵茵陈各 12g，广木香（后下）3g，川黄连 9g，生莱菔子 15g，金银花 20g，甘草、枳壳各 5g。发热加葛根 10 ~ 20g，脓血甚加当归尾 5g，生地黄 15g；腹痛甚加延胡索 9g，屡投屡效。我以此方为基础订制的治疗痢疾协定处方，治疗湿热型数百例，疗效甚佳。

"惊恐悸气"即心悸、易惊，属于心神不安的范畴，心脏神经症、神经衰弱等疾患多见。从现行中药学教材来看，桔梗并无安神之功。但从配方来看，临床应用的名方并不少，如治疗心悸、失眠的天王补心丹、妙香散均含桔梗。药理研究也证实，本品具有镇静作用。

综上所述，《本经》对桔梗功效的认识在后世的临床应用中虽不多见，但绝不是认识上的错误，而是人们未加重视。不过，对其祛痰作用未曾记载，不能不说是一个遗憾。

贝　母

原文：味辛平。主伤寒烦热，淋沥邪气，疝瘕，喉痹，乳难，金疮，风痉。

贝母为《本经》中品，味辛性平，平中偏凉，故能清热化痰。分为川贝母与浙贝母两种。川贝母为百合科植物川贝母、暗紫贝母、甘肃贝母或棱砂贝母的鳞茎；浙贝母为百合科植物浙贝母的鳞茎。其中，川贝母偏于润肺，而浙贝母寒性较强，其清肺力较优。

无论是川贝母，还是浙贝母，其性均凉，故能够治疗外感之邪入里化热，上扰心神之烦躁，即《本经》原文之"主伤寒烦热"也。不过，临床上除烦常用栀子、石膏等药，而本品临床应用较少。

"淋沥"是指小便淋沥不尽或滴沥不畅，多见于急慢性泌尿系炎症、前列腺炎、前列腺肥大或妇人妊娠小便不畅等病证。治疗此类疾病，多与苦参、当归等同用，即《金匮要略》之当归贝母苦参丸。

周某，男，24岁。1967年11月13日初诊。患者5天前拔牙复加搬家劳累后出现发冷发热、腰痛、尿痛，西医诊为急性肾盂肾炎。经肌注青、链霉素治疗5天后，寒热消退，他症未除，特请吴老诊治。患者素有胃疾，体质较弱。刻下小便艰涩、灼痛黄赤，腰酸胀痛，纳呆食少，乏力倦怠，大便干结，舌质暗红、苔薄黄，脉弦数。尿常规：蛋白（＋），脓细胞（＋），红细胞4～5/HP。辨证：素体虚弱，湿热结阻，气化不利之淋证。治法：清热利湿，散结开郁。处方：当归15g，浙贝母9g，苦参9g。3剂，水煎服，每日1剂。11月17日复诊，药后两便畅利，诸症显减。舌苔薄黄，脉弦略数。药已中的，原方继进3剂。12月12日再诊。诸症消失，舌苔薄白，脉象细弦。连续检查尿常规未见异常，病告痊愈。[江西中医药，1994，（3）：19]

王琦教授认为，男科之用浙贝母，多取其"解郁散结，利水通淋"之功。他说，贝母之于明代以前尚无浙、川之分，而其应用亦非今日之比。如《神农本草经》曰："主淋漓邪气。"《金匮》治妊娠小便难用当归贝母苦参丸，李时珍曰："治心中气郁不快。"清代医家傅青主用贝母于保产无忧散中以治漏胎或难产，说明古人用贝母范围较广。现代研究证明，浙贝母对腺体分泌有抑制作用。因而王教授常用浙贝母治疗前列腺炎、前列腺肥大等。认为前列腺疾病常出现前列腺导管阻塞或不畅，其病因与瘀、湿、虫、毒郁结有关，而浙贝母能散郁结、通淋漓，用之尤当。临床常与苦参等配伍使用，治前列腺肥大，常见效于3～5剂。[中医杂志，2003，（5）：343]

前列腺肥大、腹腔内的结块等均属于"疝瘕"范畴，贝母能够治疗此类病证，说明本品具有软坚散结之功。从临床来看，贝母的这种散结作用应用广泛，如肝硬化、肝癌、肺癌、乳腺小叶增生、甲状腺肿大、慢性淋巴结结核等。中医认为，结块类病证多与痰凝气滞血瘀有关，治疗上当以化痰、行气、活血为主要治法。在辨证的基础上，再配伍贝母、牡蛎、玄参（即消瘰丸）以达标本同治的目的。

葛某，男，14岁，1995年5月12日初诊。半年前发现颈部右侧结节4个，开始如黄豆大，逐渐增大如杏核，经西医确诊为"右侧颈部淋巴结结核"。曾用抗痨药治疗无效，来门诊治疗。患者颈部右侧肿物两个，分别为 2cm×2cm，2cm×1cm，边缘整齐、坚硬，推之可动，有轻度压痛，表面皮色正常。用本方汤剂煎服：玄参 12g，煅牡蛎 20g，贝母 12g，夏枯草 10g。5 剂，服后肿物缩小、变软。继服 5 剂肿物全消，1 年后随访未见复发。[甘肃中医学院学报，1997，（3）：45]

痹者，闭也，不通也，故以疼痛为主症。喉痹相当于急、慢性咽喉炎，此类病证多与热毒有关，往往夹痰，贝母既能清热化痰，又能散结，可在辨证的基础上加用本品。而对于红肿热痛均不明显的喉痹，重在祛痰或化瘀，往往有较好的临床疗效。若检查有声带小结者，配伍本品有化痰散结之效。

乳难，素来有两种解释，一为难产，一为缺乳。贝母对于难产无应用的记录，而对于产后缺乳或乳腺小叶增生却屡见报道。

张某，24 岁。足月顺产，生一女婴，因家人不悦而情志抑郁，以致旬日无乳，两乳胀硬，隐隐作痛，胸脘痞闷，不欲饮食。舌质偏红，苔黄而腻，脉细弦。证属肝气郁结，乳络失宣，治以疏肝解郁，通络行乳。药用浙贝母 20g，柴胡、王不留行各 10g，川楝子、赤芍各 12g，枳壳、通草各 5g，生甘草 3g。服药 5 剂，胀痛消散，乳汁下行。按：方中重用浙贝母，取其苦泄寒润、散结通乳，与王不留行为伍，可增强下乳功效。《本经》谓其治"乳难"，《本草求真》谓其治"乳闭"，可见皆经验实录。[浙江中医杂志，1999，（11）：478]

"金疮"是指刀剑伤，即跌打损伤，然而贝母治疗此类病证，既无理论依据，也未见古今应用的记录，有待临床验证。

"风痉"，当指破伤风。从理论上讲，贝母既不能平肝潜阳，也不能息风止痉，治疗"风痉"无临床依据。

总之，贝母的化痰作用与散结作用在《本经》时代已经认识清楚，现今临床仍然没有超出《本经》的范围。

紫 菀

原文：味苦温。主咳逆上气，胸中寒热结气，去蛊毒，痿躄，安五脏。

紫菀为《本经》中品，为菊科植物紫菀的根及根茎，味苦而降，善降肺气，主"咳逆上气"，即主治咳嗽气喘之类的病证。现行教材认为本品既能止咳，又能化痰，症见咳喘而见痰声噜噜者，即可选用本品。《金匮要略》之射干麻黄汤由射干、麻黄、紫菀、款冬花等组成，主治寒饮郁肺之喉中痰鸣者，疗效确切。该方病案已在射干一药中介绍。

笔者在临床上治疗咳嗽或哮喘，若见咯痰不爽者，常选用桔梗、紫菀、远志等药，此类药物均具有较好的祛痰、排痰作用。因桔梗性凉，咯痰不爽而见咽喉红肿者，必用桔梗。紫菀性温，咯痰不爽而咽喉不红不肿者，则宜用本品，有时配伍款冬花。远志属于安神药，咯痰不爽兼眠欠安者，每多用之。

痰为阴邪，易阻滞气机，停于胸中则胸中气机不畅，症见吐痰、量或多或少、胸闷等。其病理因素为痰饮之邪。紫菀能够祛痰，痰祛则气畅，故主"胸中寒热结气"，"结气"即气机郁结而不畅。

"蛊毒"泛指邪气，此处可指痰饮之邪。

紫菀主入肺经，朝百脉，行气血，五脏得以滋养，故能"安五脏"。经云："五脏因肺热叶焦，发为痿躄。"故紫菀亦主"痿躄"，周围神经类疾病多见于此。

摘录颜德馨经验如下：古人有"治痿独取阳明"之训，又有"湿热上蒸于肺，肺热叶焦发为痿躄"之说。独勋臣力非此议，他说，"无论由外中，由内发，必归经络，经络所藏者无非气血"。"若元气一亏，经络自然空虚"。他认为痿之病源为气虚瘀滞，故创制"补阳还五汤"，益气化瘀擅治此症，为世所重。作者治运动神经类疾病，取入络必瘀例尝用王氏之法，颇有弋获，而处方中辄增加紫菀与升麻，何以故？窃以紫菀入肺，五脏之皮肉筋骨，皆由肺以资养。《本经》称紫菀能去痿躄，安五脏，实非虚笔。脾胃之气主肌肉，升麻"升阳于至阴之下"，张元素称"脾痹非此不除"，总领诸药，升清降浊，达到"各补其营，而通其俞，调其虚实，和其逆顺"之功效，用之得当，事半功倍。例治夏姓，女，34岁，3年来，两手活动欠利，继之神萎抽搐，两上肢、下颌及大小鱼际肌肉萎缩，面部色素沉着，西医诊断为运动神经元疾病。余初投"补阳还五汤"加升麻、紫菀，筋脉拘急减轻，能取物，后再加附片更趋稳定。勋臣治痿亦有用附子者，可加速运行十二经络之效。继承先哲一得，殆亦所谓"治痿无一定之法，用法无独执之见"耳。（《中国名老中医经验集萃》）

除以上作用外，紫菀还具有较强的通便作用，已为广大临床工作者所认识，中医认为，肺与大肠相表里，肺气调畅，则腑气亦通。对于咳嗽或气喘而兼便秘者实为良药。

1996年曾治一感冒后咳嗽月余不愈患者，痰多色白，胸膈胀满，舌淡，苔白，脉滑。辨为痰湿内蕴，处方：前胡10g，紫菀10g，桔梗10g，陈皮10g，半夏10g，白前10g，枳壳10g，甘草6g。6剂而愈，患者询问方中是否加入了泻药，云多日便秘服上方而解。余当初未予注意，只是以肺与大肠相表里相告。后以上方加减治疗多例咳嗽，又有患者告知本方通便，始引起笔者重视。1997年治一脑出血后遗症患者，咳嗽，晨起较重，痰黄白相兼，大便6日未解，舌淡红苔根黄腻，脉滑数。处方：桔梗10g，半夏10g，白前10g，枳实10g，陈皮12g，前胡10g，茯苓12g，竹茹10g，紫菀10g，石菖蒲12g，芦根20g，甘草6g。为了观察上方通便之功，笔者未加入一味通便之品，患者服4剂后咳止便通。若单纯从肺与大肠相表里理解，那么二陈汤、三拗汤、桑菊饮等调理肺气之剂为何没有此作用呢？若以药物性味功效解释，上述药物也并未见有通便之功。[山东中医杂志，2002，（4）：250]

肺为华盖，居五脏六腑之上，具有保护诸脏免受外邪侵袭的作用。紫菀能够祛痰理肺，肺气清，则功能强。所以，紫菀通过其祛痰理肺作用而达"安五脏"之功。不过，临床实际难以应用。

总之，古今皆认为紫菀能够止咳，而对于其祛痰作用，在《本经》中却未明确提出。

葶苈子

原文： 味辛寒。主癥瘕积聚结气，饮食寒热，破坚逐邪，通利水道。

葶苈子为《本经》下品，《本经》原名葶苈，为十字花科植物独行菜或播娘蒿的成熟种子，味甚辛且性甚寒，辛散之力较强，故能"破坚逐邪"，主治"癥瘕积聚结气"，这种癥瘕既可以在胸胁，也可以在脘腹。无论是在胸胁，还是在脘腹，总属痰饮水湿为患。其在胸胁之结胸者，可与大黄、芒硝、杏仁等共为丸，即大陷胸丸；其在脘腹者，须与消食、泻下通腑之品同用。

肝胆结石、泌尿系结石等也属于"癥瘕积聚"的范畴。

万传贵先生早年治疗胆肾结石，用传统的清热利湿、通淋排石方药见效甚微。后治疗一哮喘合并肾结石的病人，因属肺壅实喘，故以葶苈子为主组方治疗，3剂后，不但哮喘症减，患者还从尿道排出大小不等3粒结石，经B超检查，肾内结石已消失。后在治疗结石病中遇体壮实的患者，往往在化石排石方中加入小量（1～3g）的葶苈子，也屡试屡效。[中医杂志，1999，（2）：71]

"饮食寒热"不调，则易致食积。葶苈子味辛，能行能消，理论上讲可以用于食积，但临床应用甚少。

《金匮要略》中，葶苈子配伍大枣即成葶苈大枣泻肺汤，主治"肺痈，喘不得卧"及"肺痈，胸满胀，一身面目浮肿，鼻塞清涕出，不闻香臭酸辛，咳逆上气，喘鸣迫塞"，系由痰饮壅聚于肺，肺失宣降所致。

李某，男，35岁，于2000年10月10日初诊。患者1周前因受凉后出现咳嗽，痰少黏黄稠，伴咽痒，咽痛，口干欲饮，大便干结，2天1次，舌尖红苔黄，脉沉。自服中药风热感冒冲剂，症状无好转，遂于10月6日到我院摄胸片示：右下肺支气管周围感染。辨为痰热互结，予葶苈大枣泻肺汤合苇茎汤加减。处方：葶苈子、鱼腥草各15g，桃仁、当归、苇根、蝉蜕、僵蚕、马勃、杏仁、桑白皮、百合各10g，甘草3g。日1剂，服用4剂后咳嗽大减，咽痒、咽痛明显减轻，大便通畅。再予上方改葶苈子10g，加丹参15g，口服3剂后诸症除，复查胸片示：右下肺炎症已大部分吸收。[安徽中医临床杂志，2002，（1）：37]

李文瑞善用葶苈子：一般用量为3～10g，重用则15～25g，最大用至30g。他认为葶苈子具有泻肺排热痰，消心胸之水之功效。部分与强心的现代药理作用基本相合。重剂用于心胸之水，痰热壅盛等病证，方可获效。常在葶苈大枣泻肺汤、小陷胸汤、千金苇茎汤、麻杏石甘汤等方中重用。临床主要用于肺炎、感冒所致之痰多色黄，以及心包积液，胸腔积液等。服药期间未见耗气、减慢心率等不良反应。如治一女性24岁患者。咳嗽8个月余，偶作喘。初诊时症见咳嗽痰多，色黄质黏，咯出不爽，胸闷憋气，纳食尚可，小便色黄，大便偏干。舌淡红，苔黄微腻，脉弦滑。证属痰热壅肺，宣肃失司。遂投予葶苈大枣泻肺汤合小陷胸汤。重用葶苈子30g，并加紫菀25g。服5剂后，咳嗽有缓，痰排出甚多。原方再进5剂，痰量减少。遵原方加减，继服2周，病告痊愈。未再复发。[辽宁中医杂志，1994，(10)：446]

"通利水道"的作用机理有二：一是清热利尿，二是强心利尿。这两种作用机理均为药理研究所证实。

郭汉章承家传善用本品利尿：孙某，骨盆骨折，伤后小便不解，病人腹胀难忍。因导尿管多次插而不进，无奈每天行膀胱穿刺，以解尿闭之急。曾内服萹蓄、瞿麦等利水之剂而不效。邀我会诊，检查病人，见其小腹胀满，腹痛拒按，舌红脉滑。证系外伤瘀血、瘀滞化热、三焦不畅。服用清热利水之药效果不著，是因药物力缓量轻。因思家祖有"葶苈子，利小肠，强似大黄利大肠"之教诲，随处以葶苈子、白茅根，令其煎汤饮服。服药次日即可解小便，3剂后小便自如。葶苈子上可泻肺，下可利水，通利三焦，效猛力峻，尿闭病急、体壮属实证者，皆可选用。属寒者，可加用肉桂；有瘀者，可配用活血之剂；体虚者，可与补中益气汤配服。又遇几位患者，如同上法施用，每每见效。（《黄河医话》）

本品强心利尿，可用于心衰所致的肺水肿、胸腔积液、下肢水肿、心包积液等。葶苈大枣泻肺汤、己椒苈黄丸等均为常用方剂。

葶苈大枣泻肺汤案：朱某，男，55岁。1977年3月2日诊。素患咳喘病已20余年，每值秋冬受凉或劳累后复发。近月余来加重，咳吐黄痰，后双下肢出现浮肿，渐延及全身，尿少，胸闷。就诊时见：气喘，不能平卧，口唇紫绀，全身肿胀，两足胫尤甚，上腹部可扪及肿块，舌暗红，苔黄腻，脉细数。证属水饮、瘀血阻于胸膈，致肺气不利。拟葶苈大枣泻肺汤，处方：葶苈子15g，大枣10枚。水煎，日1剂，2次分服。翌晨，喘息减轻，精神略有好转。上方葶苈子增至30g，续服2剂，喘减大半，能平卧，眼睑浮肿消退，足胫仍肿。上方配合五苓散、真武汤调理半月，浮肿全消，喘息已止，后存活数年。按：本病例表现为胸闷喘咳，呼吸困难及全身浮肿，属中医学之"支饮""水肿"范畴，与西医学之肺心病心力衰竭相吻合。《金匮要略·痰饮咳嗽病篇》曰："支饮不得息，葶苈大枣泻肺汤主之。"《医宗金鉴》云："喘咳不能卧，短气不得息，皆水在肺之急症也，故以葶苈大枣汤直泻肺水也。"据现代药理研究，葶苈子具有强心苷类作用，不过临床一般用量仅3～10g，故其效果不显，须从小剂量开始，逐渐加大剂量。我体会，只要辨证明确，合理掌握适应证，葶苈子最大量可用至 30g，效果较好，一般没有多大不良反应。[四川中医，1991，（7）：22]

己椒苈黄丸案：杨某，男，61 岁，农民。1983 年 6 月中旬初诊。双下肢水肿 10 余天。当时正值麦收，患者过度劳累，10 余天前出现双脚背部浮肿，按之凹陷，劳动活动后自觉胸闷憋气喘促，未引起重视，也未检查及治疗，此情况持续 10 余天。近几天自觉双脚背部水肿加重至膝下，按之凹陷，活动后胸闷憋气，咳嗽痰不多，纳差，大便略干，小便少，不发烧。查体：口唇轻度紫绀，桶状胸，双肺底可闻及小水泡音，心率 90 次/分钟，律齐，肝肋下 2cm，质软，双下肢膝以下水肿，心电图示肺性 P 波，电轴右偏。诊断：慢性支气管炎、肺气肿、肺心病心衰轻度。舌质暗红苔黄腻，脉弦滑。既往气管炎病史30 余年。治宜清热利水，泻肺平喘。处方：汉防己 15g，川椒目 12g，葶苈子30g，大黄 6g，车前子（包）30g，泽泻 30g，桑白皮 15g，白茅根 30g，黄芩15g。水煎 3 剂，服药 3 天，水肿明显减轻，胸闷憋气喘促好转，再进 6 剂水肿消退，舌苔由厚转薄黄，继服前方 3 剂巩固疗效。[吉林中医药，1996，（1）：29]

笔者认为，葶苈子主治可用一个字来概括，即"水"也。水液代谢失常，停于肺而见痰饮咳喘，停于胸胁而见胸水，停于腹而见腹水，停于尿道而见淋，停于下焦而见水肿。所以，现行中药学教材认为葶苈子能够泻肺平喘，利水消肿，皆为痰饮水湿为患也。

杏 仁

原文：味甘温。主咳逆上气，雷鸣，喉痹，下气，产乳，金创，寒心，奔豚。

杏仁为《本经》下品，为蔷薇科植物山杏、西伯利亚杏、东北杏或杏的成熟种子，《本经》原名杏核，味甘温，与现在的认识相符。无论从药性理论分析，还是品尝其真实滋味，均具有明显的苦味，故现代中药学认定其为苦温之品。

杏仁味苦能降，主入肺经，能够止咳平喘，即"主咳逆上气"，因本品有

"下气"之功也。这里的下气，实际上是指止咳平喘。杏仁的止咳作用不仅已经为古今临床所证实，药理实验也证实本品所含的苦杏仁苷具有明显的止咳平喘作用。杏仁的这种作用临床应用极广，只要咳喘，无论寒热虚实，均可配伍应用，被现代中药学称之为"止咳平喘"的要药。

首先，本品用于咳喘实证。风寒束肺者，须与麻黄、甘草配伍应用，即三拗汤，或与麻黄、桂枝、甘草同用，即麻黄汤，均为治疗风寒咳喘的常用方。风热犯肺者，宜配伍桑叶、菊花等，如桑菊饮。外感风燥偏寒者，宜配伍苏叶、陈皮、半夏等，如杏苏散；外感风燥偏热者，宜配伍桑叶、沙参等，如桑杏汤。外感之邪、入里化热之咳喘，须配伍生石膏，如麻杏甘石汤。痰饮所致咳喘，可与茯苓、细辛、半夏等同用，如苓甘五味姜辛夏杏汤。

其次，本品用于咳喘虚证。脾肺气虚者，宜配伍黄芪、党参等。肺肾俱虚者，宜配伍黄芪、熟地黄、山药等。

若患者素有哮喘，又感受风邪，导致营卫不和者，宜予桂枝加厚朴杏子汤。大约是在 1992 年冬，刚学完《伤寒论》，对于大部分的方剂已经比较熟悉，至少是方歌背得烂熟。农村一女邻居，40 余岁，虚胖貌，素有哮喘，以汗出为主诉求诊，患者自述情绪激动或紧张时出现烘汗，过后汗止，平素容易感冒，但汗出不显，曾服用六味地黄丸不效，未服其他中药。选方思路："喘家作桂枝汤，加厚朴杏子佳"；患者体虚而容易感冒，当选用玉屏风散。故用药如下：桂枝、芍药、炙甘草、厚朴、杏仁、黄芪、白术、防风、五味子、生牡蛎、生姜、大枣。3 剂药花费 8.1 元，服药后痊愈，至今未复发。

"雷鸣"可以指腹中雷鸣，也可以指喉中痰鸣。笔者认为，此处当指喉中痰鸣。喉中痰鸣者必有痰，祛痰为主要治法，故必须选用半夏、干姜、细辛等，配伍杏仁的目的在于止咳平喘，而不是祛痰。《杨氏家藏方》载："朱砂丸，治大人、小儿暴下水泻及痢疾，用杏仁（汤浸）、巴豆（去心核，油令尽）各 20粒，研细，蒸枣肉为丸，如芥子大，朱砂为衣。每服 1 丸，倒流水下，食前。"暴下水泻及痢疾多伴肠鸣，杏仁可用也。

喉痹，是指以咽喉部疼痛为主诉的病证，多见于急慢性咽喉炎。《本草拾遗》记载："治喉痹，痰唾咳嗽，喉中热结生疮：杏仁去皮熬令赤，和桂末，研如泥，绵裹如指大，含之。"然在现今临床一般不用。

"产乳"是指"能使孕妇分娩"（杨鹏举之观点），"金创"是指跌打损伤，

"奔豚"是指以气机上冲为主要表现的病证。然杏仁治疗此类病证鲜见，无古今应用的记录。

在中医理论中，寒多与痛有关，心多指胃，故"寒心"是指胃脘疼痛。治疗胃痛，章次公先生对杏仁甚有独到见解，将其广泛用于胃、十二指肠溃疡及其出血、慢性胃炎、胃痉挛痛等，不论证属寒、热、虚、实、气滞、血瘀、湿、食、积滞，只要病机相宜，配伍得当，用之其效甚验。章次公认为，用杏仁不但能降胃气之逆，而且其油滑之性能保护胃肠黏膜，弛缓痉挛，润肠通便。《章次公医案》按语指出："杏仁用大量，有润胃肠、消食、开滞气之功，能疏利开通、破塞降逆而缓胃痛。章次公对杏仁的用量亦特殊，一般在 20 ~ 30g 左右。

李某，男，26 岁。1998 年 2 月 4 日就诊。患者平素性情暴躁，容易生气。近 2 个月来，患者出现胃脘部疼痛，时轻时重。昨天晚上喝酒后，胃痛又发作，痛引两胁，口干，口苦，大便秘结，小便黄赤，舌红苔薄，脉弦。证属肝气犯胃。拟方：白芍 15g，柴胡 15g，枳实 12g，甘草 6g，川楝子 10g，木香（后下）10g，杏仁 30g。服药 3 剂后，胃痛缓解，继续予该方服用 1 周，胃痛消失。［江苏中医，2000，（1）：33］

从杏仁的临床应用来看，其止咳作用最为常用，早在《本经》时代已经确认，并置于诸多功效之首。至于"雷鸣，喉痹，下气，产乳，金创，寒心，奔豚"等功效，现今临床发挥不多。除其止咳作用临床应用广泛外，润肠通便作用亦为公认的作用之一，惜在《本经》中无记载。

第十一章　安神药

凡以安神定志为主要作用，治疗心神不安病证的药物，称为安神药。本章主要介绍朱砂、龙骨、酸枣仁、柏子仁、远志、合欢等6味药物。

朱　砂

原文： 味甘微寒。治身体五脏百病，养精神，安魂魄，益气，明目，杀精魅邪恶鬼。久服通神明不老。能化为汞。

朱砂为《本经》上品，为硫化物类矿物辰砂族辰砂，主含硫化汞（HgS），《本经》原名丹砂，是一味矿石类药材。在中国古代的炼丹术中，朱砂是一味非常重要的原料，相传长期服用这些丹药会成仙，或长生不老。过去的许多皇帝也是受到这些思想的影响而服用这些仙丹，所以地方上的许多大臣为了讨好皇帝，经常选用色泽鲜艳、质地上乘、光鉴照人的镜面砂进贡给皇帝服用。

而实际上，朱砂的毒性很大，其毒性是所含的汞造成的，因为HgS在一定条件下会有少量的分解，或进入胃肠道后被少量吸收。Hg是重金属，极易被人体吸收，一旦吸收进入机体，与人体的蛋白质结合得非常牢固，当然排出体外也相当困难，日积月累，势必造成蓄积性中毒，更有甚者，则会引起死亡。现在我们已经非常清楚，这种情况就是汞中毒，而在过去则认为是成仙或升天了。

本品的蓄积性很强，有研究表明，其蓄积性可达8个月甚至还要多。也就是说，假如某患者在某年的1月份服过朱砂，到8月份时体内仍然有汞的存在。在这8个月内，如果连续服用朱砂的话，就会一点一点地保存在体内，达到一定的量就会出现中毒症状，乃至引起死亡。就朱砂这一味中药，不知有多少中医大夫吃过这种亏，吃了这个亏还不知道是咋回事？或有的大夫知道是朱砂惹的祸，但是纳闷，吃别的大夫开的朱砂没事，怎么吃了我开的朱砂就会中毒呢？假若了解了朱砂的蓄积性这一特点，也就容易理解服用朱砂容易中毒的原因了。

由于过去认为朱砂能够养生而使人长生不老乃至成仙，所述功效就会比较全面，从而能够"治身体五脏百病""益气""久服通神明不老"，这是古人对朱砂功效的一个误解。

现代中药学把朱砂列为安神药，是因为朱砂具有较强的镇静安神作用，即"养精神，安魂魄"，这种作用仍然为临床所常用，因为朱砂所含的少量的汞进入机体后，对中枢神经系统具有较强的抑制作用，比如金元时期的李东垣所创的朱砂安神丸即重用朱砂，用于治疗心火亢盛所致的失眠，这种失眠大多伴有烦躁，易怒，口舌生疮，舌质红，脉数等临床表现。因为，朱砂不仅能够重镇安神，其性微寒而能清热，所以常用于治疗心火亢盛之失眠。现在，不少中医在临证时，在辨证立方的基础上，若见患者睡眠不佳时，会加入少量朱砂、酸枣仁等以对症治疗。

不过，由于朱砂的蓄积性很强，并且对肝、肾、血液系统都具有一定的毒副作用。一旦造成血液系统疾病，这是非常棘手的，因为血液系统疾病没有一个病是容易治愈的。所以在内服中药治疗失眠时，能用其他没有毒副作用的药物进行治疗的，就不要用朱砂。患者睡眠不佳时，可以加入适量的酸枣仁、远志、合欢皮、柏子仁等，这些药物没有明显的毒副作用，安全可靠。

再者，朱砂中毒的原因不在于急性中毒，而在于慢性中毒（即蓄积性中毒）。中医在运用朱砂治疗失眠时，假如患者从未服用过朱砂，每付药用 2g，连用 3 天应该是比较安全的。

本品能够"明目"，这一功效也为临床常用，既可以外用，也可以内服。若外用时，用朱砂水飞后点眼，对于眼部的感染性疾患或炎症具有治疗作用，但切记必须经水飞成极细末，否则对眼结膜容易造成伤害。本品的明目作用在《备急千金要方》中也有应用的记载，现在教科书中的磁朱丸，其原名为神曲丸，"主明目，百岁可读注书方。神曲四两，磁石二两（研），光明砂一两（研）。上三味末之，炼蜜为丸如梧子大，饮服三丸，日三，不禁，常服益眼力，众方不及，学者宜知此方神验不可言，当秘之（一名磁朱丸）。"《本草纲目》也载："一士子病目，渐觉昏暗生翳，时珍用东垣羌活胜风汤加减与服，而以磁朱丸佐之，两月遂如故。"某男，24 岁，患者瞳孔散大，视物模糊，甚至不见字迹，其他一如常人。与磁朱丸口服，每日 2 次，每次 3g，另以女贞子、石决明各 12g，杭菊花、桑椹、生地各 9g，草决明、甘草各 6g，水煎分 2 次服。服药后症状无变化，觉尿赤，上方加知母、黄柏各 6g，服用后瞳孔缩小，视线渐清。共经 6 诊，磁朱丸先后服用共 42g 痊愈。[江西中医药，1956，(11)：45]

"杀精魅邪恶鬼"，精魅即精怪，精怪与恶鬼都具有扑朔迷离、不可捉摸的迷乱现象，如果朱砂能够治疗此类病证的话，说明患者应该表现为神志方面的异常，这与本品用于治疗癫痫相一致，癫痫发无定时，常常突发，昏仆于地，手足痉挛抽搐，两眼上翻，口吐白沫，有时口中还发出异样的叫声，是不是有点怪异？癫痫是大脑神经元突发性异常放电，导致短暂的大脑功能障碍的一种慢性疾病。朱砂所含的汞对大脑皮层具有较强的抑制作用，所以治疗癫痫有效，不少民间大夫在治疗癫痫时常用朱砂。

总之，朱砂虽然具有较强的安神作用，但由于易致蓄积性中毒，所以内服时宜慎，切记。

龙 骨

原文：味甘平。主心腹鬼疰，精物老魅，咳逆，泄利脓血，女子漏下，癥瘕坚结，小儿热气惊痫。齿，主治小儿大人惊痫癫疾狂走，心下结气，不能喘息，诸痉。杀精物。久服轻身，通神明，延年。

龙骨为《本经》上品，是古代大型哺乳动物的骨骼化石。原文云其性味甘平，现多认为尚具有涩味。龙齿是古代大型哺乳动物的牙齿化石。二者相比，龙齿的安神作用更强。

"鬼""魅"等均属于神志病变，所以，原文中的"心腹鬼疰，精物老魅"及"小儿热气惊痫"等均属于心神不安的病证，具体表现为失眠、心悸、易惊、烦躁、癫痫等，而龙骨具有良好的镇惊安神作用，多与牡蛎配伍应用，如桂枝加龙骨牡蛎汤、柴胡加龙骨牡蛎汤、桂枝甘草龙骨牡蛎汤等。

心虚胆怯，失眠、恶梦者，须安神为要。金某，女，67岁，2006年4月27日初诊。诊见左关脉弦，右关脉大，舌苔黄腻，边有瘀点，心烦失眠，夜梦见鬼，心悸胆怯，饮食少思，口苦，咽中有痰，治以温胆汤加减，方药：制半夏12g，炒陈皮10g，茯苓20g，炙甘草3g，炒枳壳12g，竹茹12g，黄连5g，丹参30g，郁金12g，合欢皮12g，龙骨30g，牡蛎30g，薏苡仁30g。14剂。2006年5月14日2诊，夜梦见鬼已消失，胆怯好转，饮食亦增，口苦，左关弦已趋缓，舌苔黄腻尖有瘀斑，继服前方14剂。［吉林中医药，2009，（9）：802］

尹某，男，34岁。因惊恐而患癫痫病。发作时惊叫，四肢抽搐，口吐白沫，汗出。胸胁发满，夜睡呓语不休，且乱梦纷纭，精神不安，大便不爽。视其人神情呆滞，面色发青，舌质红，舌苔黄白相兼。脉象沉弦。辨为肝胆气郁，兼有阳明腑热，痰火内发而上扰心神，心肝神魂不得潜敛之故。治宜疏肝泻胃，涤痰清火，镇惊安神。处方：柴胡12g，黄芩9g，半夏9g，党参10g，生姜9g，龙骨15g，牡蛎15g，大黄（后下）6g，铅丹（布包）3g，茯神9g，桂枝5g，大枣6枚。服1剂则大便通畅，胸胁之满与呓语皆除，精神安定，唯见欲吐不吐，胃中嘈杂为甚，上方加竹茹16g，陈皮10g，服之而愈。(《刘渡舟临证验案精选》)

就安神而言，龙齿的作用似乎更强。符友丰经验：龙齿安魂，量小亦效。失眠古称不寐，病因多端。前贤谓人卧则魂归于肝，魄藏于肺，魂魄归宅，则眠自安。宋·许叔微《本事方》倡用珍珠母丸、独活汤即是其义。方以珍珠母为君，龙齿佐之，称"珍珠母入肝经为第一，龙齿与肝同类"，云"龙齿安魂，虎睛定魄……东方苍龙，木也，属肝而藏魂……龙能变化，故魂游而不定……治魂飞扬者，宜以龙齿。"后世治不寐多相沿用。清·吴仪洛《本草从新》谓："龙齿涩平，镇心安魂。治大人惊痫癫疾，小儿五惊十二痫。"按虎睛已属罕有之物，龙齿亦生于古代化石，资源日少，久必枯竭，不若珍珠母之易得。故笔者用龙齿常小其量而功效不减。忆昔从师之时，曾治肝虚不寐病例，以养肝之剂合安神之品如柏子、合欢、炒枣仁、夜交藤之类，似效不效，师加龙齿二钱（6g许）。初窃怪质重之物，量小如此，颇不惬意。然患者竟得安然入眠。始知用药对证，不在量大。如同用兵，兵不在众而在精，将不在勇而在谋。自此凡用龙齿及拟方投剂，均不专事以量取胜。顾近时初学医家，用之动辄两许、数

两（以数十克计）。恒念物力维艰，故录之以供参考。(《燕山医话》)

龙骨主"咳逆"，即咳嗽气喘，但未引起后世医家广泛重视。至清代陈修园，才对龙骨这一功效做了进一步的阐发。他在《本草经读》中说："龙骨能敛火安神，逐痰降逆。"又说："痰，水也，随火而生，龙骨能引逆上之火、泛滥之水而归其宅；与牡蛎同用，为治痰之神品，今人只知其涩以止脱，何其浅也。"张锡纯认为陈修园的见解是"见道之言"，故在其《医学衷中参西录》"龙骨解"中说，龙骨"其性又善利痰，治肺中痰饮咳嗽、咳逆上气"，并通过自己临床实践作了印证，如他自拟的治痰饮方"龙蚝理痰汤"，就将龙骨、牡蛎作为方中的主要药物。他说，"此方所主之痰，乃虚而兼实之痰"，"能开痰亦能补虚，其药乃为对证，若此方之龙骨、牡蛎是也"。他治虚证的喘逆上气也恒用生龙骨、生牡蛎两药，如治大病后阴阳不相维系引起喘逆的"既济汤"，配熟地、萸肉、山药等同用；治寒温外感诸证瘥后不能自复，伴见喘逆或气虚不足以息的"来复汤"，配野台参、山萸肉等同用；治阴阳两虚，喘逆迫促，有将脱之势的"参赭镇气汤"，配野台参、生赭石、山萸肉等同用。这些方中生龙骨、生牡蛎少则用六钱，多则用一两，每有良好疗效。如"参赭镇气汤"后，张氏记述曾治一妇人，年在十余，劳心之后兼以伤心，忽喘逆大作，迫促异常，前医误用补敛元气药及小青龙汤后，喘亦甚，后给予参赭镇气汤，一剂病愈强半，又服数剂痊愈。

梁文华等认为龙骨与牡蛎不唯能开能合、能散能收，与肺之呼吸开合最为相宜，抑且但敛正气而不敛邪气，可敛养耗散之正气而不妨逐出入寇之外邪，遂于止嗽散中加入龙骨、牡蛎，以之治久咳，则其功效之卓著，往往有不可思议处，即治新咳，加减得宜，疗效亦佳。并附一病案：张某，男，32岁。伤风感冒后，咳嗽缠绵不止已有月余，痰少，服用多种抗生素及止咳化痰中成药仍未缓解，舌淡红、苔薄白腻，脉浮。疏方：百部12g，陈皮、荆芥、桔梗各6g，浙贝母、紫菀、党参各10g，生石膏、生龙骨、生牡蛎各30g，炙甘草3g。6剂，水煎服。初服药时咳嗽略加重，至第4剂后咳嗽明显减轻，第5、6剂后咳嗽完全缓解，病若失。[浙江中医杂志，2005，(8):335]

因本品性涩，具有收涩止血之功，故可用于"泄利脓血，女子漏下"。林某，42岁，已婚，2006年4月20日初诊。不规则阴道出血已4个月。量时多时少，常隔10余日大崩1次。首次就诊外院予点滴或注射止血药。血量稍减，但仍淋漓不止。近 2 天阴道出血量多，色暗，夹有血块，伴有低热口干，心烦不寐，头晕心悸，尿赤便秘，舌尖红苔薄黄，脉滑数。B 超示：子宫、双附件无异常。脉症分析，证属崩漏。乃热盛于内，迫血妄行。治以清热凉血，固冲止血。处方：女贞子 15g，墨莲草 15g，玄参 15g，十灰散 9g，地骨皮 15g，生龙骨（先煎）18g，生牡蛎（先煎）18g，生地黄 15g，熟地黄 15g，藕节炭 30g，麦冬 12g。连服 3 剂。3 天后复诊：血减过半，多在尿后出血少许，低热已解，余恙均好转。舌红苔少，脉细弦。证属肝肾阴虚。治以滋阴清热，凉血止血。方用龙骨、牡蛎合杞菊地黄汤加减收功。

龙骨与牡蛎常相须为用，治疗"癥瘕坚结"亦取其软坚散结之功，主治妇科子宫肌瘤有效。廖某，女，42 岁。2001 年 6 月 11 日初诊。患者平素月经规律，近 6 个月出现经期延长，经量增多，色黯红，夹大量血块，伴腰酸背痛，下腹坠胀，经期明显加重，乏力，气短，睡眠差，舌体胖，质淡黯，边有齿痕，苔白腻，脉细滑。妇科检查：外阴正常，阴道通畅，宫颈光滑，子宫后位，不规则增大，如孕 6 周大小，质硬，双附件正常。B 超：子宫体积 8cm×6.2cm×4.8cm，表面凸凹不平，后壁可见直径 4.6cm 的肌瘤。西医诊断：子宫肌瘤。中医诊断：癥瘕（气虚血瘀）。治宜益气活血，散结消癥。方药：生龙骨（先煎）、生牡蛎（先煎）各 30g，海藻 30g，鬼箭羽、夏枯草、马鞭草、丹参、牡丹皮、莪术、赤芍药、黄芪各 15g，急性子 12g，桂枝 10g。水煎服，每日 1 剂。守方加减治疗 1 个月余，患者月经已规律，经量正常，腰酸背痛及下腹坠胀明显好转，乏力气短消失。B 超复查：肌瘤明显缩小，直径 2.1cm。又坚持治疗 2 个月，肌瘤基本消失而病痊。［河北中医，2005，（1）：34］

通过对比并分析原文，不难发现，龙齿在安神与治咳喘方面具有相似的功效。

"久服轻身，通神明，延年"可理解为道家养生思想，也与龙骨的安神作用具有密切的关系。

酸枣仁

原文：味酸平。主心腹寒热邪结气聚，四肢酸疼，湿痹。久服安五脏，轻身延年。

酸枣仁为《本经》上品，为鼠李科植物酸枣的成熟种子，《本经》原名酸枣，味酸性平。"邪结气聚"于心，则扰乱心神，故见心烦、失眠、多梦等，现今认为本品具有良好的安神作用，广泛用于多种心神不安的病证。虽然在《本经》中未明确提出其安神作用，但在《本经》之后的诸多本草书籍中多有记载，如《金匮要略》之酸枣仁汤主治"虚劳虚烦不得眠"，《别录》云其主"烦心不得眠"，安神名方天王补心丹、归脾汤等均含本品。药理研究发现，本品具有良好的镇静催眠作用。

酸枣仁用于安神，必须重用，方可显效，酸枣仁汤中重用本品达二升之多，经考证相当于180g左右。山东德州名医孙朝宗善于重用本品治失眠。如治蔡某，女，51岁。1997年7月22日初诊。家务操劳，失眠年余，多方治疗病未减而复增。刻下心中烦热不得眠，甚则惊悸盗汗，头目眩晕，口干咽燥，精神淡漠，每夜入睡仅1～2小时。亦多梦纷纭，易于惊醒。脉象弦细偏数，舌红绛苔淡薄。综合脉症，属肝血不足，阴虚内热。治以养血柔肝，清热除烦，安神定志。方宗酸枣仁汤：生酸枣仁（轧细）80g，甘草10g，云茯苓30g，知母20g，川芎10g，生龙齿（轧细）30g，五味子（打破）3g。上7味，水煮两遍，取汁600mL，夜服400mL，早服200mL。上方连服3剂，略显小效。诊其脉象如故，仍守原方，重用酸枣仁至100g。续进6剂，夜寐可延长1小时，但仍多梦易惊。嘱患者再进6剂，间日服用，以观其进退。其时失眠之证仍未明显好转，遂加生酸枣仁至130g，7日（3剂）后特来告说夜寐可延至6小时，精神转佳。仍予此方，嘱患者间日服药，以资巩固。8月21日遇患者，年余顽疾已告愈。［上海中医药杂志，1998，（12）：26］

"邪结气聚"于腹，则腹痛时作，同时伴有失眠，此即"胃不和则卧不安"。吴某，女，41岁，市民。1955年9月16初诊。胃痛，胃胀，不得眠，每至半夜举发，约两小时，胃痛自止，方可入眠，翌日晨起，毫无不适。半年来，胃痛时轻时重，未曾间断，虽经多方医治，未见效果，故来求诊。患者面色萎黄，言语低怯，脉象弦细，舌淡红，苔白薄。处方：生酸枣仁30g，炙甘草12g。水煎1大杯，夜间10点服下。服药1剂，一觉酣睡达旦，胃痛未发。又服第2剂，胃痛仍未发作，患者颇以为喜，又按原方服药6剂，病竟痊愈。观察数年，

情况一直良好。(《孙鲁川医案》)

药理研究发现本品具有镇痛作用。张琨等认为：酸枣仁的镇痛作用，除可用于治疗头痛、胃痛以外还可以治疗胁痛，四肢痛，从应用中体会到酸枣仁用于治疗虚证疼痛作用优于实证，而以夜晚疼痛的效果尤佳。使用时应在辨证的基础上加用。此外本品治疗效果与用量关系较大，剂量小时镇痛效果不理想，甚至无效，一般 15g 以下多用于失眠，15g 以上才能有镇痛作用，尤以 20g 以上镇痛效果更佳。某患者头痛一年余，疼痛难忍，彻夜难寐，夜甚日轻，曾服氨芬待因等止痛药，无明显好转，就诊时患者痛苦面容，脸色晦暗无华，胸闷、纳呆、泛清水，四肢欠温，脉细弦，舌淡，苔白滑，用吴茱萸汤（吴茱萸 9g，人参 9g，大枣 12 枚，生姜 18g）加酸枣仁，细辛，服后头痛渐止，后又连续服用，症渐好转。另一患者胃脘疼痛数年，曾服用甲氰咪胍，疼痛发作时服用阿托品止疼，都未见明显好转。来院就诊时，上腹疼痛，痛如刀割，屈腹难忍，呕吐清水。舌淡苔薄黄，脉沉细。用方：干姜 5g，白芍 15g，炙甘草 15g，姜半夏 10g，川黄连 15g，白术 10g，党参 15g，白蔹 15g，酸枣仁 20g。水煎服。该患者连服 3 剂疼痛缓解，加陈皮调理 3 月余渐愈。［黑龙江医药，2010，（2）：247］

痹即闭，以疼痛为主要临床表现，表现为关节、四肢酸痛等，这在《本经》中均有明确的记载。药理及以上内容均已证实本品具有镇痛作用。然从现今临床来看，对于关节炎、类风湿等之类的病证，应用本品的几率极小。

"久服安五脏，轻身延年" 既属于道家的养生思想，也是对酸枣仁安神作用的进一步延伸。

柏子仁

原文：味甘平。主惊悸，安五脏，益气，除风湿痹。久服令人润泽美色，耳目聪明，不饥不老，轻身延年。

柏子仁为《本经》上品，为柏科植物侧柏的成熟种仁，《本经》原名柏实，味甘性平质润，大具滋补阴血之功，能够补益心肝之阴血而安神，故主

"惊悸"，这种作用与其"安五脏"具有一定关系，而与心、肝二脏的关系尤为密切。

对于心神不安的虚证，柏子仁的安神作用已广泛用于临床，主治心肝阴血不足所致的失眠、多梦、心悸等，常与酸枣仁、远志等同用，如天王补心丹。治疗心阴不足之虚烦不眠、盗汗等，常配伍人参、牡蛎等，如柏子仁丸；治疗心肾不交之心悸、梦遗、健忘，常配伍熟地黄、麦冬等，如柏子养心丸。

《医学衷中参西录》记载："柏子仁，味微甘微辛，气香性平，多含油质。能补助心气，治心虚惊悸怔忡；能涵濡肝木，治肝气横恣胁疼；滋润肾水，治肾亏虚热上浮。虽含油质甚多，而性不湿腻，且气香味甘实能有益脾胃，《神农本草经》谓其除风湿痹，胃之气化壮旺，由中四达而痹者自开也。其味甘而兼辛，又得秋金肃降之气，能入肺宁嗽定喘，导引肺气下行。统言之，和平纯粹之品，于五脏皆有补益，故《神农本草经》谓安五脏也。宜去净皮，炒香用之，不宜去油。"

张锡纯又说："《神农本草经》谓柏实能安五脏，而实于肝脏尤宜也。曾治邻村毛姓少年，其肝脏素有伤损，左关脉独微弱，一日忽胁下作疼，俾单用柏子仁一两，煎汤服之立愈。观此，则柏子仁善于理肝可知矣。"

柏子仁味甘性平，入心经，养心血安心神，用治心神虚怯，颜色憔悴，肌肤燥痒最为适宜。现代药理研究证明，其含脂肪油对皮肤有一定的滋养作用。

"耳目聪明，不饥不老，轻身延年"之说既与道家的养生思想有关，也与本品具有滋补阴血作用有一定的关系。

本品确有补益之功，但言其"益气"，实无临床应用的记载。"除风湿痹"的功效也未见临床应用的报道。

柏子仁除滋补阴血安神作用外，其润肠通便之功亦为临床常用，惜在《本经》时代人们尚未认识到这一作用。

远　志

原文：味苦温。主咳逆，伤中，补不足，除邪气，利九窍，益智慧，耳目聪明，不忘，强智倍力。久服轻身不老。

远志为《本经》上品，为远志科植物远志或卵叶远志的根，属于补养安神药，能够"补不足"，从而具有"益智慧，耳目聪明，不忘，强智倍力"等作用，久服则"轻身不老"，这些描述均是对远志补虚安神作用的具体应用。当然也与道家的养生思想有一定关系。

本品主归心、肾、肺经，具有交通心肾、安神定志等作用，一般用于失眠、健忘等心神不安属于虚证者。本品能够治疗健忘，与"益智慧"相一致，在古代医籍中多有记录，如《备急千金要方》之开心散，由远志、人参、茯苓、菖蒲等组成，治疗健忘证。《证治准绳》之不忘散，由远志、茯神等组成，也是治疗健忘证的良方。《古今录验》载有定志小丸，"治心气不足、五脏不足，甚则忧愁悲伤不乐，忽忽喜意，朝瘥暮剧，暮瘥朝发，发则狂眩，菖蒲、远志、茯苓各二分，人参三两。上四味，捣下筛，服方寸匕，后食，日三。蜜和丸如梧桐子，服六七丸，日五，亦得。"

本品主治"咳逆"，即咳嗽或咳喘，说明远志具有止咳作用，现代药理研究发现：远志具有较强的祛痰作用，所以，远志所治的咳嗽，当系痰饮内扰所致。药理研究发现：远志祛痰作用的机理是通过远志皂苷对胃黏膜的轻度刺激作用，反射性地引起肺、气管、支气管黏膜分泌物增多，从而稀释痰液，有利于痰的排出。所以，远志所治的痰当属于难咯之痰，无论是白黏痰，还是黄黏痰，其共同特点均是难以咯出。还有实验表明，远志的这种化痰作用甚至强于桔梗。所以，现药店中有一成药痰咳净，具有极佳的祛痰作用。

由于远志对胃黏膜具有一定的刺激性，所以有的患者服用后会出现轻度的恶心，此即为"伤中"。

笔者从事中医临床工作 10 余年，在治疗咳喘病时，患者服药呕吐的现象时有发生，甚者呕吐严重。如李某，女，55 岁，1993 年 10 月 6 日就诊。处方：陈皮、杏仁、桑白皮、黄芩各 15g，桔梗、苏子、荆芥各 10g，远志、甘草各 6g，川贝母（冲）2g。第一煎服后即感胃脘不适，恶心欲吐，10 分钟后呕吐剧烈，吐出药液及胃内容物，后仍不能进食，频繁作呕，吐出胆汁。次日呕吐虽缓，但心慌头晕，经住本院输液两日治疗，渐安。据了解，患者无呕吐病史，否认食用致吐之物。细析此方，唯桔梗、远志可致此症。现代药理研究证实：桔梗和远志都含皂苷，能刺激胃黏膜，引起恶心呕吐。在调查以往发生服药呕吐患者的处方中发现，都有桔梗和远志配伍同用，用量在 5～10g 之间。为验证桔梗和远志单味药的致吐作用，从本病例后笔者有意避免二药同用，用量为5～12g，未发现有呕吐反应者。从而可以看出，单味药常规用量入方应用时反应很少，二者配伍同用时则可使其毒副作用加大，致吐机会大为增多。因此，笔者建议临床应用二药应尽量避免同用，剂量亦不宜过大，以免引起呕吐。［山东中医杂志，1995，（5）：224］

《本经》记载远志能够"利九窍"，所说的窍当属于有形之窍，临床上有用远志治疗耳聋的报道。因石菖蒲属于开窍药，二者同用，开窍之力增强，可用于耳鸣耳聋。

童某，男，38岁。2005年6月20日就诊。右耳暴聋半月。患者半月前无明显诱因下突然出现右侧耳聋，伴耳鸣。耳鼻喉科诊断为突发性耳聋。经常规西医治疗一周，症状略有减轻，但之后一直无改善。刻诊：右侧耳聋，耳鸣如蝉，时轻时重，有闭塞感，头昏重，胸脘痞满，纳呆，泛恶。舌质偏黯、苔白腻，脉弦滑。证属瘀痰阻络，治拟散瘀通络，燥湿化痰。用补阳还五汤加减，药用：生黄芪20g，桃仁、红花、制半夏、枳壳、赤芍各10g，川芎、柴胡、石菖蒲、淡竹茹、陈皮各9g，茯苓12g，制胆南星、远志各6g，葛根15g，生甘草5g。每日1剂。水煎温服。服药7剂后，耳聋、耳鸣减轻。继服21剂，听力恢复健耳水平。随访半年未复发。［浙江中医杂志，2007，（8）：438］

本品能够"除邪气"，这里的邪气当是指痰邪而言，对于外感六淫之邪并无治疗作用。

总之，《本经》对远志功效的认识与现在的认识基本一致。不过，《本经》只记载远志治咳，而未说明其止咳机理。药理研究证实，祛痰作用是远志止咳机制所在。

合　欢

原文：味甘平。主安五脏，和心志，令人欢乐无忧。久服轻身明目，得所欲。

合欢为《本经》中品，为豆科植物，合欢皮与合欢花均是常用的安神药，

《本经》中的合欢究竟是合欢皮还是合欢花，原文未提，但二者均具有较强的安神作用，所以具有"安五脏，和心志，令人欢乐无忧"的功效，这些功效均是安神、解郁作用的具体表述。正是因为其安神解郁之功，久服则能"轻身明目，得所欲"。"得所欲"也是心情舒畅的一个方面。

合欢皮或合欢花均具有一定的疏肝解郁之功，肝气调畅，则心情愉快，神志清爽而不乱，这是合欢皮或合欢花安神的机理所在。现行教材谓之解郁安神，描述中肯。

《黄河医话》记载：由于精神创伤，情志波动，失其常度，致肝气郁结，郁则气滞，气失疏泄，上犯心神，引起诸症，初伤气分，久延血分，变生多端，而为郁劳沉疴。治疗本病，余以开郁、养心、安神为主，酌兼涤痰、利湿、行血为辅，自拟一方，名合欢汤，于临床试用，每获良效，其方为：合欢花 30g，合欢皮 30g，郁金 12g，百合 30g，天竺黄 12g。方中重用合欢，有补益怡悦心志之效，若症见烦躁易怒与栀子为伍，少寐多疑善惑与菖蒲相配，嗳气、呵欠频作辅以紫蔻，噩梦纷纭加琥珀，妇女月经不调加漏芦，精神恍惚、乍寒乍热、汗出口干加柴胡，痰气交结、咽喉如物梗阻加厚朴，气逆恶心加旋覆花，胁痛加牡蛎，守方随症加减。如某女子患"脏躁"，彻夜不寐，烦躁欲死，呵欠流泪，苔白脉细弦，用合欢汤加减治疗，3 剂病减，6 剂病大减，9 剂病豁然而愈，续给合欢皮、合欢花各 30g，泡饮代茶，断不再发。几年来个人用此方治疗 10余例，每获良效。

王某，女，39 岁。2001 年 11 月 10 日就诊。月经每延后旬日至半月方行，已历 3 年许。患者于 3 年前其夫因车祸早亡，自己带其女生活，又值单位房改，孩子升学，以致经济拮据。自己省吃俭用，工作之余另寻生意，以维持生计。其情怀长期处于郁遏不伸之中。月经由此渐渐延后，最长周期达 50 天之多。经前心烦乳胀、夜寐难成，经来量偏少，色黯晦，亦有小腹坠胀作痛。诊见面色无泽，两颧有不规则黄褐斑。舌淡苔薄白，脉细弦。细斟病因，参合脉证，病属情志失遂，气机不畅，阴血不足。投以合欢皮 30g，当归 15g，月季花 10g。水煎服，每日 1 剂。嘱于月经周期第 15 天起服，连服 3 剂，停药 1 天。服药15 剂，月经及期而至，下月再用 15 剂，月经如期来潮。停药观察半年，经期准时。［辽宁中医学院学报，2003，（3）：235］

总之，古今对合欢功效的认识是一致的。

第十二章　平肝药

　　凡以平肝潜阳或息风止痉为主要作用，治疗肝阳上亢或肝风内动病证的药物，称平肝药，包括平肝潜阳和息风止痉两个方面。本章主要介绍牡蛎、羚羊角、天麻、蒺藜、僵蚕等5味药物。

牡　蛎

　　原文：味咸平。主伤寒寒热，温疟洒洒，惊恚怒气，除拘缓，鼠瘘，女子带下赤白。久服强骨节，杀邪鬼，延年。

　　牡蛎为《本经》上品，为牡蛎科动物长牡蛎、大连湾牡蛎或近江牡蛎的贝壳，生长于海水中，其味咸，其性平而偏凉。

　　牡蛎"主伤寒寒热，温疟洒洒"，皆表现为恶寒发热或寒热往来等症，主治此类病证的经方有桂枝加龙骨牡蛎汤、柴胡加龙骨牡蛎汤、桂枝去芍药加蜀漆牡蛎龙骨救逆汤等，然此类方剂的主治多与神志不安相关，所以笔者认为以上三方主治除具备或寒或热的症状外，兼见心神不安者较宜使用牡蛎或配伍龙骨。这与原文提及本品主"惊恚怒气"相符，"杀邪鬼"也是其治疗心神不安的具体应用。

　　皮毛在外，肺主之，所以，外邪侵袭，循经入里犯肺，则肺易失宣降而发为咳嗽。本品治疗咳嗽在一般教材中多未提及，但在临床上屡经验证，疗效可靠。

　　聂惠民用本品治疗外感咳嗽，他认为牡蛎第一个功效就是"主伤寒寒热"，故可以应用于外感表证。然而，牡蛎这一"主伤寒寒热""疗咳嗽"之功效，却鲜有人注意。聂老师认为，牡蛎虽味涩却不敛邪，不会造成关门留寇之弊，外感咳嗽可以放胆用之。外感咳嗽的病位主要在肺与咽。外邪袭表，肺失宣降，可以致咳；咽为肺胃之门户，又为三阴经所过，外邪侵袭，致其红肿，或痛或痒，也是致咳的原因。《名医别录》谓牡蛎"疗咳嗽"；《本草备要》谓其能"软坚化痰"，故与川贝母等相伍，可以增加其止咳化痰之功。另外，《汤液本草》言牡蛎"以柴胡为引能去胁下之硬；以茶引之能消结核；以大黄引之能除股间肿；以地黄引之能益精收涩，止小便"。《伤寒论》第311条曰："少阴病，二三日，咽痛者，可与甘草汤。不差，与桔梗汤。"聂老师认为若以桔梗、甘草等引之，可以散咽喉之肿疗咽痛，可以消除因咽痛咽痒所致的咳嗽。故在治疗外感咳嗽时常常加入牡蛎。[中华中医药杂志，2005，（4）：230]

近人龚士澄先生曾撰文盛赞龙骨、牡蛎治咳之效，读后非特有所感悟，且用之辄效，今且简要介绍之。龙骨揆其功用，不外平肝潜阳，镇惊安神，收敛固涩三者，唯《神农本草经》和《名医别录》言其亦治"咳逆，喘息"。陈修园谓："龙骨若与牡蛎同用，为治痰之神品。"张锡纯谓："其性又善利痰，治肺中痰饮咳嗽，咳逆上气。"是陈、张二氏均是禀《本经》《名医别录》治咳逆喘息之义而阐发运用于临床耳。牡蛎功用大致有二：一为潜阳固涩；二为软坚散结，而《本草纲目》言其化痰软坚，《本草备要》谓其"咸以软坚化痰……止嗽敛汗"。是牡蛎亦能化痰止嗽。综上，龚老认为二者合用，具有独特之镇咳化痰作用。起初只用于夜间及黎明时之咳嗽，认为平卧则痰涎易于上泛，咳嗽遂作，用生龙骨、生牡蛎各15～20g于应服方内，结果不仅奇效，并睡眠亦自美焉。又用于内伤咳嗽，虚火炎上，咳痰带血，颧红面热，胶痰着于喉间，口干心烦，以生龙骨、生牡蛎各20g加于所服方中，疗效亦如人意。更有一些外感咳嗽，表里寒热不清。睡眠饮食尚可，唯连连咳嗽，久久不愈，服常方总不见效，我们又欲用龙骨、牡蛎，然恐收住表邪，肺气益不得宣而咳甚，尝欲投又止，后思伤寒论柴胡加龙骨、牡蛎汤证，乃少阳之邪未解，热邪内陷热盛伤气之病机，复思徐灵胎有"龙骨敛正气不敛邪气"一说，乃试用于外感咳嗽之难愈者，具体方法是：止嗽散随证化裁，再加龙骨、牡蛎，居然心想事成，有效无损。余读此文不久，恰遇一病者，女性，年50余。患咳嗽吐痰，夜甚，痰色白，黏稠不利，舌淡脉弱，已多日不愈，遂用止嗽散加龙骨、牡蛎法。方用桔梗10g，前胡10g，荆芥6g，炙紫菀、款冬花各10g，陈皮9g，百部10g，杏仁10g，生龙骨、生牡蛎各20g。2剂咳止，因白痰尚多，减杏仁、款冬花，加三子，3剂

而安。(《跛鳖斋医草》)

牡蛎用于心神不安之证，前文已述，且临床应用广泛。聂惠民善用之，他认为：在《伤寒论》中，仲景以桂枝甘草龙骨牡蛎汤治疗心阳虚之心悸、烦躁；以桂枝去芍药加蜀漆牡蛎龙骨救逆汤治疗心阳虚痰浊上扰的惊狂；以柴胡龙骨牡蛎汤治疗少阳不和兼表里三焦俱病的胸闷烦惊、谵语。故邹澍的《本经疏证》云："龙骨、牡蛎联用之证，曰烦狂、曰烦惊、曰烦躁，似二物多为惊与烦设。"其作用机制张锡纯在《医学衷中参西录》中说得很清楚："人身阳之精为魂，阴之精为魄。龙骨能安魂，牡蛎能强魄。魂魄安强，精神自足，虚弱自愈也。是龙骨、牡蛎，固为补魂魄精神之妙药也。"聂老师尊仲景意，治疗烦躁惊狂、心悸失眠时，常将牡蛎与龙骨相伍使用，疗效颇佳。[中华中医药杂志，2005，（4）：230]

"鼠瘘"是指颈部或腋下的淋巴结结核溃破形成的病证，以其长期流稀脓水，形如老鼠打洞而名之。未溃破者名瘰病。此皆结块病也。常用牡蛎配伍玄参、贝母以组方消瘰丸，取其软坚散结之功也。医案见玄参。

《本经》谓牡蛎除"女子带下赤白"，现临床鲜用，名医张锡纯治疗带下常将生龙骨、生牡蛎并用以固脱，并组方清带汤：生山药一两，生龙骨（捣细）六钱，生牡蛎（捣细）六钱，海螵蛸（去净甲捣）四钱，茜草三钱。单赤带，加白芍、苦参各二钱；单白带，加鹿角霜、白术各三钱。

张锡纯认为：带下为冲任之证。而名谓带者，盖以奇经带脉，原主合同束诸脉，冲任有滑脱之疾，责在带脉不能约束，故名为带也。然其病非仅滑脱也，若滞下然，滑脱之中，实兼有瘀滞。其所瘀滞者，不外气血，而实有因寒因热之不同。此方用龙骨、牡蛎以固脱，用茜草、海螵蛸以化滞，更用生山药以滋真阴固元气。至临证时，遇有因寒者，加温热之药，因热者，加寒凉之药，此方中意也。而愚拟此方，则又别有会心也。尝考《神农本草经》龙骨善开痕，牡蛎善消，是二药为收涩之品，而兼具开通之力也。海螵蛸、茜草为开通之品，而实具收涩之力也。四药汇集成方，其能开通者，兼能收涩，能收涩者，兼能开通，相助为理，相得益彰。

张锡纯医案两则：一妇人，年二十余，患白带甚剧，医治年余不愈。后愚诊视，脉甚微弱。自言下焦凉甚，遂用此方，加干姜六钱，鹿角霜三钱，连服十剂全愈。又一媪年六旬。患赤、白带下，而赤带多于白带，亦医治年余不愈。

诊其脉甚洪滑，自言心热头昏，时觉眩晕，已半载未起床矣。遂用此方，加白芍六钱，数剂白带不见，而赤带如故，心热、头眩晕亦如故。又加苦参、龙胆草、白头翁各数钱。连服七八剂，赤带亦愈，而诸疾亦遂全愈。自拟此方以来，用治带下，愈者不可胜数。而独载此两则者，诚以二证病因，寒热悬殊。且年少者用此方，反加大热之药，年老者用此方，反加苦寒之药。欲临证者，当知审证用药，不可拘于年岁之老少也。

"除拘缓"是指治疗拘急疼痛，久服本品能够"强骨节"。临床所见，小儿生长过程中出现的腹痛、四肢关节疼痛等，多谓缺钙，西医多补钙治疗，龙骨、牡蛎壮骨冲剂是治疗此类病证的常用中成药。

牡蛎为《本经》上品，延年之说不足为怪。

羚羊角

原文：味咸寒。主明目，益气起阴，去恶血注下，辟蛊毒恶鬼不祥，安心气，常不魇寐。久服强筋骨轻身。

羚羊角为《本经》中品，为牛科动物赛加羚羊的角，因属动物类药材，多具咸味而入血分，其性寒，大具清肝泻火之功，故能清肝明目。

肝火上炎，症见目赤肿痛、眼屎多、翳障等，常配伍决明子、龙胆草、黄芩等，如《太平惠民和剂局方》之羚羊角散。

"益气起阴"说明本品能够益气补阴。对于本品益气之功，未曾有理论上的描述和临床应用的记录。而对于本品"起阴"即补阴作用，理论上来讲，羚羊角性寒，主入肝经，肝肾同源，主筋骨，久服之能"强筋骨轻身"。由于羚羊数量逐年减少，属于国家保护动物，羚羊角货紧价昂，无论是古代还是现代，"久服"绝无现实意义。

热邪煎熬阴血，则血滞成瘀，羚羊角能够清热凉血散瘀，故主"去恶血注下"。本品用于血热出血证，在温病血分证中最为常用，除"去恶血"外，羚羊角更重要的作用是清热凉血。

热入心营，心神被扰，故见神昏、谵语、烦躁不宁等，此之谓羚羊角"辟蛊毒恶鬼不祥，安心气，常不魇寐"，皆为神志错乱之表述。《外台秘要》之紫雪丹，以本品配伍生石膏、麝香等制成丸或散，治温病气血两燔之壮热躁狂、神昏谵语等;《温热经纬》之羚犀石膏知母汤，治疗温病热毒炽盛之壮热、神昏、发斑等。

羚羊角为血肉有情之品，故能"久服强筋骨轻身"，然本品药源匮乏，价格昂贵，不宜久服。

天 麻

原文: 味辛温。主杀鬼精物，蛊毒恶气，久服益气力，长阴，肥健，轻身增年。

天麻为《本经》上品，为兰科植物天麻的块茎，《本经》原名赤箭，味辛性温。

天麻"主杀鬼精物，蛊毒恶气"，皆为心神不安类病证。现行教材认为本品属于平肝息风药，既能平肝潜阳，治疗肝阳上亢之头痛、眩晕、烦躁易怒，又能息风止痉，治疗肝风内动之痉挛抽搐。药理研究证实，本品具有镇静作用。若治疗风痰上扰之虚风内动，可与半夏、白术等同用，如半夏白术天麻汤;若治疗肝阳化风之痉挛抽搐，宜配伍钩藤、石决明等，如天麻钩藤饮。

马某，男，8岁，2007年10月12日初诊。近1年多来常口角抽动，伴咽部不适，少言语，曾短期服用氟哌啶醇，因服用后出现双手颤等不良反应后停用，遂求李老师治疗，患儿体型偏胖，纳差，眠可，大便溏，舌体胖大有齿痕、苔白厚腻，脉弦。诊断：多发性抽动症（脾虚失运、痰浊阻窍型）。治以健脾化湿、祛痰息风。半夏白术天麻汤加减：法半夏10g，白术6g，天麻10g，陈皮6g，茯苓10g，钩藤10g，醋柴胡6g，郁金10g，石菖蒲10g，煅龙骨、煅牡蛎各10g，甘草3g。10剂后复诊，上述症状减轻，上方去醋柴胡，加僵蚕6g，伸筋草各6g，木瓜10g，35剂，制水丸剂，每次服用15g，每日3次，饭后服用，服用3个月而愈。随访半年未见复发。[中医杂志，2009，（1）：15]

"久服益气力，长阴，肥健，轻身增年"，均说明本品具有补益之功，然现行教材多未提及，临床上也应用不多。不过，医籍中还能找到相关的论述。如沈括在《梦溪笔谈》中说："赤箭，即今之天麻也。草药上品，除五芝之外，赤箭为第一。此神仙补理养生上药。世人惑于天麻之说，遂止用之治风，良可惜哉。"《轩岐救正论》记载："天麻，《本经》谓能益气力，长阴肥健。大明子亦云，补五痨七伤，助阳气。邓才杂兴方，取为益气固精要药。罗天益曰，眼黑头眩，风虚内作，非天麻不能治。据此，则天麻何啻治风，尚为足少阴肾经滋补之剂。"又："余每用以疗产后诸虚剧症及遗精失血，与挟虚伤寒头痛，往往奏奇。"许豫和在《怡堂散记》中说："天麻不独能治风，亦补肝肾之药也。血虚生风者宜之。妇人肝热生风，头眩眼黑者，四物汤中加用多效。"

天麻在民间颇受欢迎，在久病或大病之后出现头晕、乏力、倦怠等，百姓多用天麻炖老母鸡以滋养补虚。

受民间治头晕单方的启发，笔者在临床中遇体质虚弱之慢性病患者，如贫血、慢性肝炎、慢性支气管炎、中风后遗症等，每在辨证开方的基础上，嘱用天麻20g炖鸡或猪肝、猪瘦肉长期服用；或天麻研末，每日口服5g左右，效果良好。病者头晕、乏力、倦怠、口干等虚弱症状减轻，食欲改善，气力增强，并且没有任何副作用及不良反应。根据文献报道及临床应用经验，笔者体会：天麻性质和缓，为平补之剂，能补气能养阴。补气重在补脾胃中焦之气，养阴为养肝肾之阴。从实际运用情况看，笔者认为天麻补血作用不明显，但决无燥烈伤血之害。[湖北中医杂志，1999，（11）：510]

现行教科书认为天麻具有平肝息风，通络止痛作用。与《本经》相比，其补益之功只字未提，在一定程度上影响了这一作用的普及应用，诚为可惜。

蒺　藜

原文： 味苦温。主恶血，破癥结积聚，喉痹，乳难。久服长肌肉，明目轻身。

蒺藜为《本经》上品，《本经》原名蒺藜子，又名白蒺藜或刺蒺藜，为蒺藜科植物蒺藜的成熟果实。果实上面具有小刺，故多炒去刺用。

蒺藜味苦性温，"主恶血，破癥结积聚"，说明本品具有活血之功，可治疗瘀血证，然本品活血之力较弱，再加上中药中活血药较多，本品不为临床所常用。《儒门事亲》记载："去恶血通经，治月经不通：蒺藜子、当归各等分。为末，米饮每服三钱。"《本草纲目》治"万病积聚：蒺藜子（七八月收）适量，水煮熟，曝干，蜜丸梧子大。每酒服七丸，以知为度。其汁煎如饴，服之"。

现行教材认为蒺藜具有疏肝解郁作用，主治肝气郁滞所致的胁痛、胃痛、月经不调等。

若肝气不舒，气机郁结于咽喉，则见"喉痹"，多为急慢性咽喉疾患，治疗此类疾患，治以疏肝有效，但须配伍利咽之品如牛蒡子、僵蚕等。

肝气不舒，气机不畅，易见妇女乳汁郁积，则发为"乳难"，即乳汁不通，此为临床常用的功效之一。《方龙潭家秘》治"乳胀不行，乳岩作块肿痛：蒺藜二三斤，为末，早、午、晚，不拘时白汤作糊调服"。若将"乳难"理解为妇女难产，理论上可行，因本品具有一定的活血之功。现临床治疗肝气郁结之胸胁疼痛，常配柴胡、香附、青皮等；治疗产后肝郁乳汁不通、乳房胀痛，单用研末服，或配青皮、穿山甲、王不留行等。

本品入肝经，肝开窍于目，蒺藜具有明目之功，配伍熟地黄、山药、山茱萸等组方明目地黄丸，治疗肝肾两虚，目失所养之视物昏花等，为临床最常用之成药。

"久服长肌肉，明目轻身"说明本品应该具有一定的补虚之功，但从临床来看，本品纵然有补虚之功，其补益之力也较弱，不为临床常用。《本经》之所以如此记载，可能与蒺藜为上品药有一定关系。

除以上功效外，蒺藜祛风止痒的功效在《本经》中未提及，然其在临床应用甚广，广泛用于荨麻疹、湿疹、神经性皮炎、银屑病、老年性皮肤瘙痒等多种病症的治疗，常与白鲜皮、苦参、地肤子等同用以增强疗效。

陈某，女，36岁。2006年7月21日就诊。自诉1个月前参观朋友装修新房后，突感全身瘙痒，四肢躯干同时呈现大小不一风团，高起于皮肤，色白，圆齿形边缘不规则，皮肤色红，余无不适。西医诊为荨麻疹。曾在西医院予以地塞米松、扑尔敏、氯化钙治疗，症状稍缓解，但风团隐而时现，瘙痒止后又发，历经一月不愈，发作时瘙痒不止，心烦不安，症见遍身皮肤抓伤并有血痕，口苦咽干，二便调，舌红苔薄白，脉弦细。证属肝血亏虚，血中有热，血虚生风。予以生地黄 10g，当归 10g，白芍 10g，胡麻仁 15g，牡丹皮 10g，赤芍 10g，荆芥 10g，刺蒺藜 10g，地肤子 15g，甘草 6g。水煎服，每日 2 剂。嘱服药期间忌辛辣、鱼腥、烟酒、浓茶等，服用 5 剂后诸症消失，随访至今未见复发。[长春中医药大学学报，2009，（1）：25]

僵　蚕

原文： 味咸。主小儿惊痫夜啼，去三虫，灭黑鼾，令人面色好，男子阴疡病。

僵蚕为《本经》中品，《本经》原名白僵蚕，为家蚕的幼虫感染白僵菌而致死的干燥体，因其色白，故名白僵蚕。

僵蚕味咸性平，主入肝经，能够平肝镇惊息风，故主"小儿惊痫夜啼"，最常与蝉蜕、钩藤等同用。用治小儿痰热壅盛所致惊风，配伍胆南星、牛黄、全蝎等，如《寿世保元》之千金散；用治小儿脾虚久泻、慢惊抽搐，则配伍人参、白术、天麻等，如《古今医统》之醒脾散；治疗破伤风，常配伍全蝎、蜈蚣、钩藤等，如《证治准绳》之撮风散。

小儿夜啼症，俗称"夜哭郎"，临床表现为白天喜睡，夜无睡意，熟睡时手足时有抽搐、唇口青紫、指纹色青。此病多由于患儿熟睡时突受惊吓引起，若不加重视，日久可致乳食少思，形体日渐消瘦，影响身体健康。李燕宁认为：小儿机体特点表现为"心常有余"，"肝常有余"，故儿科临床上易见心惊、肝风等病证，因此选用竹叶灯心草汤加减，方中竹叶、灯心草清心火，僵蚕、蝉蜕镇静安神，加用钩藤增强其止痉的功效。李燕宁治疗小儿抽动秽语综合征，善用柴胡桂枝汤加减以祛风止痉、镇静安神，僵蚕、蝉蜕加入可增强其祛风止痉之功。[山东中医杂志，2007，（3）：199]

"去三虫"是指僵蚕能够杀灭体内的寄生虫，无论是药理实验还是临床应用，均未见报道。不过，三虫的含义可以扩大为体表的真菌感染或其所致的瘙痒性疾病，如荨麻疹、风疹、湿疹、带状疱疹等，因为研究发现，本品具有抗过敏止痒作用。

女，9 岁，发热（体温 38.1℃）、咳嗽、球结膜充血 2 天，面部见稀疏浅红色、稍隆起之典型风疹皮疹。舌质红，苔薄白，脉浮数，食欲欠佳，最近有风疹患儿接触史。中医辨证：风温外邪侵袭肺卫，风痧，发疹期。以疏风清热透邪治之。药用：生僵蚕 6g，蝉蜕 3g，薄荷 3g，菊花 6g，南沙参 9g，生甘草 3g，每日 1 剂，自加生梨半只、甘蔗一节切小块，水煎滤液频频饮之。服药 1 天后，体温下降至 37.8℃，躯干、四肢皮肤相继透发出少量皮疹。服药 3 天后皮疹渐次隐退，体温正常，咳嗽控制。又 2 天后随访，除了发疹部位有少许细小脱屑外，未见异常色斑，食欲恢复，痊愈。[中医杂志，2007，（1）：61]

"男子阴疡病"也与真菌感染有一定的关系，治疗男子股癣等真菌感染性疾病，可配伍苦参、白鲜皮、地肤子等煎汤外洗。

"灭黑䵟"，说明本品能够消除皮肤色素沉着，故"令人面色好"，治疗此类疾病，可与白芷、当归等祛风养血之品同用。《太平圣惠方》曰："治面上黑黯，白僵蚕为末水和搽之。"

重用僵蚕为主药自拟消斑汤及外敷方治疗黄褐斑多例，取得了显著的疗效。治疗方法：内服药每日 1 剂，分 3 次温服，30 天为 1 个疗程，外敷药隔日 1 次。①内服药：僵蚕 15g，白芷 12g，当归 10g，川芎 10g，牡丹皮 10g，红花 6g，柴胡 10g，白术 12g，茯苓 12g，生地黄、熟地黄各 10g，怀山药 12g，淫羊藿 10g，山楂 12g，生甘草 3g。②外敷药：僵蚕 15g，白芷 15g，白术 12g，山奈 15g，红花 6g，珍珠粉 3g。上药碾细粉，用牛奶适量加花生米大小的蜂蜜将药粉调成糊状在清洁面部后敷上，30 分钟后洗净即可，隔日 1 次。[中医杂志，2009，（8）：725]

现行中药学将僵蚕归为息风止痉药，《本经》所提及僵蚕的第一个功效为"主小儿惊痫夜啼"，体现了古今对僵蚕主要功效的认识完全相符。

第十三章　补虚药

凡以补益正气，纠正人体气血阴阳虚衰的病理偏向，治疗虚证的药物，称为补虚药，亦称补益药，大多具有甘味。本章介绍的内容主要有人参、黄芪、白术、山药、甘草、当归、芍药、阿胶、鹿茸、菟丝子、淫羊藿、巴戟天、肉苁蓉、杜仲、麦门冬、天门冬、沙参、石斛、女贞子、龟甲、鳖甲等21味药。

人　参

原文：味甘，微寒。主补五脏，安精神，定魂魄，止惊悸，除邪气，明目，开心益智。久服，轻身延年。

人参为《本经》上品，为五加科植物人参的根及根茎，又可写作人身，是指人参之寿命可与人相比，生于深山老林者，短则几十年，长则上百年。

人参性味甘而微寒，与现今的认识不同，现多认为甘微温，这可能与本品的生长环境有关。过去所用的人参均为野生品，具有补气生津之功，而现今临床所用人参均为栽培品，温燥之性较强。因其味甘能补，微寒能生津，故可主治消渴或口渴等。从《伤寒论》的条文来看，白虎汤主治大热、大汗、脉洪大等阳明经热盛证，若口渴明显者，须加人参以生津止渴，名白虎加人参汤。人参止渴的作用在小柴胡汤方后注中也有体现，"若渴，去半夏，加人参合前成四两半，瓜蒌根四两"，说明人参、瓜蒌根均具有止渴作用。现代药理也证实，人参具有降糖作用，对于气阴两虚之消渴病，每与麦冬、五味子同用，即生脉饮，该方是治疗气阴两虚之消渴的常用方。

"补五脏"的含义有二：一是所补的是气，而不是血或阴，也不是阳；二是指人参补气的适用范围较广。治疗脾气虚证之四君子汤、补中益气汤、参苓白术散等均含本品；《备急千金要方》《三因极一病证方论》《圣济总录》之补肺汤均含人参；含人参的炙甘草汤是治疗心气虚之主方；治疗肾气虚证，可在六味地黄丸或肾气丸的基础上加人参，能够增强补肾的功效。所以，言人参补五脏，绝不是过誉。

现代药理研究发现，人参所含的人参皂苷是其主要有效成分，具有显著的抗氧化作用，能够延缓衰老，预防早衰。此外，人参还能够刺激功能低下的生理系统，使其生理生化反应趋于正常，而阻止由于各种原因引起的恶性循环，以达到延年益寿的目的。故"久服，轻身延年"。

"安精神，定魂魄，止惊悸"均是对人参安神作用的具体说明和应用。不过，人参不仅呈现出安神定志作用，还具有兴奋作用。药理研究发现，人参能调节中枢神经系统兴奋过程和抑制过程的平衡。不但能改善大脑的兴奋过程而且也能改善其抑制过程，使抑制趋于集中，使分化更为完全，使两个过程恢复平衡。人参可使兴奋过程的疲惫性降低，从而可消除各种无力综合征，显示抗疲劳作用。这就是所说的双向性调节作用。

就这种作用而言，人参不仅可用于失眠、健忘、惊悸等心神不安证，也可用于气虚心神失养之无精打采、昏昏欲睡但睡而不香等。

一严重失眠者，彻夜不眠，一周有余，心烦极，时有幻觉出现，疑有精神病，然安眠药也无效。脉细数弦涩，舌暗红少苔。用上好朝鲜人参 15g，浓煎服下，即得熟睡 10 余小时。后每日均用人参煎汤代茶饮，一周后失眠症状完全消失，精神情绪正常。人参安精神，定魂魄之功用有见于此。余治疗癫痫，每用人参加入消痰，定惊，清肝，息风，化瘀方中。认为此疾顽劣频发，必伤五脏正气，人参主补五脏，安精神，止惊悸，除邪气，正宜于此。[贵阳中医学院学报，2005，（3）：45]

此外，需要指出的是，人参所含的人参皂苷具有明显的增强记忆力作用，无论是动物实验，还是临床观察，均能够得到证实。通过对动物实验的药理研究和临床运用的资料进行分析，人们发现人参对不同事物的记忆，记忆的保留和再现，都有不同程度的易化作用。这种作用实质上是对"开心益智"作用的很好说明。

现代研究证实，人参能增强暗处作业者眼睛的抗疲劳能力，提高眼睛的暗适应能力。分析人参明目的原因，一种观点认为是由于人参改变了暗适应的视觉中枢对光的敏感性，另一种观点认为是由于人参的有效成分作用于大脑皮质，使控制暗适应的神经中枢调节能力增强的缘故。不论哪种观点，都说明人参具有"明目"作用，对于眼保健有帮助，能防治视疲劳。人参的这种明目作用在临床上的应用并不多，对于中心性视网膜炎的治疗，西医大多采取激素治疗，而人参所含的人参皂苷具有显著的激素样作用，这一点已经非常肯定，理论上讲，对于中心性视网膜炎的患者应该有效。

众所周知，人参是作用非常强的补虚药，而不是祛邪药，但《本经》中为何言本品"除邪气"呢？这就是中医讲到的扶正祛邪的作用机制。"正气存内，邪不可干""邪之所凑，其气必虚"。所以，在治疗正不胜邪之诸多病证时，在祛邪的同时，须配伍人参、黄芪等扶正祛邪之品。如邪居少阳之寒热往来，应用柴胡、黄芩透邪外出的同时，配以人参以扶正祛邪；正气虚弱，外邪侵袭人体肌表之表证，在应用羌活、独活、紫苏等发汗祛邪的同时，配伍人参以扶正，如败毒散、参苏饮等均是扶正祛邪的代表方剂。

以上均是对《本经》中人参作用的阐释。不过，人参有一个非常重要的作用在《本经》中却未提及，那就是人参的补气救脱作用，可能在《本经》时代，人们还未曾认识到其救脱作用，这不能不说是一个遗憾。

黄　芪

原文：味甘微温。主痈疽久败疮，排脓止痛，大风癞疾，五痔鼠瘘，补虚，小儿百病。

黄芪为《本经》上品，为豆科植物蒙古黄芪或膜荚黄芪的根，《本经》写作黄耆。耆者，长者也，是指年长的人。黄芪色黄入脾，脾为气血生化之源，故黄芪有"补气之长"之称。

黄芪味甘微温，能够"补虚"，这种补虚即为补气作用，临床上广泛用于多种气虚证或气血两虚证，如脾胃气虚、肺气虚、卫气虚等。

"痈疽久败疮"是指疮疡日久，或久治不愈，而形成的疮疡脓成而不溃或溃破而不收口，导致局部长期流淌稀脓、稀水为主要表现的病证，如人体皮肤某部位的化脓性感染、慢性骨髓炎、慢性乳腺炎等。中医认为多属气血不足所致。治疗上当以补益气血为法。

慢性溃疡案：车某，男，83 岁，于 1999 年 8 月 24 日就诊，患者足跟部溃烂反复发作，加重半年余。自觉足跟部疼痛，红肿，溃烂处时发时止，久不收口，伴精神萎靡，神倦乏力，大便干结。查：足跟部有一凹陷性溃疡，周边黯红色，中央凹陷，触之疼痛，舌质红绛苔白腻，脉细涩。既往史：中风偏瘫 12 余年。溃疡曾用"青霉素、先锋霉素、美满霉素、倍特巴沙"等抗生素治疗不愈。诊断为"慢性溃疡"。系由气血亏虚，湿毒内阻所致。治以托毒透脓，利湿消肿。方用透脓散加味：生黄芪、穿山甲（研细吞服）、皂角刺、当归、川芎、蒲公英、忍冬藤、连翘、土茯苓、生薏苡仁、蜈蚣。水煎服，两日 1 剂，每日 2 次。外洗：白头翁、龙胆草、仙鹤草、苦参、生大黄、乌梅等量煎水湿敷，一日数次。6 剂后复诊。查：溃疡已长新肉、结痂，周围肤色如常，舌红苔薄白，脉细弦，自觉疼痛减轻，精神转佳。停外用药，上方中减蒲公英，连翘，加三七粉，汤药兑服。继续服数剂后，溃疡愈合。3 月后，随访未复发。［云南中医中药杂志，2000，（3）：32］

迁延性乳腺炎案：陈某，女，29 岁，患者系产后 8 个月，尚在哺乳期，半月前因乳头破裂引起左侧乳房红肿疼痛，恶寒发热，乳汁欠通，在某医院诊断为急性乳腺炎，经用 5% 葡萄糖 250mL 配青霉素 360 万单位作静脉滴注，每天两次。治疗 5 天后，发热疼痛有所减轻，但肿块未见明显缩小，后改用先锋五号作静脉滴注，每天 2 次。经一星期治疗，发热已退，疼痛消失，但肿块仍有鸡蛋大小，穿刺仅有少许脓血性物，不宜做手术切开，后转来我处就诊。检查：左侧乳房内上方可扪及 5cm×4cm×3cm 大小之肿块，质地较坚硬，无明显波动及触痛。实验室检查：白细胞 7.6×10^9/L，中性粒细胞 0.68。体温 37℃，舌质淡苔薄白，脉濡，诊断为迁延性乳腺炎。中医辨证为：寒凉抑遏，营卫失调，气血凝滞，积聚成块。治疗：停止使用各种抗生素，以透脓散加味煎服。处方：生黄芪24g，当归12g，炙穿山甲10g，皂角刺10g，川芎10g，桂枝5g。每日 1 剂，外用如意金黄膏掺凉消散敷贴患处，每日一换。5 剂后肿块明显缩小到2cm×2cm，前方中肯，续服上方 5 剂肿块消失而获痊愈，乳汁分泌畅通。

［北京中医，1996，（1）：41］

张锡纯在《医学衷中参西录》中说：《神农本草经》谓黄芪主久败疮，亦有奇效。奉天张某，年三十余。因受时气之毒，医者不善为之清解，转引毒下行，自脐下皆肿，继又溃烂，睾丸露出，少腹出孔五处，小便时五孔皆出尿。为疏方：生箭（即生黄芪）、花粉各一两，乳香、没药、银花、甘草各三钱，煎汤连服二十余剂。溃烂之处，皆生肌排脓出外，结疤而愈，始终亦未用外敷生肌之药。

黄芪能够"排脓止痛"，止痛作用无药理支持，但确有排脓之功，对于脓成而不溃者诚为良药。

张某，男，40岁，2004年4月就诊。2个月前因感冒后逐渐出现恶寒高热、胸痛，咯脓臭痰，胸片提示右上肺肺脓肿，在当地医院静脉滴注先锋Ⅴ及左氧氟沙星抗炎治疗，抽脓5次，共抽出脓液约700mL，后再未抽出脓液。B超示右侧腋后线5～6肋间少量积液（无法定位），用苇茎汤治疗效果差。现右侧胸痛，气短乏力，头昏脘痞，口干口苦，咯痰不利，舌黯红苔黄腻，脉弱。辨证为痰热蕴肺，化毒成瘀，脾肺亏虚。西药用青霉素、甲硝唑静滴。中药用黄芪30g，当归、郁金、川芎各15g，穿山甲珠（冲服）、皂角刺各10g，桔梗12g，蒲公英、鱼腥草、薏苡仁各30g，甘草5g。服2剂后咳吐腥臭脓痰增多，并夹有少许黯红色血块，发热胸痛症状明显减轻，精神转佳，再服7剂后复查B超未见胸腔积液。［实用中医药杂志，2005，（11）：688］

"癞疾"多指麻风病，顾名思义，麻风病与风相关。所以，"大风癞疾"说明黄芪能够治风。这种风既包括外感风邪，也包括脑血管病之中风。

卫气虚弱，肌表不固之恶风、自汗等，黄芪配伍白术、防风即组成玉屏风散，能够显著提高机体的免疫力。

针对脑血管病之中风，王清任创补阳还五汤，重用黄芪四两为君，大补元气，以促血行，临床极为常用。笔者岳母年60余岁，虚胖体质，从其表现可知。胖而肌肉松弛，平素多汗，怕热，胃口一直很好。医院检查示有冠心病、颈椎病、腔隙性脑梗死等。近年来为头晕所困，为治头晕，看遍大小医院乃至个体诊所，有谓系脑梗死所为，有谓系颈椎病所致，更有可笑者谓冠心病所扰。其中有一大医院神经内科的一位专家说其父即为腔梗所致头晕，多年未愈，恐不易治，并劝岳母放弃治疗。有病乱投医，服遍治疗上述疾病的中成药、西药无数，但头晕终不见好。恰逢读黄煌教授的《张仲景 50 味药证》一书，思岳母为黄芪体质，用黄芪类方可否？遂劝其服用中药一试，疏补阳还五汤原方 5 剂，大效，又进 5 剂，多年的头晕向愈。现已 2 年余，头晕几不再作。诊后思考：本方有效的原因在于体质用药，还是另有他因？现在想来是不是补阳还五汤治疗腔隙性脑梗死有效，是小中风也。

关于黄芪治大风，张锡纯也有论述："《神农本草经》谓黄耆主大风者，诚有其效。"《医学衷中参西录》中记载："在奉天曾治一妇人，年近三旬，因夏令夜寝当窗，为风所袭，遂觉半身麻木，其麻木之边，肌肤消瘦，浸至其一边手足不遂，将成偏枯。其脉左部如常，右部则微弱无力，而麻木之边适在右。此因风袭经络，致其经络闭塞不相贯通也。不早祛其风，久将至于痿废。为疏方用生箭二两，当归八钱（用当归者取其血活风自去也），羌活、知母、乳香、没药各四钱，全蝎二钱，全蜈蚣三条。煎服一剂即见轻，又服数剂痊愈。此中风能成痿废之明征也。"

陈富山认为：黄芪为补气要药，《神农本草经》云能治"大风癞疾"，遂重用黄芪，配伍养血和营之品，治疗顽固性老年皮肤瘙痒症收效甚佳。共治疗 11 例，男 9 例，女 2 例，年龄 55 ~ 74 岁，病程 6 个月至 4 年。均经西医皮肤科确诊，服用多种西药及外涂多种药液乏效。治宜益气养血，和营祛风。基本方：黄芪 60g，当归 10g，白芍 10g，甘草 6g，熟地黄 20g，制何首乌 20g，丹参 10g，蝉蜕 10g，白蒺藜 10g。每日 1 剂，水煎服。效果不显者，黄芪可渐加量至 100g，1 个月为 1 个疗程。结果治愈 7 例，显效 3 例，无效 1 例。如袁某，男，64 岁。于 1997 年 10 月 12 日就诊。患瘙痒症近 3 年，表现为四肢、胸背瘙痒难忍，饮酒及食辛辣之物加重，初无皮疹，每必搔抓流血或热水烫洗方舒，皮肤干燥，胸背四肢皮肤散见抓痕血痂及色素沉着，入秋尤甚。口干心烦，舌淡红欠润，脉和缓。辨证属血虚风燥，当益气养血，和营润燥。以上方加麦冬 10g，7 剂内服。复诊，瘙痒稍减轻，原方黄芪增量至 80g 再进 7 剂。再诊，瘙痒明显减轻，入睡时仍较重，原方黄芪增至 100g 再进 7 剂。又诊，瘙痒基本缓解，原方黄芪减量为 60g 调治半月告愈。[中医杂志，2000，（6）：331]

五痔，泛指各种痔疮。黄芪有益气升阳、托毒排脓和敛疮生肌的功效，故用于痔肿疼痛、下血脱出之症有效。如《太平圣惠方》卷 96 之黄芪粥治五痔下血不止，用黄芪一两，粳米二合。上以水两大盏，煎黄芪取一盏半，去滓，下米煮粥，空腹食之。治痔疾，黄芪常配枳壳等药同用，如《圣济总录》之必效丸，治气痔脱肛不收，或生鼠乳，时复血出，久不愈，用枳壳（去瓤，麸炒）、黄芪各一两。上为末，以陈米饭为丸，如梧桐子大。每服 30 丸，空心、食前米饮送下。《太平圣惠方》之黄芪散，以黄芪配枳壳、侧柏叶为散服，治小儿痔疾，下血不止。

鼠漏是指慢性淋巴结结核溃破后，长期流稀水、稀脓为主要表现的病证。治疗上除散结外，还有虚的一面，需要补虚。黄芪能治鼠漏，实与其补气作用有关。

"小儿百病"，多与脾胃虚弱有关，因脾胃为后天之本，气血生化之源。黄芪建中汤为治疗脾胃虚弱的常用方剂，无论长幼，均可应用。

张某，男，6 岁，1996 年 5 月 13 日初诊。厌食半年余，曾服用助消化类药物未见好转。症见精神欠佳，面色少华，多汗，见饭恶心，胃脘部隐隐作痛，按之稍舒，脉象细软，舌苔薄白，证属脾胃虚弱，气血不足。治以健脾运胃，益气养血，拟黄芪建中汤加味。处方：黄芪 6g，桂枝 3g，杭白芍 6g，生姜 3 片，红枣 3 枚，炙甘草 2g，炒谷芽 10g，砂仁 2g，碧桃干 6g。3 剂。5 月 16 日复诊：有饥饿感，已思饮食，无恶心，多汗亦减，仍以原方继服 3 剂。5 月 20 日三诊，药后诸症消失，精神转佳，食欲大增，为巩固疗效，再服 2 剂，随访未见复发。[河南中医，1998，（2）：51]

现行教科书认为黄芪具有补气升阳，益卫固表，托毒生肌，利水消肿等多种作用，但究其作用机制，可归纳为一个方面，实为补气作用的具体运用。

白 术

原文：味苦温。主风寒湿痹、死肌、痉、疸，止汗，除热，消食，作煎饵。久服轻身延年，不饥。

白术为《本经》上品，《本经》无白术之名，只载"术"，至晋代陶弘景在《本草经集注》中开始将术分为白、赤两种，即白术与苍术。所以，《本经》中有关术的功效叙述当是二药的功效综合。白术为菊科植物白术的根茎；苍术是为菊科植物茅苍术或北苍术的根茎。

《素问·痹论》指出："风寒湿三气杂至，合而为痹也。其风气胜者为行痹，寒气胜者为痛痹，湿气胜者为着痹也。"即说明风寒湿这三种邪气联合侵袭人体，闭阻经络，气血不通而成痹。若患者疼痛部位不定，呈游走性，治疗上当以祛风为主；若患处以冷痛为主，或遇冷加剧，治疗上当以祛寒为主；若患处水肿明显，或疼痛而沉重，说明湿邪较著，故当祛湿为主。无论是苍术还是白术，均具有较强的祛湿作用，所以二者均可用于风寒湿痹而以湿邪较著者。如《金匮要略》中"湿家身烦疼，可与麻黄加术汤发其汗为宜，慎不可以火攻之。"若见湿热痹证，苍术与黄柏配伍，即二妙散，再配以牛膝，即三妙散，在此基础上加薏苡仁即组方四妙散。以上三方均可治疗风湿热痹而见下肢疼痛者。

现代一般认为白术具有良好的补气作用，为健脾之要药，能够强壮脾胃，脾胃健则运化强，故能"消食"，"作煎饵"，"久服"，自然能够"轻身延年，不饥"。脾胃健运，气血生化有源，气血旺盛，则"死肌"可除。所以，对于疮疡溃久而不敛或疮疡已成而久不溃破等属气血不足者，可用本品配伍黄芪、当归等补气养血之品。

本品虽能消食，但与山楂、神曲等药相比，白术的消食作用是间接的，其机理是使脾胃健旺，增强脾胃的运化能力。而山楂、神曲等消食药的消食作用是直接的，能够直接作用于饮食物。相比较而言，白术是脾胃的强壮剂，而山楂等消食药是食物的消化剂。

痉即痉挛抽搐，其发病机制较多，如外感风邪可致痉，肝风内动可见痉挛。而白术所治疗的痉的发病机理在于"土虚木摇"，即脾虚而见虚风内动。

谢孩，男，6岁。其父吾之友也。1岁时即腹泻，日行多次，呈青绿色。而后食少行迟，羸弱不堪。四出求医，耗资无算，总不得效，近3年来，腹泻不止，夜间吵闹，灭灯惊呼，妄言见鬼。秉烛彻夜，方得稍安。稍一交睫，四肢抽搐，频频发作，夜半后更剧，天明始静，倦卧不起。合家惊怖，不知何物作祟。翻阅病例，或曰癫痫，或曰缺钙，各种疗法，未收寸功。求予一观，则见形瘦肉削，声微气促，四肢厥逆。夜间观之，一如父言。昏睡露睛，惊怖不已，手足微搐，发作不已。踌躇良久，乃有所得，此乃脾肾两败之慢惊风证也。食少而泻。形瘦肉削，昏睡露睛，声微气促，脾惫之兆，端倪已露。四肢厥冷，夜间惊哭，妄言见鬼，肾阳之败征亦显。《临证指南医案》有云："脱阳者见鬼。"即此候也。搐者，肝风动也。盖腹泻日久，脾胃虚弱，肝木横逆侮土，故粪色青绿。无土之木，易动易摇，故搐搦频作，而其搐也微，此又与实热之肝风有别也。且肝旺于寅卯，故夜半后尤甚。综观此证，乃脾肾两败，肝风内动之慢脾风重证也。蹙额苦思，难得万全。平平之剂，如隔靴搔痒，非大剂急投，鲜克有济。忽忆谢映庐治慢脾风证用大回生汤，且曰："悉用此法，屡验不爽。"遂毅然一投。疏方：人参（另煎冲服）、焦白术、炒酸枣仁、枸杞子各10g，炙黄芪、钩藤各15g，附子（先煎）6g，干姜、丁香、白豆蔻（后下）各3g，肉桂、全虫各2g，炙甘草5g。日进2剂，频频进服，使药力充溢全身虚弱之处。时隔3日，其父告曰：服药2日4剂，此儿躁扰不安，头面泛红，搐搦稍平，问可再服否？予曰：此乃阴病转阳者也，实属可喜佳兆，岂可半途而废、功败垂成。正如岐伯所言"阴病见阳者生"，其病有望矣。原方5日10剂，泄减厥回，搐搦也止。此脾气来复，肾阳回宅之征也。然小儿乃稚阳之体，其阴未充。且阳脱者未有不损其阴者，故回阳之中，必佐阴药，务使阳潜阴固，庶不致有偏颇之患。于原方中加熟地15g，当归6g，减为日1剂。又5日，其父欣然曰：夜已能寐，不复惊叫，腹泻也止，与旬前判若两人矣。则改其剂，续予调理脾胃，使其虚弱之处，务必充填尽至。数载顽疾，非朝夕可收全功。遂用香砂六君子汤进退，复进半月。见其肌肉已充，四肢温和，夜能安寐，与常儿无异状也。数载痼疾，收功于两旬又半，可谓幸矣。今已20春秋，观其堂堂一伟男子，事业有成，不亦乐乎。[浙江中医杂志，2003，（6）：259]

疸即黄疸，一般分为阳黄（湿热黄疸）和阴黄（寒湿黄疸）两种，无论何种黄疸均与内湿有关，所以在治疗上必须祛湿。白术与苍术均具有良好的燥湿作用，茵陈五苓散、茵陈术附汤中均含术，均是治疗湿邪内停所致黄疸的常用方剂。

白术能够补气健脾而益表实卫，卫气壮则能固表以止汗，对于卫气素虚而汗出不固者，白术常与黄芪、防风等同用，即玉屏风散。白术与黄芪均能固表止汗，但其机理不同，黄芪具有直接的固表作用，而白术的固表作用则是间接的，它主要作用于脾胃，使脾胃健运而卫气化生有源。如果说黄芪是增强机体免疫的白蛋白，那白术则是机体产生白蛋白的促进剂。黄芪所给人的是"鱼"，白术给人体的则是"渔"。

一般认为，虚热多为阴虚所致，绝非如此，气、血、阴、阳诸虚均可导致发热。白术能够治疗发热，为气虚所致，常与黄芪、人参、当归等同用，如补中益气汤。用补气的方法治疗气虚发热证，这就是甘温除大热之法。

张某，男，49岁，因"间断发热、乏力、消瘦1月余"于2006年2月21日住入我科。患者1个月前开始发热，无明显诱因，伴乏力，无头痛身痛，每日傍晚开始发热，至后半夜体温逐渐恢复正常，一般体温在37～38.8℃之间。曾经在当地医院使用环丙沙星、罗氏芬等多种抗生素治疗，发热无缓解，并逐渐加重，入院当晚体温最高达39.5℃。入院时皮肤、巩膜轻度黄染，立即作腹部CT示：肝左叶实质内不规则低密度实质占位影，大小约7.2cm×9.7cm，腹膜后淋巴结肿大。因发热较高，暂不能作手术治疗。考虑患者曾经使用多种抗生素均无效果，予采用中药治疗。考虑患者发热伴精神差，食欲差，乏力，而无头痛身痛，应属于内伤气虚发热而不是外感发热。予补中益气汤治疗，方如下：炙黄芪50g，炒白术30g，陈皮10g，升麻3g，柴胡3g，党参30g，炙甘草10g，当归身10g。水煎服，1日1剂。服药4剂后发热有所减轻，1周后体温降至正常，遂转外科手术治疗。[四川中医，2008，（7）：61]

现药店及中药房均有补中益气丸可供选用，应用方便。

山　药

原文：味甘温。主伤中，补虚羸，除寒热邪气，补中益气力，长肌肉。久服耳目聪明，轻身不饥延年。

山药为《本经》上品，为薯蓣科植物薯蓣的根茎，《本经》原名薯蓣，因唐代宗名豫，故避讳改名为薯药，后又因宋英宗名曙而改名为山药。山药产于全国大部分地区，而以河南怀庆产者量大质优，故有"怀山药"之称。

众所周知，山药是一味补益药，具有补气健脾，养阴益肺，益肾固精等作用，从补正气的角度而言，能够补气、养阴，从补脏腑的角度而言，能够补脾、肺、肾。

首先，本品能够补气健脾，主治脾胃气虚证，即"主伤中"，中者，脾胃也。本品是治疗脾胃气虚证的常用药，无论是久病虚损，还是小儿脾胃气虚消化不良，山药均为良药。若配伍应用，则常与白术、党参、茯苓等同用，如参苓白术散，本方是宋代名方，具有良好的补气健脾止泻功效，临床最为常用，各药店及药房均有水丸可用，使用方便。若作食疗，无论是炒食、煮食，还是做汤，均对人体有益，不过，炖服的疗效更佳。山药是补气健脾的常用药，具有补而不燥、作用缓和的特点，久服有益人体健康。

因其能补气健脾，"脾主肌肉"，脾健则肉生，故"补虚羸""补中益气力，长肌肉"。仲师在《金匮要略》中记载薯蓣丸，主治"虚劳诸不足，风气百疾"，现广泛用于多种虚损性疾病的治疗。

南京中医药大学黄煌教授认为，薯蓣丸可用作强壮剂，主治以消瘦、神疲乏力、贫血为特征的虚损状态，患者常有消瘦、贫血貌、疲惫乏力、头晕眼花、心悸气短、食欲不振、骨节酸痛、大便不成形、容易反复感冒等表现。此类体质状态多见于恶性肿瘤术后及放化疗后，也可见于其他慢性虚损性疾病如血液系统疾病、结核、慢性肝病、慢性胃肠病、慢性肾病，以及老年体虚、虚人复感等病证。

季某，男，35岁。初诊日期：2009年5月26日。患者于2005年2月出现右侧腹股沟淋巴结肿大，经检查确诊为慢淋非霍奇金淋巴瘤，多次化疗后病情稳定；平素多于雨天时头晕，空调环境下后背及前胸冷，入夏症缓；大便不畅。患者曾多次感冒出现上呼吸道感染，经用柴朴汤加连翘治疗而愈。刻诊：面色偏暗；后背及前胸冷，乏力纳呆；舌暗淡、体胖大、苔腻，脉濡。西医诊断：慢淋非霍奇金淋巴瘤；中医诊断：虚劳；辨证：正虚痰积；治法：益气健脾。处方：山药30g，党参10g，白术10g，茯苓10g，生甘草5g，柴胡10g，防风10g，当归10g，白芍药10g，川芎5g，生地黄10g，杏仁10g，桔梗10g，神曲15g，大豆黄卷10g，麦芽15g，麦冬15g，肉桂5g，干姜10g，红枣20g。每2日1剂，水煎服。患者坚持服用薯蓣丸1年，精神及食欲好转，感冒减少，后背及前胸冷大减，体重增加2kg。嘱患者守方继服。按：本例患者体质较差，且畏寒、易感冒，与薯蓣丸主治"虚劳诸不足，风气百疾"相符。黄师常用薯蓣丸治疗慢性白血病、再生障碍性贫血、多发性骨髓瘤等血液病，对提升患者整体状况、改善贫血、增强免疫力有较好的疗效。[上海中医药杂志，2010，（12）：24]

因本品具有补肾固精的功效，肾开窍于耳，肝开窍于目，肝肾不足，则耳聋目蒙。山药是补肾的常用药，久服能够"耳目聪明，轻身不饥延年"。治疗肝肾不足所致的诸证，常与熟地黄、山茱萸等同用，如六味地黄丸、肾气丸等，前者主治肾阴不足证，后者主治肾阳亏虚证。

若治疗肾虚耳鸣耳聋，则在六味地黄丸基础上加磁石、柴胡等，如耳聋左慈丸。若治疗肝肾不足，目失所养之目疾，则与枸杞子、菊花等同用，如杞菊地黄丸。以上药方均有成药可供选用。

原文云本品能够"除寒热邪气"，这可能是通过本品扶助人体的正气以驱除邪气缘故，即"扶正祛邪"。不过，临床应用较少。

甘　草

原文：味甘平。主五脏六腑寒热邪气，坚筋骨，长肌肉，倍力，金创肿，解毒，久服轻身延年。

甘草为《本经》上品，为豆科植物甘草、胀果甘草或光果甘草的根及根茎，其味甘平，药性平和，能够调和药性，故有"国老"之称，无论分析《伤寒杂病论》原文，还是从现在中医临床来看，其主治相当广泛，五脏六腑、寒热虚实等多种病证均可应用本品，故"主五脏六腑寒热邪气"。治疗亡阳证的四逆汤，由生附子、干姜配伍炙甘草而成；治疗大热证的白虎汤，由大剂量的生石膏、知母、粳米配伍炙甘草而成；治疗气虚或气血两虚证的四君子汤、理中丸、八珍汤、补中益气汤、参苓白术散等均含本品；缓下剂之调胃承气汤、泻肺剂之葶苈大枣泻肺汤等亦含本品。

"坚筋骨，长肌肉，倍力"说明本品具有补虚作用，主要体现在补气上，言补气当首先想到脾胃，因脾主肌肉，为后天之本、气血生化之源，脾健则长肌肉而倍力。现代药理研究发现，甘草对进行性肌肉营养性不良有明显的改善作用，这为本品"长肌肉"提供了充分的药理依据。

脾虚则肉消，甘草用于瘦人，从《伤寒杂病论》应用甘草的经验来看，凡治疗大汗、大下、大吐以及大病以后的许多病证的方剂，大多配合甘草。吐下汗后，气液不足，必形瘦肤枯。唐代的著名方书《外台秘要》就记载用小便煮甘草数沸服，治疗大人羸瘦。羸瘦，可以看作是使用甘草的客观指征之一。以羸瘦为主要特征的疾病，如慢性肾上腺皮质机能减退症、慢性肝炎肝硬化、艾滋病等，可大剂量使用甘草。

肾为先天之本而主骨、肝主筋，肝肾不足则筋骨失养。脾旺则先天得以充养，故能"坚筋骨"。

甘草的补气作用不仅体现在健脾上，大剂量应用炙甘草能够补益心气，如《伤寒论》之炙甘草汤主治"伤寒，脉结代，心动悸"。

"久服轻身延年"也是甘草健脾作用的一个具体体现。

"金创肿"在过去是指刀枪剑戟等引起的外伤，这种外伤首先表现为肿痛，即无菌性炎症反应，若感染则可致红肿热痛。临床上常用活血消肿药或清热解毒药来治疗，从历代所用的方剂来看，大多含有甘草。可见，古人应用甘草治疗外伤性炎症已经积累了丰富的经验。而现代药理发现，甘草具有类肾上腺皮质激素样作用，这种药理作用就是抗炎的基础。鉴于肾上腺皮质激素卓越的抗炎作用，现代临床医学对于感染性炎症也广泛地使用糖皮质激素。不能否认，抗炎作用是甘草广泛应用不可或缺的原因。我想，这种药理作用是对甘草治疗"金创肿"一个很好的说明。仲景方中用甘草为主治疮痈共有三方：桔梗汤治肺痈吐脓之证；王不留行散，甘草用至十八分，为全方药物的最大用量，用治疮疡初起肿痛者；排脓汤也以甘草为主要药物，解毒消肿，配桔梗排脓，用于疮疡成脓已溃者。三方适应证虽不尽相同，但用甘草的目的都是解毒疗痈，即疗"创肿"。

正因为甘草具有激素样的作用，同时也具有激素样的副作用，那就是大剂量使用能够引起水钠潴留，也可以说甘草具有"保水"作用，所以张仲景每于汗、吐、下之后使用含有甘草的方剂，是有道理的。至少，那时人们应该认识到甘草有助于恢复人体体液。在不能静脉补液的时代，热性病的脱水伤津治疗中，甘草无疑起到相当重要作用。对于低血压来说，甘草可补充水分以扩张血容量，从而提升血压。对于直立性低血压，临床有用甘草配伍肉桂、党参、五味子的报道。甘草因其这一特点，经常被应用于治疗肾上腺皮质机能减退症，即阿狄森病。

虽然甘草具有激素样的作用，但其在临床上的常用量多为 3 ~ 15g，如此小的剂量一般不会引发激素样的副作用，所以根本没有必要担心中医在临床上滥用甘草或滥用激素。但大剂量长期使用甘草或甘草制剂会导致水钠潴留，这在临床应用时必须注意的一点。正因为甘草具有这种副作用，所以治疗阳虚水泛的真武汤不用甘草。

《本经》还指出甘草能够解毒，虽然仅仅两个字，但这两个字的作用何其大也！其解毒范围甚广。

首先，本品能够解百药毒。吴茱萸有小毒，经甘草水浸泡后再炒干，吴茱萸的毒性大大降低，这是因为甘草中的酸与吴茱萸所含的生物碱结合而使其毒性降低。半夏经甘草水浸制后，其毒性也降低。附子的毒性较强，临床多用甘草水炮制附子以保证用药安全。张仲景用附子回阳救逆时多生用，但必须配伍生姜与甘草，笔者遵循四逆汤的经验，临床大剂量应用附子（30g 以上）时，生姜与甘草的用量均大于附子。从炮制、配伍、久煎等多方面来保证附子的用药安全。此外，乌头、马钱子、一枝蒿等药物的毒性也可用甘草来制约。

其次，甘草能够解除食物中毒。民间凡遇见食物中毒者，大多选用绿豆、黑豆、生姜来解，甘草对于多种食物中毒也是十分有效的。唐代名医孙思邈说："大豆解百药毒，尝试之不效，乃加甘草，为甘豆汤，其验更速。"实验证明，甘草对组织胺、水合氯醛、升汞、河豚毒、蛇毒、白喉毒素、破伤风毒素均有解毒作用。

再次，甘草能够清解热毒。临床治疗热毒疮疡的方剂大多含有甘草，而且多为生用，如治疗热毒疮疡的仙方活命饮，治疗热毒痈疽的四妙勇安汤。《伤寒论》用于治疗热盛咽喉肿痛的桔梗汤由桔梗一两、甘草二两组成，而在《金匮要略》中主治热毒壅聚之肺痈，症见咳而胸痛，振寒，脉数，咽干不渴，时出浊唾腥臭，久久吐脓如米粥者。

后世称甘草为国老、和事佬，实际上与甘草调和药性的作用有关，也说明甘草的应用十分广泛，而这一点似乎在《本经》时代尚未提及。此外，甘草具有良好的化痰作用，复方甘草片即为例证，《本经》亦未提及。

当 归

原文： 味甘温。主咳逆上气，温疟热洗洗在皮肤中，妇人漏下，绝子，诸恶疮疡，金创，煮饮之。

当归为《本经》中品，为伞形科植物当归的根，味甘性温，主入血分，既为养血要药，也是活血作用较强的药物之一。

当归"主咳逆上气"，即治疗以咳嗽喘息为主要临床表现的病证，多见于慢性气管炎、慢性支气管哮喘、过敏性哮喘等。虽然没有药理研究证实当归具有止咳平喘作用，但对于肺部的慢性炎症，当归发挥其活血作用，能够改善局部的血液循环，是治疗咳喘有效的原因所在。

对于肺部的慢性炎症，症见咳嗽喘逆痰多，咽干口燥，痰或有咸味等，《景岳全书》金水六君煎是有效方剂之一，此方若去当归，疗效则大减。

对于肺肾阴虚，虚火上炎之咳喘痰血，宜用百合固金汤，方中除用当归活血养血外，芍药也能活血养血。

慢性炎症而见上实下虚之痰喘证者，症见痰涎壅盛，咳喘气短，胸胁胀满，腰膝酸软，肢体浮肿，下肢明显，大便或秘或溏，舌体胖大或有齿痕，苔白滑或白腻，脉弦滑或沉等，宜用《太平惠民和剂局方》之苏子降气汤，方中当归亦取其"主咳逆上气"之功。

孟景春教授据《神农本草经》当归"主咳逆上气"，及《本草从新》当归"治虚劳寒热，咳逆上气"的记载，用于治疗久咳、夜咳，颇有良效。其用法，大多以辨证施治为前提，再于方中重用当归20g左右而取效。刘某，男，50岁，农村干部。患者有"慢支"病史。1993年冬患感冒后，咳嗽达4个月之久，其间经中西医药多方调治，效果不显。刻诊症见咳嗽痰多，咽痒得热则缓，痰白而质稀；面色㿠白，咳甚则汗出，而每至夜晚则剧咳不已，彻夜难寐，殊感痛苦。舌淡，舌边红赤，苔薄白而润。此系外感余邪未净，而痰饮阻肺，肺气宣肃失司，更兼肝火内郁，火逆犯肺，亦致肺气失于肃降。治宜温化痰饮，略佐疏解，泄肝。药用：炙麻黄6g，干姜6g，五味子8g，细辛3g，芍药12g，法半夏12g，款冬花10g，紫菀10g，当归20g。5剂。复诊：药后咳嗽减，痰质转稠，咯之易出，夜咳亦基本控制，已能入寐。舌淡转红，白苔转为微黄。药已中肯，再以上方略作调整。前方中麻黄、干姜改为4g，半夏10g，五味子5g。余药量同，另加白茯苓10g。再服5剂，以善其后。[江苏中医，1995，（8）：24]

"温疟热洗洗在皮肤中",形容患者一阵阵发热的样子,其发热表现在体表,故言"在皮肤中",与血虚发热一致。但此类患者除发热外,必伴面色㿠白,神倦少寐,唇甲色淡等血虚失养的表现。黄芪一两配伍当归二钱,即组成当归补血汤,治疗血虚发热或气血两虚证,临床极为常用。

"妇人漏下",即崩漏。崩漏的原因很多,有虚有实,有寒有热。而当归所治崩漏不外有两个方面,一是瘀血内阻,一是气血不足。瘀血阻滞所致的崩漏,症见血色暗黑,夹有血块,腹痛拒按等,宜配伍桃仁、芍药等活血药。气血不足之崩漏,症见经血色淡而质稀,甚至质稀如水,无血块,腹不痛或痛而隐隐,唇舌淡白等,治宜补气养血,方如归脾汤。

刘某,女,45岁,已婚,2002年10月以月经来潮10余日,淋漓不断,偶如小便,量多色淡数月而来诊。其人面色苍白,身体虚弱而瘦,舌淡胖苔白,脉细弱无力。期间曾用西药点滴止血治疗,暂时缓解,后仍如前。分析上述症状,证属脾虚失摄,治以健脾益气补血,佐以止血。方用归脾汤加减。处方:黄芪30g,当归15g,白术10g,茯苓15g,人参10g,生地炭15g,棕榈炭15g,阿胶(烊化)10g,炙甘草5g。水煎服。服用4剂后,经量明显减少,面色转为红润,脉细较前有力,其余诸症未见减轻。继以归脾汤加减以健脾益气,养血安神。处方:黄芪30g,当归15g,白术10g,茯苓15g,酸枣仁15g,人参10g,木香10g,女贞子25g,旱莲草25g,炙甘草5g,水煎服。服药6剂,诸症消失。吃服人参归脾丸2周以巩固疗效。随访至今未再复发。[吉林中医药,2004,(8):48]

当归既能补血,又能活血,为调经要药。月经不调,则难以受孕,故主"绝子"。当归不仅能够治疗月经过多、崩漏,对于气血不足之月经量少、闭经,不孕等,当归最为常用。案例之多,比比皆是。

"诸恶疮疡"是指用常规方法难以治愈的疮疡,多与气血不足或瘀血有关。若见疮疡日久,脓成而不溃或溃久而不收口者,补益气血为重要治法,如《医宗金鉴》之托里透脓散。

血栓闭塞性脉管炎更为难治,属于中医"脱疽"的范畴,发病初期多为热毒与瘀血搏结,气血不通而发,治宜大剂量金银花、甘草清热解毒,玄参、当归活血通脉,即组方四妙勇安汤。

"金创"是指跌打损伤。当归能够活血化瘀而止痛,故可治疗瘀血阻滞所致的疼痛。《医学发明》之复元活血汤由柴胡、天花粉、当归、穿山甲、大黄、桃仁、红花组成，主治跌打损伤，瘀血留于胁下，痛不可忍。《医学衷中参西录》之活络效灵丹，由当归、丹参、乳香、没药四药组成，主治"气血凝滞，癥瘕，心腹疼痛，腿疼臂疼，内外疮疡，一切脏腑积聚，经络湮瘀。"

张某，男性，30 岁，2007 年 9 月 20 日就诊。患者左胫腓上段闭合性骨折，在院外行管形石膏固定。约 4 小时后因疼痛加剧转入我院，入院后剖开石膏，改为石膏托制动。入院后 2 小时局部肿胀、疼痛剧烈，被动牵伸患肢疼痛加剧，趾表面皮肤苍白，足背动脉触之微弱。诊断为骨筋膜室综合征；辨证为气滞血瘀，脉络不通。即行筋膜切开减压术，同时行外固定器治疗。术后给予活血化瘀，通络止痛。药用当归 10g，丹参 15g，制乳香 6g，制没药 6g，三棱 6g，莪术 6g，川牛膝 6g。每日 1 剂，水煎分服。同时配以抗生素治疗。上方连服 3 天，局部肿痛缓解，趾端血运良好。原方去三棱、莪术，丹参增至 30g，制乳香、制没药增至各 10g，加茯苓 10g，白术 10g，以加强健脾利湿活血止痛消肿之功，每日 1 剂。5 天后肿痛消失，肌肉皮肤无坏死，病告痊愈。[中国中医急症，2009，(10)：1715]

"煮饮之"说明本品宜煎服。总之，《本经》对当归的认识已经比较全面，只是其治咳作用并未受到临床医师的广泛关注。

芍 药

原文：味苦平。主邪气腹痛，除血痹，破坚积，寒热疝瘕，止痛，利小便，益气。

芍药为《本经》中品，有赤芍与白芍之分，一般认为赤芍多为野生，而白芍多为栽培。在《本经》时代，恐怕栽培品少见，所提及的芍药当为赤芍；而从临床的角度来看，汉唐时期的方剂所用的芍药，学者们多倾向于用白芍。不过，无论从化学成分来看，还是从药理作用来看，赤芍与白芍均无显著差别，所以经方家在应用经方时多赤、白芍同用。

芍药味苦，能泻血活血，主治血瘀所致诸症。通过其活血作用以止痛，故主"邪气腹痛，除血痹，破坚积，寒热疝瘕"，以上病证均属瘀血所致，其共同特点是疼痛，不仅因芍药能够活血，同时具有较强的止痛作用，药理研究也证实，白芍与赤芍均含芍药苷，具有良好的止痛作用，可用于平滑肌与骨骼肌的疼痛。与甘草同用，即芍药甘草汤，临床应用极为广泛；若与当归、桃仁、红花等同用，如桃红四物汤，能够活血止痛，为活血化瘀的基本方。

芍药主治腹痛，还体现在小建中汤、桂枝加芍药汤等诸方中，如小建中汤主治"虚劳里急，悸，衄，腹中痛，梦失精，四肢酸疼，手足烦热，咽干口燥"，而以腹痛为使用要点；桂枝加芍药汤主治"本太阳病，医反下之，因而腹满时痛者"，也是以腹痛为使用要点。相对于桂枝汤而言，二方均重用芍药以治腹痛。虽然小柴胡汤不含芍药，但在方后注中有"若腹中痛者，去黄芩，加芍药三两"的应用记录。

张某，男，42岁，某厂门诊病例，1966年6月10日初诊。胃脘隐痛反复发作已5年，经检查诊为"胃黏膜脱垂"。近症为常于饥饿时胃脘疼，恶寒怕冷，口中和不思饮，无恶心吞酸，大便微溏，日二次行，下肢酸软。先与附子理中汤治之不效，后细问症，据有汗出恶风，脉缓，知为表虚中寒之证，故与小建中汤：桂枝10g，白芍18g，生姜10g，大枣4枚，炙甘草6g，饴糖（分冲）45g。结果：上药服6剂，胃脘疼已，但饥饿时仍感胃脘不适，大便溏好转仍日二行。仍服上方。7月1日复诊，除大便微溏外，他无不适。(《经方传真》)

"血痹"一词来源于《金匮要略》："血痹阴阳俱微，寸口关上微，尺中小紧，外证身体不仁，如风痹状，黄芪桂枝五物汤主之。"黄芪桂枝五物汤由黄芪三两，芍药三两，桂枝三两，生姜六两，大枣十二枚组成。方中芍药既能养血，还能活血通脉。马某，女，65岁，1965年10月31日初诊。1965年8月1日跌倒1次，出现四肢不能活动，10多天后恢复活动，但右臂无力，两手麻木不能紧握，口干不思饮，舌苔白少津，脉弦数。证属荣卫气血俱虚之血痹，与黄芪桂枝五物汤：生黄芪15g，桂枝10g，生姜10g，白芍10g，大枣4枚，生石膏30g。结果：上药服6剂，两手麻木减轻，但仍握不紧。上方增黄芪为24g，因脉仍数，故仍加石膏30g。继服6剂，两手麻木又减，左手已能正常握拳，继续调理之。(《经方传真》)

"坚积""疝瘕"均指腹腔内有形症可见的结块，多与瘀血有关，因芍药具有活血作用，故能治疗上述诸疾。此类方剂较多，如桂枝茯苓丸主治"妇人癥病"，子宫肌瘤、卵巢囊肿等多见此方证；枳实芍药散主治"产后腹痛，烦满不得卧"；王清任之膈下逐瘀汤、少腹逐瘀汤分别主治膈下、少腹之瘀血肿块。

芍药能够"利小便"，但与其养阴的作用密不可分，临床上主要用于水停而兼阴虚之证，张锡纯称本品为"阴虚有热小便不利者之要药"，并附医案：一童子年十五六岁，于季春得温病，经医调治，八九日间大热已退，而心犹发热，怔忡莫支，小便不利，大便滑泻，脉象虚数，仍似外邪未净，为疏方，用生杭芍二两，炙甘草一两半，煎汤一大碗徐徐温饮下，尽剂而愈。一妇人，年三十许，因阴虚小便不利，积成水肿甚剧，大便亦旬日不通，一老医投以八正散不效。友人高某为出方，用生白芍六两，煎汁两大碗，再用阿胶二两，熔化其中，俾病患尽量饮之。老医甚为骇疑，高某力主服之。尽剂而二便皆通，肿亦顿消。后老医与愚觌面，为述其事，且问此等药何以能治此病？答曰：此必阴虚不能化阳，以致二便闭塞。白芍善利小便，阿胶能滑大便，二药并用，又大能滋补真阴，使阴分充足，以化其下焦偏胜之阳，则二便自能通利也。（《医学衷中参西录》）

现临床较少应用芍药来利尿，不过张锁庆先生对于该药的利尿作用深信不疑，他介绍说：在1980年下乡时曾遇1例男性肾炎患者，请余诊治。患病10余年，虽经多方治疗，但反复发作，迁延难愈。诊时，患者全身浮肿，尤以下肢为甚，面色苍黄欠泽。自诉：疲乏无力，畏寒怕风，大便溏稀，小便甚少，十年之苦，实在难熬。苔白薄，质胖大，脉沉细欠力。测血压正常，观以往尿常规化验多为蛋白（++ ~ +++）；血常规检查，血红蛋白多为70 ~ 80g/L。余思再三，诊为脾肾两虚，气血不足。处方为真武汤加减（生黄芪30g，白芍10g，制附片10g，茯苓15g，炒白术15g，生姜10g）。3剂后肿消不著，脉舌无变化。思之良久，诊断无误，治法正确，必是用药有差，故投真武汤原方原量3剂。患者服药3剂后，肿消大半，高兴而来再诊，余才顿悟芍药利尿之功。复读《伤寒论》："少阴病，二三日不已，至四五日，腹痛，小便不利，四肢沉重疼痛，自下利者，此为有水气，其人或咳，或小便利，或下利，或呕者，真武汤主之。"深感伤寒之方之神奇，故再处真武汤加重芍药用量，方进6剂，全身浮肿尽退，后以真武汤为主化裁调治3月有余，诸证皆除而告愈，随访3年而无复发。20余年来，笔者在临证时，凡有水肿、小便不利诸病证，皆用芍药，或以芍药为主，或主治方中加入芍药，实践验证，芍药利尿确有卓效。〔实用中

西医结合临床，2004，（5）：79］

《本经》云本品有"益气"之功，但未查找到相关的临床资料，也无药理实验证实，故存疑待考。

阿 胶

原文：味甘平。主心腹内崩，劳极洒洒如疟状，腰腹痛，四肢酸疼，女子下血，安胎。久服轻身益气。

阿胶为《本经》上品，为驴皮熬制成的胶块，主产于山东东阿。阿胶味甘性平，入血分，主要具有止血、补血作用。

"心腹内崩"，是指内脏出血，泛指内出血，如胃出血导致的呕血、便血，肺出血导致的咯血，子宫出血导致的月经过多、崩漏，泌尿系出血而见尿血等，均属"心腹内崩"。阿胶具有良好的止血作用，广泛用于多种出血证。

仲师善用阿胶止血，温经汤、猪苓汤、黄土汤等都是含有本品的临床常用名方，分别治疗月经过多、尿血、便血等出血证。

治疗月经过多、崩漏等，即"女子下血"，笔者使用温经汤原方，大多服用3～5剂，患者出血量可明显减少，屡试不爽。分析其作用机理，阿胶的止血作用不可忽视。

治疗反复发作的泌尿系感染兼见尿血者，经猪苓汤治疗后，复发率明显降低，疗效超好。笔者运用猪苓汤时多与六一散合用，起效较快。

黄土汤是治疗中焦虚寒出血的代表方，不仅阿胶具有止血作用，黄土止血的功效也比较显著。二者合用，其止血作用更强。

灶心土主要成分是硅酸盐和氧化铝，是不溶于水的矿物质，服用后可在胃肠内壁形成不吸收的保护层，从而避免胃酸等对黏膜的刺激与损害，并具有对胃肠末梢神经镇静和麻醉作用。基于此，王晓认为"阿胶能使灶心土矿物质悬浮，并增强其附着能力，其悬浮程度与附着黏度，均在两药同煎的过程中提高"，所以他指出"阿胶与灶心土同煎，不仅提高了灶心土崩解物在药液中的悬浮程度，又可增强在胃肠黏膜的附着力。这与西药氢氧化铝凝胶的药理性质极为相似，证明我国早在近两千年前，就已经开始使用具有现代医药水平的'硅、铝凝胶'类药物。"此外，他强调"灶心土不可另煎而用其清液，必须与其他药同煎，如果把灶心土粉碎后与其他药同煎，疗效更好"。若"烊冲阿胶，只能使得药液中灶心土的矿物质成分发生沉淀，达不到其治疗目的。"［中医研究，1996，（8）：45］

王某，男，45岁。1986年5月28日初诊。患者2个月前无明显诱因出现黑便。经胃镜检查示：糜烂性胃炎。纤维结肠镜检查未见异常。曾先后用西药止血药（具体欠详）及中药（补中益气汤加味）等治疗，仍间有黑便。刻诊：黑便，食少乏力，怯寒，面色萎黄。舌质淡、苔薄白，脉沉细无力。证属脾肾阳虚，不能摄血。治以温阳健脾，养血止血。黄土汤加减：灶心土60g，白术、附子、干地黄、阿胶（烊化）各10g，黄芩9g，三七粉（分冲）、炙甘草各6g。每日1剂。先煎灶心土，以其滤液再煎其他药。5剂后，黑便消失，食纳增加，仍觉怯寒、乏力，上方灶心土增至120g，余药量不变，用法同前，续服7剂。半年后，该患者带他人来诊时，诉上次共服12剂后症状消失至今未见复发。［浙江中医杂志，2010，（7）：527］

血虚则阳浮，阳浮则发热，表现为阵阵发热，即"劳极洒洒如疟状"也。现行教科书认为阿胶能够养阴，可治疗阴虚发热，如三甲复脉汤、黄连阿胶汤等。

刘某，女，49岁，2004年10月初诊。主诉夜间阵发性出汗伴心悸2周。近半年来，月经量少，易烦躁，经前乳房胀痛。2周前出现夜间阵发性盗汗，伴心悸，自觉时冷时热，但体温正常，舌偏红，苔薄白，脉细数。中医辨证属盗汗（阴虚火旺），治以黄连阿胶汤加减。药物：黄连、甘草各6g，阿胶（烊冲）、白芍药、菟丝子、枸杞子、麦冬、女贞子、旱莲草各15g，生地黄20g，浮小麦30g。水煎服，每日1剂。服药7剂后，自觉症状明显减轻，效不更方，再进7剂，盗汗、心悸等症基本消失。此后，再用本方加减调治1个月，随访半年未复发。［上海中医药杂志，2005，（12）：16］

徐灵胎在《神农本草经百种录》中说："腰腹痛，四肢酸疼，血枯之疾。"也就是说以上疼痛皆为血虚所致。然而在临床上，血虚者，出现"腰腹痛、四肢酸疼"的症状不多，用阿胶治疗上述诸痛的情况也少见。

但是，若孕妇见"腰腹痛，四肢酸疼"，同时阴道流血即"下血"者，多为流产先兆，治以止血安胎，张锡纯之寿胎丸较为常用，是方由阿胶、菟丝子、桑寄生、续断四药组成。

王某，女，27 岁，2003 年 3 月 30 日初诊。主诉：停经 65 天，于 45 天做妊娠试验为阳性。现阴道有少量出血 7 天，色鲜红，腰腹隐痛，有下坠感。观患者身体瘦弱，舌淡苔白。追问病史知平时常感头晕耳鸣，腰酸，且易疲劳，脉细滑、尺脉弱。B 超提示子宫增大，宫腔内见一孕囊回声，孕囊内有胚芽组织，见胎心搏动。治法：补肾养肝，益气安胎。药用：菟丝子 30g，桑寄生 12g，续断 12g，杜仲 10g，鹿角霜 10g，阿胶（烊化）10g，黄芪 20g，白术 10g，苏梗 6g，甘草 6g。7 剂，每日 1 剂。服药后阴道流血停止，仍腹痛腰酸，恶心欲吐，上方去阿胶，加旋覆花 10g。5 剂后，诸症消失。［河南中医学院学报，2008，（6）：69］

徐灵胎认为"补血则气亦充"，故久服则"轻身益气"。再者，本品为《本经》上品，"久服轻身益气"亦属道家养生思想。

鹿　茸

原文： 味甘温。主漏下恶血，寒热惊痫，益气强志，生齿不老。角，主治恶疮痈肿，逐邪恶气，留血在阴中。

鹿茸为《本经》中品，为鹿科动物梅花鹿或马鹿的雄鹿未骨化密生茸毛的幼角，味甘性温，由于本品属动物类药，为血肉有情之品，故具咸味而入肾经，具有补益肝肾、调补冲任之功，可治疗肝肾不足、冲任不固所致的妇女月经过多或崩漏，即"漏下恶血"。《备急千金要方》治崩中漏下，赤白不止："鹿茸十八铢，桑耳二两半。上二味，以醋五升渍，炙燥渍尽为度，治下筛，服方寸匕，日三。"

用鹿角熬制而成鹿角胶，具有良好的止血作用，所以现今临床上治疗崩漏、月经过多等大多选用鹿角胶而非鹿茸。

张某，42 岁，1999 年 3 月 16 日初诊。患者平素行经量多，曾人流 1 次，2 月 30 日，经水来潮，淋漓不净，至今月余，血量反增。昨日，开始出血如流卧不能动，动辄大下，色质清稀，在附近诊所予诊，止血药加止血针，未见明显好转，今晨由家属搀扶来我院。诊查所见，按脉沉微小，舌淡苔白，脸色无华，面浮脸肿，心悸气短，腰疼倦怠，纳呆便溏，证系崩漏。"人年四十，阴气自半"，失血妄行，经久不愈导致真阴日亏，阳气不化，复用寒凉，重伤脾阳，脉症合参，脾肾阳虚，冲任不摄，拟温补之品，急塞其流。红参 15g，熟附炭 5g，炮姜炭 10g，甘草 10g，黄芩炭 20g，炒白术 10g，鹿角胶 10g，血余炭 5g，炒赤石脂 10g，炒补骨脂 10g。1 剂水煎服，每次服 150mL，日 3 次。次诊由家属读方，诉药后崩势已减，精神稍振，亦能进食，原方不更，复进 2 剂而安。[内蒙古中医药，2007，（4）：20]

"寒热惊痫"，既查找不到古代的应用经验，也未检索到现在的解释与应用，只能存疑待考。

"益气"之功，实难理解，现在一般认为鹿茸补益肾阳，益精补血，而与益气无关。其"强志"之功，当与本品的补肾作用有一定的关系。

鹿茸入肝肾经，肝主筋、肾主骨，齿为骨之余。所以，本品通过其补益肝肾之功以达"生齿不老"之作用。临床上，对于小儿肝肾不足、筋骨痿弱之发育迟缓者，成人肝肾不足之腰膝酸痛、阳事不举者，均可使用本品，宜配伍熟地黄、枸杞子、补骨脂等。

《济生方》治精血耗竭，面色暗黑，耳聋目昏，口干多渴，腰痛脚弱，小便白浊，上燥下寒，不受峻补：鹿茸（酒浸）、当归（酒浸）等分。为细末，煮乌梅膏子为丸，如梧桐子大。每服五十丸，空心用米饮送下。

本品补益之力强，杜雨茂先生说："外行看热闹，内行看门道。"学习别人的医疗经验也是如此。仔细揣摩一些名家巨匠的处方，常可发现其不同凡响、"画龙点睛"的神来之笔。西安一名老中医对肝肾阴亏较甚的病人予六味地黄丸时辄加鹿茸而收捷效，即此之例也。其立意在于鹿茸为血肉有情之品，性温而不燥，助阳以生阴，且峻补精血，使六味丸三补之力倍增，又不至影响三泻之能。用心之巧妙，非粗工所能企及。（《黄河医话》）

鹿茸过期不采，茸毛脱落而骨化，则变成鹿角。鹿角同鹿茸相比，其补益之力减，而温里散结之力增，主要用于急慢性疮疡、瘀血作痛、骨质增生、乳腺增生、急慢性乳腺炎等。清末名医唐容川在《医学见能》中创鹿角利腰汤，由鹿角三钱、归尾三钱、白芍三钱、丹皮三钱、红花一钱、牛膝二钱、续断三钱组成，主治"腰痛难忍，有如刀锥刺割者，瘀血积于腰际也"。

张某，女，44 岁，纺织厂职工。因右上肢麻木、颈部僵硬疼痛 8 年，加剧半月于 1984 年 9 月 2 日入院。入院前曾于县人民医院拍 X 线片诊为"颈 5、6、7 椎骨质增生"。于院外多次用中药、针灸、按摩术治疗少效。入院时症见：颈部僵硬疼痛，转侧不利，动则痛如锥刺，并右侧肩部、右上肢麻木胀痛呈持续性，右手指麻木入夜尤甚，舌淡边有瘀点，舌苔薄白滑，脉弦细。证属血瘀络阻，气虚血亏之痛痹证。治宜行气活络舒筋，益气生血。处方：鹿角霜、川续断、当归尾、白芍药、生黄芪、鸡血藤、威灵仙、紫丹参、豨莶草各 15g，牡丹皮、桂枝各 10g，西红花 6g。连服 20 剂，其颈部疼痛僵硬感消失，仍感右上肢麻木。继守上方黄芪加至 30g，另加田三七 10g 研粉，以药汁冲服。再进 20 剂，右上肢麻木、肩部疼痛消失，颈部活动自如，一如常人，痊愈出院。随访 2 年未再复发。［四川中医，2004，（3）：80］

上述医案所用鹿角霜而非鹿角，鹿角霜是鹿角熬制成鹿角胶之后剩余的渣滓，其温补之力最弱，但活血散结之力较强，更宜于"恶疮痈肿"，这也是鹿角（包括鹿角霜）"逐邪恶气"的具体应用，均说明所治的病证比较顽固。

鹿角霜治疗慢性淋巴结炎：20 年前，笔者见同诊室的宫老先生诊治一患者，症见颌下部位肿大，皮色正常，触之有硬结，不热，微痛，经久不愈。诊为阴疽（慢性颌下淋巴结炎）。处方：鹿角霜 90g，研极细末，用麻油调涂患处，日涂 2 次，不日即愈。乃请教其医理，宫老先生曰：鹿角霜性味咸温，咸能软坚散结，温能通络消肿，故治阴疽有效。后来笔者在临床上试用此法治疗慢性淋巴结炎 10 余例，均收到良效。如治马某，女，12 岁，1990 年 3 月 10 日初诊。诉右腮下触及肿块半年，不红，不热，触之稍痛，曾用消炎药治疗，疗效不佳。遂请中医诊治。观其右颌下部位肿大，皮色不变，触及 1cm×1cm 大硬结，触之微痛，不热，舌淡苔白，脉细。初诊：慢性淋巴结炎。处方：鹿角霜 100g，研极细末备用。每次取 10g，用麻油调涂患处，敷料包扎，每日换药 1 次。7 日后复诊，患处肿消大半，继用上法治疗 3 天，病愈。［中医杂志，2003，（4）：252］

鹿角霜治疗卵巢囊肿：鹿角霜味咸性温，可治肾阳不足，血虚精寒，崩中漏下以及脾胃虚寒，呕吐食少等症。笔者临床重用鹿角霜治疗卵巢囊肿 24 例，取得了满意效果。组方：鹿角霜 30g，熟地黄 20g，白芥子 30g，干姜 10g，半夏 12g，陈皮 10g，浙贝母 10g，带下偏多者加蒲公英 30g。水煎服。如治周某，女，46岁。B超查体发现左侧卵巢多发性囊肿，最大者4cm×5cm，带下偏多，全身有乏力感，月经后期，舌苔薄白，舌质淡红，脉沉。即予上方，水煎服15剂，B超复查囊肿消失。[中医杂志，2003，（4）：252]

鹿角主"留血在阴中"，与鹿茸主"主漏下恶血"的意思大致相同。

菟丝子

原文：味辛平。主续绝伤，补不足，益气力，肥健。汁去面皯。久服明目轻身延年。

菟丝子为《本经》上品，为旋花科植物菟丝子的成熟种子，味辛性平而偏温，故现行教科书将其归为补阳药。不过，其偏性不大，大多认为菟丝子能够平补肝肾。

菟丝子"主续绝伤"，即治疗跌打损伤，跌打损伤必然出现瘀滞肿痛。从临床应用来看，本品的确可以应用，但并非常用之品。而对于肝肾不足之腰膝酸痛，菟丝子则最为常用，与枸杞子配伍应用的几率最高。菟丝子偏温，枸杞子偏凉，二药同用，以增强平补肝肾之功。

菟丝子的平补肝肾之功，即为原文提到的"补不足，益气力，肥健"，故久服能够"轻身延年"。又因肝开窍于目，肝血肝阴充裕，则目有所养，所以具有明目之功。菟丝子的补虚作用不仅表现在补益肝肾方面，其益气健脾之功也为临床习用，可治疗脾肾两虚之食少纳呆、泄泻便溏等，常与山药、芡实、人参等同用。

"面皯"即面部生斑，如妊娠斑、雀斑、黄褐斑等。虽未见用菟丝子汁治疗"面皯"的记录或报道，但对于妇女内分泌失调所致的黄褐斑，辨证属于肝肾不足者，临床常用菟丝子来治疗。

邓永健在临床实践中以菟丝子为主组方，治疗青年面颊黄褐斑27例，疗效显著。基本方：菟丝子15g，黄芪12g，生地黄12g，何首乌10g，女贞子10g，旱莲草10g，枸杞子10g，当归9g，白芍10g。如治张某，女，30岁。1996年7月中旬日晒后，鼻部皮肤即发现淡褐色斑片，枯暗无光泽，境界清楚，表面平滑，无鳞屑。后渐渐加深，呈深褐色对称性，斑片逐渐向前额、面颊部蔓延，开头如蝶翼，无自觉症状。上方加蝉蜕 6g，服 15 剂，色斑消失，复出本来容颜。又如治沙某，女，21 岁。半年来在两面颊部出现黄褐色斑块，不痛不痒，逐渐扩大，尤在月经期加重，服加味逍遥丸无效，经上方施治月余，斑块全退，随访 3 年未复发。[中医杂志，2000，（10）：587]

补益作用基本上是《本经》对菟丝子的认识，去面黯、明目、延年等均是其补益肝肾作用的延伸。不过，菟丝子的安胎作用在当时未曾重视，而现在临床最为常用。如张锡纯认为："愚于千百味药中，得一最善治流产之药，乃菟丝子是也。"

罗元恺认为：补肾安胎的药物，以菟丝子为首选，故应作为主药而加以重用。《本草正义》说："菟丝子多脂微辛，阴中有阳，守而能走，与其他滋阴诸药之偏于腻者绝异。"《食鉴本草》谓其能"益体添精，悦颜色，黑须发"。它对于安胎和去面部黯斑，效果是比较理想的。补气健脾药中，党参是首选之品，《本草正义》谓其"健脾而不燥，养血而不滋腻，能鼓舞清阳，振动中气而无刚燥之弊"。故菟丝子、党参二味，应列为首选药物加以重用。妊娠妇女如身体有所不适，应随证随人，按其虚实寒热以调治，而避免使用犯胎药。如早期妊娠而有少量阴道流血、腰酸腹痛、下坠感等先兆流产证候，则必须进行安胎，按固肾补气、止血养血为主的原则治理。临床常用的方药可选用《医学衷中参西录》的寿胎丸（菟丝子、阿胶、续断、桑寄生）合四君子汤加减化裁。寿胎丸以菟丝子为主，《中国药学大辞典》谓其能"补肝肾、生精髓，用作强壮收敛药"。《太平圣惠方》谓其可治难产。菟丝子是固肾安胎的主药，补而不燥，是补益肝肾的理想药物，而且药价便宜，药源不缺。桑寄生是固肾养血安胎止漏之品，兼有强腰壮骨之功。续断温补肝肾，暖子宫，止胎漏，强筋骨。阿胶有滋肾安胎，养血止血的作用。本方具有滋养肝肾，止血安胎的功效。(《中医当代妇科八大家》)

淫羊藿

原味：味辛寒。主阴痿绝伤，茎中痛，利小便，益气力，强志。

淫羊藿为《本经》中品，为小檗科植物淫羊藿、箭叶淫羊藿、柔毛淫羊藿、巫山淫羊藿或朝鲜淫羊藿的地上部分，又名仙灵脾，《本经》谓其味辛性寒。而后世认为本品辛甘性性温，大具温补肾阳之功，治疗肾阳不足所致的阳痿，阳痿则不育，此即"阴痿绝伤"。

《本草经疏》直言："淫羊藿，其气温而无毒。《本经》言寒者，误也。"李时珍也说："淫羊藿味甘气香，性温不寒，能益精气。"

齐某，男，27岁，干部。1986年4月初诊，患者1984年10月婚后个人生活美满，半年许常感腰膝酸软、乏力，精神萎靡，饮食欠佳，继而失眠多梦，头晕耳鸣，腰冷隐痛、滑精阳痿，房事障碍。求医罔效。查体：慢性痛苦病容，精神不振，面色㿠白，舌淡苔薄白，脉沉迟弱。诊断：阳痿，证属房室不节，肾亏阳衰。治宜固肾助阳，起勃阴器。即投羊藿菟丝散（淫羊藿、菟丝子各150g，共研为末，每日3次，每次5g，黄酒送服），服药5天饮食大增，腰冷隐痛消失，第10天，阴茎尚能勃起，精神振奋，至第17天，诸症皆除，病获痊愈。为巩固疗效，继服散剂1疗程。［贵阳中医学院学报，1990，（1）：29］

"茎中痛"即阴茎疼痛，常见于前列腺炎、泌尿系感染等疾病。淫羊藿是治疗慢性前列腺炎阳虚型的常用药。

陈某，男，38岁，1996年6月5日初诊。患慢性前列腺炎3年。症见反复尿道灼热、茎中涩痛，近半年伴阳痿。于外院治疗无效而来诊。刻下：尿道灼热、茎中涩痛、尿夹白浊、余沥不尽、睾丸隐痛、左腹股沟隐痛、腰酸，阳痿不举。舌质淡红、边见瘀点、苔黄略厚，脉弦细数。肛检：前列腺质地稍硬，轻度压痛。前列腺液镜检：卵磷脂小体30%，脓细胞++/HP，诊断：慢性前列腺炎。按中医淋证辨治，证属湿热蕴结，败精瘀阻，膀胱气化不利。治以清利湿热，化瘀通淋。处方：草薢20g，石菖蒲15g，乌药10g，黄柏10g，砂仁10g，赤小豆30g，丹参20g，白花蛇舌草20g，瞿麦10g，甘草6g。服药3剂，病情如故。6月8日：前方加用淫羊藿30g，服3剂后尿道灼痛明显减轻，尿色渐清；服至10剂后尿道灼热、茎中涩痛、睾丸隐痛及左腹股沟隐痛诸症消失，腰酸痛减轻，阳举增强，效不更方，续服20剂乃愈。随访2年病未复发。［中医杂志，1999，（11）：648］

淫羊藿性温入肾经，能够温肾阳，化肾气以行水，从而表现为利尿之功，治疗阳虚水湿内停之小便不利、水肿、腹水等。申秀云治疗肝硬化腹水时剂量用至 20 ~ 30g，配党参、白术、黄芪、茯苓等益气健脾化湿，伍莪术、丹参、水蛭、泽泻、车前子、大腹皮等活血祛瘀利水消肿，佐柴胡疏肝理气。诸药相合，可迅速消除气滞血瘀和潴留之水液。杨某，男，65 岁。1984 年患乙型肝炎，1994 年底发展成肝硬化腹水，并进入失代偿期，曾因胃底静脉破裂而入院治疗。1996 年 4 月来诊时，见两胁胀痛，脘痞纳差，神疲体倦，腹胀腹水，小便不利，面鳖舌暗，脉象弦涩，病情危重，遂辨为脾肾两虚，水液潴留，予消癥利水汤（周信有教授方）：淫羊藿 20g，柴胡 15g，茵陈 20g，莪术 20g，丹参 20g，醋鳖甲 30g，党参 15g，炒白术 20g，黄芪 20g，五味子 15g，猪苓 20g，茯苓 20g，泽泻 20g，车前子（包）20g，大腹皮 20g，生水蛭粉（分吞）5g。日 1 剂，水煎服。服药 20 剂，腹水消退，全身症状显著减轻。并以该方加减坚持服药，至 1997 年 4 月复查，除脾脏轻度肿大外，其余各项指标均正常。随访至 1999 年 1 月未见复发。[中医杂志，1999，（12）：709]

淫羊藿能够补肾阳，振奋人体的阳气，即"益气力"。肾为先天之本，补先天可以促后天，治疗脾胃虚弱、运化无力引起的气血生化不足，此亦"益气力"的一个方面。

严某，男，56 岁。患者于 1989 年 9 月底，始感纳食不馨，食量日减，食后胃脘胀满。渐至不思饮食，身体消瘦，头晕目花，气短乏力，于 1990 年 10 月 18 日初诊。精神疲惫，面色㿠白，血压低（12/8kPa），舌淡胖大、边有齿痕，脉沉细无力。检查血红蛋白 67g/L，诊为慢性萎缩性胃炎。证属脾胃虚弱，运化无力。治当益气健脾开胃。处方：党参 12g，白术 10g，茯苓 9g，甘草 6g，陈皮 6g，焦三仙各 12g，鸡内金 10g，枳壳 9g。每日 1 剂。连服 15 天，收效不显。又详询病情，患者述时常有畏寒肢冷。此为后天亏损日久，损伤先天而致肾虚火衰，脾虚运化无力所致。即于原方中加淫羊藿 10g，又服 15 剂，纳食渐增，食谷知香，诸症减轻。服至 1 月，血红蛋白升至 100g/L，前后服药 3 个月，症状消失，血红蛋白升至 120g/L，改服人参健脾丸和金匮肾气丸调理年余，随访至 1997 年未发。[中医杂志，2000，（1）：10]

许英章认为：淫羊藿具有益气安神之效。他说：当地民间习俗凡遇劳累，体倦乏力，常自购淫羊藿 100 ~ 200g，或加墨鱼，煎调红酒服，服药体力多能恢复。受此启发，常在补气方中加淫羊藿 10 ~ 15g，效果相应提高。对气虚易感冒患者，喜用自拟益气祛感汤治疗，连服 10 ~ 15 剂，每可收到良好效果。处方：黄芪 15g，防风 6g，白术 10g，桂枝 6g，白芍 6g，甘草 3g，淫羊藿 10g，仙鹤草 15～30g，生姜 2 片，大枣 3 枚。曾治林某，男，45 岁。长期失眠达 10 年之久，中西药辄尝效鲜。消瘦、少华，气怯头昏，神思紧张，脚弱阳痿，笔者以黑归脾汤治之，服药半月后，气色略有改善，但仍严重失眠，1 天睡眠不足 3 小时。《本经》谓淫羊藿"主阴痿绝伤……益气力，强志"，试就原方加淫羊藿 15g，连用 7 天，睡眠改善，能入睡 4～5 小时，患者情绪明显改善。续服半个月，夜睡达 5～6 小时，但性功能没有改善。又治张某，男，28 岁。心中苦闷，失眠 3 年余，服过多种安眠药（如安定、利眠宁、多虑平等），效果均不理想。笔者受上例启发，嘱其每天以淫羊藿 30g 煎汤常饮，临睡前仍服扑尔敏 8mg，1 周后能夜眠 4～5 小时。此后扑尔敏减为每晚 4mg，淫羊藿照服，仍能入睡 5～6 小时，精神为之振作。因此确信淫羊藿有益气、安神之效。多年来凡治顽固性失眠患者，都在相应方中加用淫羊藿 20～30g，效果颇为理想。[中医杂志，1999，（12）：709]

"强志"就是增强精神，皆与淫羊藿的补肾阳，治阳痿，益气安神有关。

现行中药学将淫羊藿归为补阳药，认为本品补阳之力强，具有补肾壮阳之功。通过以上分析不难发现，《本经》对淫羊藿功效的认识与现今基本相符。

巴戟天

原文：味辛微温。主大风邪气，阴痿不起，强筋骨，安五脏，补中，增志，益气。

巴戟天为《本经》上品，为茜草科植物巴戟天的根，味辛微温，入肾经，主补肾阳，能够治疗"阴痿不起"，即阳痿。《备急千金要方》载巴戟酒："巴戟天、生牛膝各三斤，以酒五斗浸之，去滓温服，常令酒气相及，勿至醉吐。治虚羸阳道不举，五劳七伤百病，不能食下气。"现在临床治疗肾阳虚所致的阳痿，常在肾气丸的基础上加入淫羊藿、巴戟天等以增强补肾壮阳之功。临床上治疗阳痿时，虽然巴戟天一般不作为主药，但临床极其常用。

肝肾同源，肾主骨、肝主筋。因巴戟天主补肾，故能"强筋骨"，主治肾阳不足，筋骨萎弱、腰膝酸冷、步履困难等，常与杜仲、续断、牛膝等同用。

"安五脏，补中，增志，益气"均是对本品补益作用的描述，但不能绝对。其安五脏之功主要针对温肾而言，其补中之功是通过补先天来实现的，其益气之功当属温补阳气。

总之，巴戟天的温补作用主要是温肾助阳。

陈庆强认为：在抗衰老的药物中，巴戟天是最常用的中药之一，被誉为"补肾阳之要药"，可见其应用范围之广。他在临床上擅用巴戟天，认为肿瘤病人大多标实本虚，其虚之核心在于脾肾，补肾健体、标本兼顾乃治疗中之要点。巴戟天乃是补肾之要药，故可广泛用于各种肿瘤及肿瘤的各个阶段中。［福建中医药，2010，（4）：21］

巴戟天"主大风邪气"，现在认为本品能够祛风除湿，用于治疗风湿痹痛，配伍羌活、肉桂、牛膝等，如《太平圣惠方》之巴戟散。

虽然巴戟天主"大风"，历代医家对本品治风的功效也比较重视，如《名医别录》谓"疗头面游风"，《日华子本草》"治一切风"，《本草纲目》"治脚气，去风疾"，《本草备要》"治风湿脚气水肿"等，但现今临床应用除用于风湿痹痛，其他方面较少应用，没有引起临床上的重视。

肉苁蓉

原文： 味咸微温。主五劳七伤，补中，除茎中寒热痛，养五脏，强阴，益精气，多子，妇人癥瘕。久服轻身。

肉苁蓉为《本经》上品，为列当科植物肉苁蓉或管花肉苁蓉的带鳞叶的肉质茎，"此物补而不峻，故有从容之号。从容，和缓之貌。"（《本草纲目》）《本草原始》载："皮如松，梢有鳞角，形柔软如肉，故吴普名肉松蓉，《本经》名肉苁蓉。"

《素问·宣明五气》："久视伤血，久卧伤气，久坐伤肉，久立伤骨，久行伤筋，是谓五劳所伤。"《诸病源候论》："七伤者，一阴寒，二阴痿，三里急，四精连，五精少，阴下湿，六精清，七小便若数，临事不举。""五劳七伤"泛指多种虚损性疾病。肉苁蓉为《本经》上品，味咸微温，主入肾经，为温补肾阳之常用药。肾为先天之本，肾阴肾阳为一身阴阳之根本。其主"五劳七伤"显然是指本品温补肾阳之功。《医心方》之肉苁蓉丸："治男子五劳七伤，阴痿不起，心虚气胀，积有十年，痒湿，小便淋沥，溺时赤时黄。肉苁蓉、菟丝子、蛇床子、五味子、远志、续断、杜仲各四分。上七物，捣筛，蜜和为丸如梧子。平旦服五丸，日再。"

肉苁蓉不仅能够温补肾阳，还具有益精固肾之功，即能"强阴，益精气"，故令"多子"，主治肾阳不足，精血虚少之不孕不育、阳痿遗精、须发早白等，常与鹿茸、锁阳、菟丝子、枸杞子等同用。无论是配伍煎服、制丸常服，还是泡酒久服，均宜。《药性论》记载肉苁蓉能够"补精败"，治"面黑劳伤"，用"苁蓉四两，水煮令烂，薄切细研，精羊肉，分为四度，下五味，以米煮粥，空心服之"。

药理研究发现：肉苁蓉中含有麦角甾苷和甜菜碱成分，具有雄性激素作用和促性腺激素样作用，能发挥调节内分泌腺轴的功能，促进精子发生，使睾丸生精功能增强。用肉苁蓉水煎液对雄性小鼠灌胃 2 ~ 3 周，发现其能使小鼠精子数量、活率明显增多，精子运行速度增快，而精子畸形率下降；并且能提高精浆中果糖含量，增强附睾管上皮细胞内的琥珀酸脱氢酶（SDH）和非特异性脂酶（NSE）的反应强度，从而使附睾管的微环境得到改善。肉苁蓉能显著提高"阳虚"小鼠的 DNA 合成，对动物阳虚病证有明显的强壮和治疗作用。此外，肉苁蓉总苷还具有抗脂质过氧化作用，对核酸有辐射防护作用。[中国中药杂志，1997，（6）：364]

"除茎中寒热痛"实际上也是本品温补肾阳作用的延伸。临床上对于慢性前列腺炎出现的尿涩赤痛、小便混浊、夜间多尿等属肾阳不足者，可与桂枝、附子、熟地黄等配伍应用。《圣济总录》治"膏淋，小便肥如膏。磁石（火煅醋淬三七遍）、肉苁蓉（酒浸切焙）、泽泻、滑石各一两。上加味，捣罗为末，炼蜜丸如梧桐子大。每服三十丸，温酒下，不拘时。"

"妇人癥瘕"是指妇女子宫肌瘤、慢性盆腔炎、卵巢囊肿等疾病，其基本病机属肾阳不足者，宜配伍附子、薏苡仁、败酱草等。

补中是指补益脾胃，但本品对脾胃无直接补益作用，其补中作用是通过温肾作用来实现的，但临床极少应用。

本品主温肾阳，温而不燥，从容和缓，故"久服轻身"。

杜　仲

原文：味辛平。主腰膝痛，补中，益精气，坚筋骨，强志，除阴下痒湿，小便余沥。久服轻身耐老。

杜仲为《本经》上品，为杜仲科植物杜仲的树皮，味辛性平，入肾肝经，能够平补肝肾，因腰为肾之府，膝为筋之府，故本品能够"坚筋骨"，"主腰膝痛"。本品治疗腰痛最为常用，被称为治疗肾虚腰痛要药，多与续断配伍应用。《续名医类案》记载杜仲乃"腰膝之专药"，续断补肝肾、强筋骨、通利血脉，在于筋节气血之间，有补而不滞之优点。

治疗肾虚腰痛，杜仲与核桃仁、补骨脂同用，即《太平惠民和剂局方》之青蛾丸；治疗风湿日久，肝肾虚弱，气血不足之腰膝酸痛，宜配伍独活、桑寄生、肉桂、牛膝等，如《备急千金要方》之独活寄生汤。

陈某，男，45岁，1993年3月10日初诊。诉神疲乏力两年，加重伴腰痛月余，一直未予诊治。就诊时，精神较差，疲倦面容，声低气怯，面色㿠白，时有心慌气短，夜寐较差，舌淡体胖边有齿痕，苔薄白，两脉弦细，按之无力。证属心脾两虚，治宜补益心脾，方用归脾汤加减：党参10g，炒杜仲、续断、白术各12g，当归、酸枣仁各15g，黄芪、龙眼肉各30g，广木香4g，天花粉8g。5剂。3月16日二诊：腰痛若失，余症悉减。续服5剂腰痛消失，以补中益气丸、六味地黄丸善后调理而安。［湖北中医杂志，2000，（12）：35］

"补中"应当是指补脾益气，但本品无健脾作用，也未见临床应用的记录，故存疑待考。

精即肾精，因杜仲能够补肾，故能"益精气"。肾气充足，气化旺盛，则小便通利，从而具有"除阴下痒湿，小便余沥"等作用。慢性前列腺炎、前列腺增生、前列腺肥大等患者大多具有小便滴沥不畅、阴囊潮湿、腰膝酸痛、夜尿增多、阳痿等症状，若证属肾阳不足，气化失常者，须温补肾阳，宜选用杜仲、肉桂、附子等药。

本品属补阳药，为《本经》上品，故久服"轻身耐老"。

麦门冬

原文：味甘平。主心腹结气，伤中伤饱，胃络脉绝，羸瘦短气。久服轻身不老、不饥。

麦门冬为《本经》上品，简称麦冬，为百合科植物麦冬的块根，味甘性平偏凉，富含汁液，为养阴药。其"主心腹结气"，从字面意思来看，与胃有一定的关系，系胃阴不足，中焦气机不畅所致，症见胃脘不适、嘈杂不饥或饥不欲食、脘腹痞满等。的确，胃阴不足的患者，大多具有以上临床表现。"伤中"即伤脾胃阴津，"伤饱"即无食欲。

胃阴不足，气机上逆而致呕吐、呃逆等，宜配伍降胃气之品半夏，如《金匮要略》之麦门冬汤。张某，女，47岁。因家庭口角，赌气之下服农药乐果百余毫升，幸救及时才免一死，然而农药灼伤食管及胃，再加洗胃创伤，月余乃觉胃脘痞闷灼热，嗳气嘈杂，时而呃逆。口干咽燥，吞咽觉胸痛透背，自上而下，不思饮食。经纤维胃镜检查见：食道黏膜充血，下段米粒样糜烂3处，胃大部分红斑充血水肿，大弯处散在多处糜烂，分泌物增多。诊为食道、胃慢性炎症伴糜烂而来院求诊。刻下症：面色少华，肌肤干瘦，嗳气欲呃，胸腔烦热，咽干口燥，吞咽食物自上而下疼痛，不思饮食，大便干结难解，舌红无苔，脉细数。以麦门冬汤重用沙参至30g，加蒲公英、大黄，3剂，上述症状减轻。7剂诸症俱除，乃去大黄减少沙参量至12g，加黄芪、白及再进7剂以善后，经纤维胃镜检查只留部分胃黏膜充血，少量分泌物。[北京中医，2004，（1）：59]

麦门冬汤不仅用于胃阴不足，气机上逆证，原方主治"大逆上气，咽喉不利"，显然与肺气上逆有关，现临床多用本方治疗呼吸系统疾患证属阴虚或气阴两虚者。唐某，女，45岁，1983年10月16日就诊。患者于1月前因发热、咳嗽、胸痛在某医院住院治疗，诊为"大叶性肺炎"，经西医治疗后，体温正常，胸痛控制。但干咳少痰，咽喉肿痛，饮食难下，声音嘶哑难出，形体渐瘦，近10余天常以静脉补液支持，神疲气短，舌质红少苔，脉细数。证属燥热伤津，咽喉不利。治宜滋阴润燥，清利咽喉，拟麦门冬汤加减：麦门冬15g，法半夏5g，明党参10g，粳米12g，玄参21g，桔梗8g，蝉蜕5g，甘草3g。服上方3剂，咽喉疼痛减轻，语音增大，继服10剂，痊愈，随访未见复发。［湖南中医杂志，1989，（3）：43］

"大"表示程度较重，"大逆上气"即为咳嗽剧烈。姜宗瑞先生在《经方杂谈》中提到两例剧烈咳嗽的病例，摘一例如下：王某，女，30岁，家住广宗县李怀乡北葛村。1996年春就诊，言剧咳半月，无痰，夜晚尤甚，遍服中西药不效，舌红，苔薄，脉浮数，无寒热。以麻杏石甘汤合泻白散3剂，无寸效。又加面目轻度浮肿，咽干，咽痛，忽然想到了大逆上气的麦门冬汤，于是用大剂麦门冬汤治疗：麦门冬100g，半夏30g，太子参30g，甘草20g，粳米30g，大枣12枚，加水2000mL，煎服800mL，每服200mL，24小时内服完1剂，咳减大半，2日咳嗽痊愈。半月后随访，咳嗽未复发。

既然麦冬能够治疗肺阴虚证，患者时感呼吸气短也是常见症状，此即"短气"。同时，麦冬富含汁液，善补肺胃之阴。而津枯之人多见于瘦人，所以麦冬主"羸瘦"。黄煌教授在《张仲景50味药证》中指出：《伤寒杂病论》《金匮要略》用麦冬者共5方，与人参、甘草同用，可见麦冬的主治皆与人参、甘草大致相同。人参、甘草主治经汗吐下后气液不足、心下痞硬不食者，则麦冬主治亦不外如此，且外见枯瘦少气。如麦门冬汤主治的"大逆上气，咽喉不利"，是指干呕、咳嗽、气促、心悸动、咽喉干燥，痰涎胶着者；炙甘草汤证则是虚劳羸瘦者的心动悸与脉结代，所谓"心中温温液液"者，与竹叶石膏汤证的"气逆欲吐"同类。竹叶石膏汤证明确其人"虚羸少气"，温经汤证见于"病下利数十日不止"的老妇人，则其人羸瘦可想而知。薯蓣丸主治虚劳诸不足，可见其人决非形体丰腴者。所以，麦冬证必见于羸瘦者。至于其主治，因麦门冬汤为麦冬的最大量方（7升）与最简方（6味），故其方证的"大逆上气，咽喉不利"可视为麦冬证。

胃络，即胃之大络。《素问·平人气象论》指出："胃之大络，名曰虚里。"虚里位于左乳下心尖搏动处，为古代脉诊的部位之一。虚里脉绝，说明心气衰败欲绝。而麦冬主治"胃络脉绝"，即肯定其治疗心气虚重证的作用。药理研究表明，麦冬能提高心脏泵血功能和耐缺氧能力，对实验性心肌缺血有明显的保护作用。临床研究则证实，麦冬口服液和注射液用治冠心病有效，对心电图改善也有一定作用。由麦冬、人参、五味子组方生脉散，现广泛用于气阴两虚型的冠心病心绞痛等急危重症的治疗。

麦冬补阴增液之力较强，故久服能够"轻身不老、不饥"，再者，本品为《本经》上品，这种提法不足为奇。

天门冬

原文： 味苦平，主诸暴风湿偏痹，强骨髓，杀三虫，去伏尸。久服轻身益气延年。

天门冬为《本经》上品，为百合科植物天门冬的块根，简称天冬，味苦性平，现今认为本品除味苦外，尚具甘味，药性为平中偏凉，具养阴之功，属于补阴药。

"暴"有突然之意，即突然发作。痹以疼痛为主要表现。"诸暴风湿偏痹"是指突然发作的以疼痛为主要表现的病证，此类病证可见于中风之偏枯不遂，如《百效药用奇观》认为："偏枯不遂，有因肾热髓枯，肺燥津竭，筋枯不荣，肉萎不用。天门冬肥厚多脂，润泽寒凉，清金化水，水天一气，以养筋肉，则偏枯不遂渐愈。半身不遂多见中风之人，每因真阴大亏，水不涵木，金不抑木，亢而为害，肝风大作，后遗不遂，此病积于微而发则暴，本虚标实。天门冬补肾益阴，滋水涵木，润肺保金，金能抑木，则风阳自息，半身不遂自可挽治。况天门冬，津液浓滑之性，能通利二便，流通血脉，畅达经络，血行风自灭也。"

天门冬可治疗肝风内动之中风，但须有真阴不足之变，因本品既能养肺阴，又能填肾阴，还能"强骨髓"。张锡纯创镇肝息风汤即用本品配伍代赭石、龟板、龙骨、牡蛎、白芍、玄参等养阴平肝之品。

因本品能够养肺肾之阴，且为上品，故久服能够"轻身益气延年"。临床上，凡见真阴不足之疾，均可配伍应用，为临床常用补阴药。《医部全录》之保命延龄丸："巨胜子、补骨脂、酸枣仁、甘菊花、柏子仁、肉苁蓉、楮实子、天雄、枸杞子、天冬、五味子、牛膝、覆盆子、白茯苓、巴戟、人参、菟丝子、山药各一两，生干地黄半斤，肉桂四两。上为细末，春夏白沙蜜，秋冬黄枣肉，入胡桃肉十枚，去皮同药末可白内，捣千余杵，丸如梧桐子大。每服三十丸，加至五十丸，空心用温酒送下。用于安神养气，补填精髓，起弱扶衰，润泽肌肤，聪明耳目，久服乌髭发，固牙齿，能夜读细字，心力不衰。"

"三虫"是指体内常见的寄生虫，具体内容见"蚤休"条。无论从临床应用，还是从药理作用来看，天门冬似乎与"三虫"无关。

《诸病源候论·伏尸候》："伏尸者，谓其病隐伏在人五脏内，积年不除。未发之时，身体平调，都如无患；若发动，则心腹刺痛，胀满喘急。"从以上解释，我们并不能搞清伏尸相当于哪些或哪类疾病。后人又有解释，伏尸又名劳瘵，是由于劳伤正气而感痨虫所生的病证，症见恶寒、潮热、咳喘、咯血、少气、消瘦、乏力、盗汗等。类似于肺结核，以气阴两虚或阴虚火旺为主要病机。由于天冬属于补阴药，具有良好的养阴润肺，滋阴补肾之功，可治疗阴虚之伏尸。对于阴虚火旺之肺痨症见潮热、盗汗等，天门冬属于常用药。

沙 参

原文：味苦微寒。主血积惊气，除寒热，补中益肺气。久服利人。

沙参为《本经》上品，分为北沙参与南沙参，北沙参是伞形科植物珊瑚菜的根；南沙参是桔梗科植物轮叶沙参或沙参的根。二者来源不同，功效也有差异，但都属于补阴药，均能补肺胃之阴，主治肺胃阴虚证。

《本经》所载沙参是北沙参还是南沙参，还是包括二者，无从考证。

"血积"是血液郁积之意，徐灵胎认为血积是"肺气上逆之血"（《神农本草经百种录》）。无论是燥邪伤肺，还是热伤肺阴，都会导致肺阴虚，虚火灼络而出血，血液郁积于肺，故见血积。临床上，症见肺阴虚火旺导致的咯血、痰中带血等，须养肺阴，沙参是常用之品，每与麦冬配伍应用，如《温病条辨》之沙参麦冬汤。但不能由此认定沙参具有活血之功。

"惊气"即为神志方面的病变，沙参能够治疗此类病证实难理解，不过古籍中有应用的记录，如《普济方》载沙参散"治心实热，惊悸喜笑，心神不安：沙参去芦头、白薇、川芒硝、茯神、栀子仁、羚羊角屑、子芩各一两，石膏二两半，人参三分去芦头，甘草半两（炙微赤，锉），上为粗散。每服三钱，水一盏，煎五分。去渣，入生地黄汁一合。竹沥半合更煎一两沸。每于食后温服，忌炙煿热面"。

张锡纯在《医学衷中参西录》中说："人之魂藏于肝，魄藏于肺，沙参能清补肺脏以定魄，更能使肺金之气清肃下行，镇戢肝木以安魂，魂魄安定，惊恐自化。"不过，张氏也未记录其使用沙参治疗"惊气"的经验。

"除寒热"，临床上多用本品治疗阴虚发热，而非外感发热或寒热往来等，因本品养阴之力较强。

"补中益肺气"说明本品具有补益之功。现行教科书认为，北沙参只能养阴，不能补气，而南沙参养阴之力弱，但有补气之功，对于气阴两虚者，可用之。

"久服利人"，即是对本品补益作用的肯定，也与本品属于上品药有关。

总之，《本经》虽然记载了沙参的多种功效，通过分析不难发现，这些功效都与沙参的补阴作用相关，除此之外，沙参无其他的功效可言，古今认识一致。

石　斛

原文：味甘平。主伤中，除痹，下气，补五脏虚劳，羸瘦，强阴。久服厚肠胃，轻身延年。

石斛为《本经》上品，为兰科植物金钗石斛、铁皮石斛或马鞭石斛及其近似种的茎，《本经》谓其味甘性平，而现今多认为其性偏凉而能够养胃阴，具有养阴而不腻滞的特点，治疗胃阴虚证最为常用。药理研究表明：金钗石斛煎剂能促进人体胃酸的分泌和胃泌素的释放，使血清胃泌素浓度升高，故石斛有益于慢性萎缩性胃炎的治疗。由此可说明本品主"伤中"。一般而言"伤中"多指伤脾胃之气，而非伤脾胃之阴，而此处的"伤中"当指伤脾胃之阴，故《本经》谓之"强阴"。

由于慢性萎缩性胃炎的患者大多形体消瘦，而石斛能改善之，"久服厚肠胃"，故主治"羸瘦"，从而使人"轻身延年"。

然亦有学者指出：《本经》"主伤中"一语，非指脾胃不足，实指心脏经脉之有所伤损。曾治高龄高血压心脏病患者，并发心衰，心房纤颤，神志昏昧，几度欲脱，舌光红少苔，脉细疾而致数不明，以金石斛18g，炙甘草15g，浓煎服之，证即缓解。余治多种心脏疾病，特别是高血压心脏病及病毒性心肌炎，有心功能不全或快速型心律失常，舌红脉细数结代者，必用石斛，谓其可稳定心律，纠正心衰。先父玉书公曾嘱我等，"石斛可以利心脉，通心气"。吾慎记之。[贵阳中医学院学报，2005，（3）：45]

现代中药学把石斛列为补阴药，认为本品具有养胃阴、滋肾阴、养肝阴的功效，故"补五脏虚劳"。

养胃阴的作用已如上所述。其养肝阴的作用亦为临床所常用，对于肝阴不足，目失所养之视物昏花、目暗不明等眼疾，可选用成药石斛夜光丸进行治疗，各大药店及药房均有成药可售。本品能够益肾强腰，可治疗肾虚腰痛，笔者常在辨证选方的基础上加石斛、牛膝、丹参等，疗效满意。若见久咳虚喘而证属阴虚肺燥者，也可与沙参、麦冬等养阴药同用。从以上论述可以看出，本品养阴的作用包括了肝、心、脾（胃）、肺、肾等五个方面，所以《本经》言其"补五脏虚劳"，绝无过誉之嫌。

石斛外似清淡无味，实则得中土之正气而补脾，得金水之精气而养肺，内应于肾而益精。故糖尿病、结核病、甲亢等多种慢性消耗疾病，用之不唯可以养阴，更可补益肺、脾、肾之正气。《本经》所谓"补五脏虚劳羸瘦"，即可作此理解。[贵阳中医学院学报，2005，（3）：45]

原方云本品"除痹"，也就是说能够治疗痹证。这个作用现今临床较少应用，而在过去还是有应用的记载。如《太平圣惠方》用石斛配伍杜仲、牛膝、丹参等浸酒，主治风湿腰痛；《普济方》之牛膝汤主治虚极、筋缩不能转，腰脊不能伸，苦痛。笔者认为：石斛所治痹证，定为羸瘦之人，必兼津伤血少。下面这则医案是对石斛治疗痹证的一个例证。耿某，男，49岁，郑州市国棉六厂干部，1993年10月15日就诊。患者于1989年开始关节疼痛，反复发作。服用各种药物、针灸、按摩均无效果，1992年复发一次，痛苦倍于往昔。1993年夏季又一次复发，缠绵不愈，疼痛发作时极为剧烈，虽用温经通络、化瘀止痛等无效。患者来本院治疗时，原壮实身体已转为消瘦，皮肤枯槁，关节与肌肉手不能近。触之则呻吟呼痛，昼轻夜重。诊其脉细数，舌赤，苔干黄。风湿之邪，侵犯经络，久则化热，热盛液耗，筋经失养，过用温热，愈耗津液。滋阴养液，佐以通络。药用生地 15g，石斛 30g，玄参 12g，麦冬 12g，桑枝 24g，牛膝 18g，狗脊 10g，威灵仙 30g，杜仲 10g，甘草 6g。服药 3 剂，疼痛大减，余症同前。嘱其继用原方 9 剂，病愈。随访至今无复发。[河南中医药学刊，1996，（2）：12]

四神煎出自清代鲍相璈的《验方新编》，原文："两膝疼痛，名鹤膝风。风胜则走注作痛，寒胜则如锥刺痛，湿胜则伸屈无力。病在筋则伸不能屈，在骨则移动唯艰。宜早治之……四神煎：生黄芪半斤，远志肉、牛膝各三两，石斛四两。用水十碗，煎二碗。再入金银花一两，煎一碗，一气服之。服后觉两腿如火之热，即盖被暖睡，汗出如雨。待汗散后，缓缓去被，忌风。"

鹤膝风以疼痛为主，属于痹痛的范畴，四神煎的应用也体现了石斛的治痹之功。一老年女性患者，因两膝肿痛进行性加重 20 年入院求治。服中西药月余罔效。症见两膝肿大明显，不红不热，下肢肌肉萎缩，形如"鹤膝"，胀痛甚，尤以夜间疼痛剧烈不可忍，行走艰难，痛如刀绞，关节活动严重受限。X 光片示：骨质结构正常，关节腔内积液多，软组织肿胀，余无特殊。患者无明显心脑肝肾功能不全。遂遵书中（《验方新编》）所述，投之一剂。医者守护床际以防万一。是夜，患者服药后 15 分钟许，顿觉双下肢发热，继而全身大热汗出如注，汁黏。避风，以干毛巾拭之，渐减被褥。约 1 小时后汁出渐少而止。膝痛大减，膝肿有所减。患者安然入睡。次日晨起，膝肿全消，行走自如，唯感双腿乏力。隔一日后，再以上剂药渣加水煎服，虽也汗出，但不如当日多。服后痊愈。迄今已 15 年，未再复发。[贵阳中医学院学报，1994，（1）：20]

原文记载本品能够"下气"，一般理解为下肺气或下胃气，从临床应用来看，本品既能治疗肺阴亏虚、虚火上炎之肺痨；也能够治疗慢性萎缩性胃炎之嗳气。但这些作用系在滋阴的基础上发挥出来的，所以，言本品"下气"，有点牵强。

古人应用本品，大致有久煎、酒浸、熬膏等用法。药理研究发现：石斛中所含的生物碱难溶于水，但酒浸后则易于溶出。所以，临床应用本品时，常规煎法很难煎出石斛的有效成分，宜久煎，或酒制后再煎。

女贞子

原文：味苦平。主补中，安五脏，养精神，除百疾。久服肥健轻身不老。

女贞子为《本经》上品，是木樨科植物女贞的成熟果实，因其以果实入药，故《本经》原名女贞实，其味苦性平，而现多认为甘苦性凉，入肝肾经，善补肝肾之阴。肾为先天之本，其"安五脏，养精神，除百疾"皆与本品补益肝肾相关。肝主藏血，肾主藏精，其华在发，女贞子通过其补益肝肾之功以达生发乌发的作用，常与墨旱莲配伍应用，即二至丸，主治肝肾不足之腰膝酸软、健忘失眠、须发早白等，疗效较佳。

二至丸的创制有一段佳话相传，可做趣味故事来读。明末安徽地区有位叫汪汝佳的名医，从小体质较弱，虽长得单薄，但聪明过人，诵读诗经过目不忘，深得父爱。不料父患重病医治无效而亡。临终前对汪汝佳说："不为良相，且为良医。"汪汝佳遂弃儒习医，专攻医术，几年后成了当地颇有名气的医生。由于长年苦读，加上先天不足，不到40岁就未老先衰，须发早白，头晕目花，时常腰酸背痛，浑身无力。一天，他带弟子上山采药，夜宿一寺院，遇到一位百岁老僧，此翁耳聪目明，须发乌黑，步履矫健如飞，汪汝佳便向其请教养生之道。老僧指着院内一株高大的女贞树说："取女贞子蜜酒拌蒸食即可。"汪医生反复琢磨，为增强其疗效，他又配伍墨旱莲，将墨旱莲捣汁熬膏，搅和女贞末制成药丸，试服了半个月，觉得效果很好，便连续服用。半年后，完全恢复了健康且精力过人。

数年后，汪汝佳行医路过浙江丽水，前往探望寄籍在此的同乡好友汪昂，汪昂见他光彩照人，全无昔日的病容，颇感惊诧。汪汝佳如实相告。汪昂因家境富有，闲居日久，放纵酒色有肝肾不足之虞，闻之赶紧如法炮制、服用，结果同样收到良效。汪昂素爱岐黄之书，正寻思在有生之年做些流传千古的事，便以厚俸延聘汪汝佳。历时4年，汪昂著书4部，并将女贞子、旱墨莲组方收入《医方集解》中，称之为"二至丸"。

须发早白，特别是少白头，是临床常见病证，多见于学生、知识分子等脑力劳动者。用脑过度，则阴血暗耗，久之则肝肾不足，治疗上以补益肝肾为主，何首乌、熟地黄、黑豆、黑芝麻、女贞子、墨旱莲等均为常用之品，既可以煎服，也可以作食疗长期服用。

"久服肥健轻身不老"，既说明本品确有补益之功，也与本品为上品药有关。

"补中"是指补益脾胃，古今医籍中尚未查找到相关的应用及论述，存疑待考。

龟 甲

原文： 味咸平。主漏下赤白，破癥瘕痎疟，五痔，阴蚀，湿痹，四肢重弱，小儿囟不合。久服轻身不饥。

龟甲为《本经》上品，是龟科动物乌龟的背甲及腹甲，因过去只用腹甲，故又名龟板，古籍中大多应用龟板这一名称。因属动物类药材，具咸味，其性平中偏凉，属于补阴药。

"漏下赤白"，即月经过多、崩漏，多因血热迫血妄行或肝肾不固所致，治法不同。证属血热者，须配伍清热凉血之品如生地黄、女贞子等；属肝肾不固者，须与熟地黄、山茱萸等补益肝肾之品同用。《备急千金要方》治"崩中漏下，赤白不止，气虚竭：龟甲、牡蛎各三两，上二味治下筛，酒服方寸匕，日三"。《医学入门》之固经丸："黄芩、白芍、龟板各一两，椿根皮七钱，黄柏三钱，香附二钱半，为末，酒糊丸梧子大。每服五十丸，酒下。治经水过多。"

癥瘕是指腹腔内的结块；痎疟是指经年不愈的老疟，大多伴有肝肿大；五痔即痔疮，就外痔而言，必伴肿块。龟甲能够"破癥瘕痎疟，五痔"，因为具有一定的软坚散结作用。从其临床应用来看，治疗肝脾肿大时多与鳖甲、生牡蛎等同用。

《备急千金要方》治"癥瘕，或寒或热，羸瘦不欲饮食。鳖甲一两（涂醋炙令黄去裙襕），桑耳二两，吴茱萸三分，龟甲一两，附子半两（炮），防葵三分，白术半两，川大黄一两（锉碎微炒），京三棱一两（微煨锉）。上件药为末，炼蜜和捣三二百杵，丸如梧桐子大，每服以温酒下二十丸，日三服"。

《太平圣惠方》："治五痔，结热疞痛不止：龟甲二两（涂醋炙令黄），蛇蜕皮一两（烧灰），露蜂房半两（微炒），麝香一分（研入），猪后悬蹄甲一两（炙令微黄）。上药捣，细罗为散，每于食前，以温粥饮调下一钱。"

阴蚀即阴部受到腐蚀，表现为溃疡、瘙痒等，多见于阴道的细菌或真菌感染或外阴白色病变等。有湿热下注、肝经郁热、阴虚火旺等多种证型。龟甲主要具有补阴作用，所治阴蚀多与阴虚或阴虚火旺有关。

"风寒湿三气杂至，合而为痹也。其风气胜者为行痹，寒气胜者为痛痹，湿气胜者为着痹也。"龟甲所治"湿痹"必日久不愈，出现肝肾不足，筋骨痿弱时方可应用，毕竟龟甲的主要作用是补益肝肾之阴。所以，痹证初起，邪气较盛者，不宜用龟甲。

"四肢重弱，小儿囟不合"均与肝肾不足，筋骨失养有关。《丹溪心法》之虎潜丸由龟板、锁阳、熟地黄等组成，主治肝肾亏虚之腰膝痿弱、筋骨不健、小儿五迟等。

龟甲确有补阴之功，而无补气健脾作用，所以"久服轻身不饥"显然属于道家养生思想。

鳖　甲

原文：味咸平。主心腹癥瘕坚积，寒热，去痞、息肉，阴蚀，痔，恶肉。

鳖甲为《本经》中品，为鳖科动物鳖的背甲，属动物类药材，味咸性平，平中偏凉，主入肝肾经，故能补养肝肾之阴，属于补阴药。

癥瘕坚积、痞、痔等均属于结块病证，取鳖甲软坚散结之功，治疗上述病证，临床常用。

肝硬化腹水患者，鳖甲最为常用，既能软坚散结以消肿大之肝脏，又能补充蛋白以增加血浆渗透压，有利于腹水的祛除。唯一的缺点是价昂。我在临床上治疗肝硬化腹水患者，多嘱患者将鳖甲研末冲服，疗效较好。

以下两病例均属于腹部痞块：

曾治一例阑尾脓肿，右下腹触及肿块，腹痛局限，寒热往来，脉细弱无力，舌淡胖苔黄腻，用消炎中西药无效。以活血消肿，解毒化癥为法：鳖甲15g，败酱15g，蒲公英15g，白花蛇舌草18g，熟附片9g，藿香9g，薏苡仁15g，当归9g，青蒿15g，甘草9g。服10余剂，脓肿吸收良好。

一例盆腔脓肿，剖腹产术后无恶露，腹胀痛，体温38.5℃，汗出多而烦躁，神疲，妇检：子宫界限不清，左侧宫旁组织有浸润块。白细胞18×10⁹/L，中性粒细胞0.91，淋巴细胞0.09。用大剂量青霉素静滴无效。舌质红暗，苔腻，脉弦数。证属热毒蓄脓，瘀阻下焦。治以清热解毒，活血消肿。鳖甲15g，赤小豆15g，冬瓜子15g，皂角刺9g，当归9g，金银花18g，大贝9g，白芷9g，甘草3g，败酱15g，连翘12g。此方加减服用10余剂，体温正常，左下腹包块吸收良好。［贵阳中医学院学报，2005，（3）：45］

《金匮要略》之鳖甲煎丸寒热并用，扶正祛邪，消癥化积，主治疟母，除表现为胁下痞块、触之硬痛外，也可伴有寒热往来之象，即原文之"寒热"。此外，鳖甲具有良好的退虚热之功，主治阴虚发热证，也属于"寒热"的范畴。常与青蒿、知母、生地、丹皮同用，即《温病条辨》之青蒿鳖甲汤。王某，女，39岁。盗汗2年多，近几个月来加重，入夜身热尤盛，寐则汗出湿衣，晨起热退身凉，汗出自止，心中烦热，形体消瘦，目光无神，语声清高，舌体微胖，舌质红、苔薄白润，脉象细数或弦。用青蒿鳖甲汤：鳖甲20g，生地15g，知母、丹皮、青蒿各12g。服3剂汗减，服5剂痊愈，未再复发。［实用中医药杂志，2005，（12）：759］

阴蚀一症，参见"龟甲"。

鼻息肉、直肠息肉等均属于增生性病证、结块性病证，表现为肿块、疼痛或出血等；子宫肌瘤、疮疡久溃不敛等均属于恶肉。治疗上述病证，用鳖甲主要取其软坚散结治标之功。

余用鳖甲、牡蛎、旱莲草、黄芩、当归、益母草、生藕节治疗子宫肌瘤；用鳖甲、牡蛎、马齿苋、黄连、赤芍、炒地榆治疗直肠息肉，均有较好疗效。［贵阳中医学院学报，2005，（3）：45］

虽然现行中药学把鳖甲归为补阴药，《本经》却将"主心腹癥瘕坚积"置于首位，是因为鳖甲具有良好的软坚散结之功也。

第十四章　收涩药

凡以收敛固涩为主要作用，治疗各种滑脱病证的药物，称为收涩药，又称固涩药，其味多酸或涩。本章主要介绍五味子、乌梅、山茱萸、桑螵蛸等。

五味子

原文： 味酸温。主益气，咳逆上气，劳伤羸瘦，补不足，强阴，益男子精。

五味子为《本经》上品，《本经》原名五味，是木兰科植物五味子的成熟果实。因其五味俱全，故名。《本经》云其酸温，说明本品以酸味为主。后世认为本品不仅具有明显的酸味，也具有明显的甘味。

味酸能够养阴生津，味甘能够益气，所以五味子既能补气，也能养阴。其益气之功为历代医家习用。

真人孙思邈是道家人物，倡医德，重养生，他说："五月常服五味子以补五脏气。遇夏月季夏之间，困乏无力，无气以动，与黄芪、人参、麦门冬，少加黄柏煎汤服，使人精神顿加，两足筋力涌出。生用。六月常服五味子，以益肺金之气，在上则滋源，在下则补肾。"李时珍在《本草纲目》中说："五味子酸咸入肝而补肾，辛苦入心而补肺，甘入中宫益脾胃。"

单纯气虚证，五味子较少应用，但对于气阴两虚或气虚滑脱者，则常配用五味子。如治疗心肺气阴两虚证，常与人参、麦冬同用，即生脉饮，在治疗冠心病、心绞痛、肺心病、病毒性心肌炎、心衰等方面极为常用，现有生脉注射

235

液，方便临床使用。《笔花医镜》视北五味子为补心猛将，信然。

治疗气阴两虚之消渴，张锡纯创玉液汤，由黄芪、山药、葛根、知母、五味子、鸡内金、天花粉组成。药理研究发现，五味子具有降血糖作用。陈某，女，51岁。患糖尿病1年余，虽经服药，血糖、尿糖仍持续升高。诊见形体尚丰，唯口渴和饥饿感明显，神萎乏力，时而畏寒，脉弱，舌淡红苔薄白。尿糖（+++），空腹血糖23.0mmol/L，餐后血糖28.0mmol/L。诊为糖尿病，非胰岛素依赖型。辨证为脾肾两虚，肾虚偏甚。药用：五味子30g，炙黄芪10g，生熟地各10g，生龙骨（先煎）10g，生牡蛎（先煎）10g，吴茱萸10g，怀山药10g，天花粉10g，三七粉（冲）3g，白茯苓15g，陈皮6g。水煎，每日1剂，连服20剂。复查尿糖（+），血糖4.6mmol/L。处以五味子500g，研极细粉，每次服5g，每日3次，连服3个月。半年后随访，病情持续稳定而未发。[中医杂志，1998，（7）：389]

慢性呼吸系统疾病的患者，久咳为其常见症状，也多伴咯痰，切勿认为五味子味酸有敛邪之弊而不用。中医认为久咳易耗肺气，在辨证治痰平喘止咳的基础上，配伍五味子既能收敛肺气，又能防止诸发散之品耗伤肺气，如《伤寒论》之小青龙汤，《金匮要略》之苓甘五味姜辛汤、射干麻黄汤中均含五味子。若见肺气虚之咳喘而无实邪者，须用人参、黄芪等补益肺气之品，但必配五味子以收敛肺气。

张某，男，67岁，2001年3月17日就诊。诉患慢性支气管炎、肺气肿已10年，常服西药定喘类药物，效欠佳。平素喘促气短，易汗出，咳痰少质黏，烦热口干，舌红苔剥，脉弱细数，此乃气阴两虚，肺津不足。治以补肺益气养阴生津。药用太子参、麦冬、五味子、玉竹、百合、桑白皮、南沙参各10g，炙黄芪15g。服药16剂，症状明显好转。[中医杂志，2009，（12）：1140]

药理研究发现，五味子具有保肝、降低谷丙转氨酶等作用，临床常用于治疗慢性肝炎。慢性肝炎为消耗性疾病，此类患者患病日久大多形体消瘦，即"劳伤羸瘦"，并伴有胁肋隐痛，头晕目眩，舌红少苔及转氨酶升高等。西医学常以此药作丸，或制成颗粒，服用方便。

马某，男，35岁。患肝炎1年余，肝功能一直未恢复正常，乙型肝炎病毒标志物检测：HBsAg（+），抗HBe（+），抗HBc（+）阳性，B超检查肝、胆、脾未见异常。自觉右上腹隐隐疼痛，稍劳则甚，体倦神疲，烦热口渴，头晕眼花，食纳不振，舌红少苔，脉弦细稍数。此乃肝阴不足，肝络失养。治以滋阴养血，柔肝和络。药用北沙参、麦冬、五味子、当归、枸杞子、白芍、川楝子、栀子、白术各10g，生地黄20g。服药15剂，胁痛已除，诸症消失。[中医杂志，2009，（12）：1140]

五味子味咸入肾而补肾纳气，对于肾不纳气之虚喘，可在六味地黄丸的基础上配伍五味子，即都气丸。也有单用本品的记录，如吕奎杰经验：肺肾两虚，久病哮喘，肺气失敛者，治宜敛肺平喘，应用酸味药以敛之。可用"五味子泡鸡蛋方"。原方为：五味子120g，新鲜鸡蛋7个。将五味子、鸡蛋置小盆内，温水浸泡七昼夜，以蛋皮变软为度，弃五味子。以药液（可再加水适量）将鸡蛋煮熟，去皮，晨起一次服，（食量小者可分两次服）。隔5～7日可再服1剂。外感或有内热者忌用。笔者每于原方中更加麻黄10g，杏仁12g，黄芩12g，同五味子一起浸泡。加此三药之目的：①于大剂五味子中少加麻黄，取其敛中有散；②加杏仁、黄芩二味，一则助润肺降逆平喘，一则防过用五味增热也。临床以此方治疗青少年哮喘患者9例，6例痊愈，2例发作减轻，1例无效。（《诊余随笔》）

黄某，女，30岁，干部，1988年6月7日初诊。自诉2年前曾因一度劳累太过，加之情志抑郁而致胸闷、气促、喘息时作，经多方治疗无效，近几个月来病情加重。初诊时见气促，喘息，胸闷，善太息，干咳，心悸心烦，腰酸，消瘦，舌红，苔薄白，脉弦略数。证属肾阴亏损，肾不纳气，肺失肃降。方以都气丸加味，处方：熟地、山药、茯苓各20g，山萸肉、泽泻、白芍、枳壳、紫菀、丹皮各10g，五味子、沉香（后下）、生甘草各5g，清水3碗，煎成1小碗，日1剂。11日二诊：诉药后气促喘息已消失，能安静入眠，胸闷减轻，舌脉同前。原方去沉香，加熟枣仁10g，再进5剂而愈。[新中医，1996，（3）：44]

五味子入肾而能补肾固精，即"强阴，益男子精"。对于肾虚遗精、滑精或小便不禁者，可选用都气丸。

王某，男，46岁，2005年10月20日就诊。诉半年来阳痿，举而不坚，交则即泄，腰酸腿软，手足心热，夜间盗汗，舌光无苔，脉细稍数。此乃肾阴不足所致。治以滋阴益肾。药用生地黄、熟地黄各20g，枸杞子、女贞子、五味子、黄精、肉苁蓉、山茱萸、茯苓、杜仲各10g，煅龙骨先煎20g，服药30余剂病愈，随访2年未发。[中医杂志，2009，（12）：1140]

临床应用五味子大多煎服，然药理研究发现，五味子乙素是五味子的主要成分，主要存在于核仁内部，常规煎法不易煎出，故打碎入煎为宜，研末冲服最佳。

1990 年 9 月 10 日曾治一慢性病毒性肝炎患者，王某，女，28 岁。病人反胃纳呆，厌油，倦怠乏力 2 月余，经治疗复查 3 次肝功能，谷丙转氨酶持续波动在 150 ～ 185IU 之间，查看前医辨证及所用中药基本无误，但五味子在复方中系常规水煎服。遂原方不变，仅改五味子研末，如上法冲服，用药 20 天，转氨酶降至正常。为巩固疗效继服 20 天。随访 1 年，未再复发。[中医杂志，1998，（ 7 ）: 390]

乌 梅

原文：味酸平。主下气，除热，烦满，安心，肢体痛，偏枯不仁，死肌，去青黑痣，恶肉。

乌梅为《本经》中品，是由蔷薇科植物梅的近成熟果实经加工而成，在《本经》中原名梅实，其酸味明显，具有收涩之功。

无论是咳还是喘，均是肺气上逆。乌梅"主下气"与其酸味有关，酸性收涩，能够收敛肺气，可治疗肺气虚或肺肾气虚所致的久咳或虚喘，此类病证多为本虚标实，乌梅但治其标，不能治其本，治本须补其虚，可选用人参、黄芪等。《医学正传》之九仙散"治一切咳嗽、久嗽，乃击其惰归之药也"，由乌梅、五味子、人参、款冬花、桑白皮、桔梗、阿胶、贝母、罂粟壳组成，其中乌梅、五味子、罂粟壳均能收敛肺气。

乌梅性平而非性寒，其"除热"之功不能用于寒证，但对于寒热错杂的病证，特别是上热下寒证，经过配伍可以应用本品。《伤寒论》之乌梅丸由乌梅、干姜、附子、桂枝、黄连、黄柏等组成，主治蛔厥证或久泻久利。究其病机，即为寒热错杂，上热下寒。其热多见口舌生疮、牙龈肿痛、心烦胸闷（即烦满），其寒多见久泻、腹痛、脘腹寒冷等。无论是以口舌生疮为主诉，还是以久泻为主诉，只要属于上热下寒证者即可选用本方。

　　张某，男，34 岁，2002 年 5 月 22 日初诊。反复发作口腔溃疡 8 年。现症：口角糜烂，口腔黏膜多处溃烂，溃疡面有黄白分泌物覆盖，灼痛剧烈，不能进食，口水多，自觉口腔有腥味，神疲，便溏，舌质红，苔薄白，脉弦细。证属脾虚蕴热，寒热错杂。治以乌梅丸加减。药用：乌梅 20g，白术、茯苓各 15g，党参 12g，附子 10g，蜀椒、黄连各 6g，肉桂、细辛各 3g。每日 1 剂，水煎温服。5 剂后溃疡基本愈合，疼痛消失，守方继进 10 剂而愈，随访 1 年未复发。〔山西中医，2010，（6）：61〕

　　古人所说的心口是指胃脘部，所说的心口窝痛是指胃脘痛，所以，"安心"应该是指胃脘部位的疾病，如胃痛、胃胀、泛酸等，《伤寒论》的乌梅丸、《温病条辨》的椒梅汤等均可用于胃脘痛。其次，"安心"是指安神，用于失眠。

　　王某，男，58 岁，退休工人。于 2006 年 10 月 13 日就诊。患者有慢性胃病史 10 年，近两月来胃痛时发，查胃镜示：慢性浅表性胃炎，服用制酸剂效不显，遂求治中医。刻下：神倦，胃脘疼痛，喜按，口干喜热饮，伴吐酸水，呃逆频频，纳谷不香，心烦，大便溏，日行 2 ~ 3 次，且晨起腹痛即便，舌红苔薄，脉细软。证属寒热错杂，气机不利。治拟寒热并用，温通止痛。方用乌梅丸加减。处方：乌梅 15g，制附子、干姜、五味子各 9g，细辛、川椒、吴茱萸各 3g，桂枝 6g，当归、川连、黄柏、党参各 10g。6 剂后胃痛止，继服 3 剂，诸症皆愈。〔陕西中医，2009，（3）：372〕

　　1996 年 8 月，笔者曾诊治 1 例 58 岁女性患者，患失眠 12 年，每晚睡 1 ~ 3 小时，曾到多家医院均确诊为顽固性失眠，并用三唑仑、阿普唑仑、氯硝西泮等及养心安神类中药治疗未收到明显效果。刻诊：面色无华，肢倦神疲，易醒多梦，头晕目眩，健忘，饮食无味，舌淡苔薄，脉细弱，证属心脾两虚，治宜补养心神，兼补气血。处方：人参 15g，白术 20g，黄芪 20g，远志 6g，酸枣仁 15g，茯苓 20g，龙眼肉 15g，当归 20g，木香 10g，白芍 18g，甘草 6g。每日 1 剂，水煎内服，服 7 剂，失眠仍未改善，余追问病史，悉知患者近 8 年来大便时溏时泻，每日 2 ~ 4 次，属脾胃虚弱，久泻不止，不妨加乌梅止泻。于是在原方基础上去当归，加乌梅 15g，服 2 剂后，睡眠明显改善，能安静入睡 8 小时左右，神疲及腹泻均有好转，效不更方，连服 13 剂，顽症尽除，随访 3 年未再复发，受此例启发，余每遇失眠，在辨证基础上加乌梅一味，均收到满意疗效。〔中医杂志，2002，（9）：651〕

"肢体痛,偏枯不仁",似乎是指中风后遗症之肢体疼痛或风湿、类风湿性关节疼痛等,不过,以上方面的疾病并未查找到应用乌梅的医案。王治法认为:乌梅能够散瘀止痛,软化跟骨刺,改善血液循环,减轻水肿,从而达到止痛的良好效果。他介绍经验:以乌梅煎液加食醋,生铁热煅治疗足跟痛,取得良好止痛效果。以乌梅200g加水2000mL,水煎40分钟,过滤去渣,加食醋200mL,用生铁块300g左右烧红放入药液,2分钟后取出,待药液温度适宜,浸泡足跟,每晚1次,浸泡1小时左右。下次浸泡将药液加热,可重复使用。如治杨某,女,56岁,1996年8月12日就诊。为左足跟疼痛,行走困难,X线摄片诊断为足跟骨刺。用此法治疗7天后,疼痛明显减轻,2周后,可随意行走,并能参加劳动。随访1年未再复发。此法简单易行,笔者共治疗286例,有效率在90%以上。[中医杂志,2002,(7):494]

"死肌""恶肉"的范围很广,瘢痕、鸡眼、胼胝、息肉、尖锐湿疣等均在此例。乌梅治疗此类病证,主要取其外用腐蚀作用,所以"去青黑痣"也是取其腐蚀作用。若用乌梅治疗胆囊息肉、胃息肉、结肠息肉、声带息肉等,大多内服。

瘢痕疙瘩:乌梅外用善消因手术、烧伤、外伤、疮疡愈合期出现的瘢痕疙瘩。方法:大乌梅润透去核,焙干研细,加硫黄粉约1/4量混匀。取橡皮膏依瘢痕形状大小剪孔贴患处,使瘢痕外露,醋调药粉如软膏状敷上约5mm厚,外以4层纱布盖严包扎,待干时以醋滴纱布上润之,3日换药1次,至平复为止。如治刘某,女,工人,1996年春节被开水烫伤右股、膝、胫、足,面积约60cm^2,经县医院治疗好转出院。患处出现不规则瘢痕疙瘩,微疼不适,日益突起,余用此法治疗,2月后欣告平复。该法用于新鲜瘢痕效佳,日久老化者较差。曾治10余例,未发现明显毒副作用。[中医杂志,2002,(9):651]

尖锐湿疣案:王某,男,26岁,司机,未婚。由不洁性行为引起阴茎龟头、包皮部及肛门周围尖锐湿疣1年余,无明显不适,忧心忡忡,担心影响结婚及生育。曾行局部蚀疣、电灼、激光、手术等法治疗,结合口服干扰素、阿昔洛韦等药仍未控制,经手术切除肛周湿疣之后已有肛门狭窄之象。方用:马齿苋60g,蜂房15g,生薏苡仁30g,紫草20g,生黄芪15g,枯矾10g。水煎外洗。1周后未见明显变化,上方加乌梅15g,又连用2周,阴茎部疣体全部脱落,又继用1周,肛门周围疣体也消失,经查肛管内也未见疣体,随访未复发。[中医

杂志，2002，（7）：493］

胆囊息肉案：陈某，女，35 岁。1998 年 6 月 5 日初诊。右上腹部时有不适已近月，B 超发现胆囊息肉 2 枚，均约 0.6cm 左右。疏肝利胆为治。四逆散加乌梅 30g，1 个月为 1 疗程。连服 3 个疗程后，B 超复查胆囊息肉明显缩小。服药半年后，B 超复查胆囊未见息肉。［中医药学刊，2003，（5）：765］

银屑病虽然为心身性疾病，但其皮损为"死肌"无疑，亦可用乌梅来治疗。张某，男，38 岁。1992 年 5 月 22 日初诊。自述头部、躯干及四肢泛发皮疹伴奇痒 3 月余，曾服中西药无效而来诊。刻诊：患者除手掌、手背及面部外，全身被榆钱至蚕豆大的灰白色银屑覆盖，前胸、腹背及四肢近端鳞屑相互融合成片，状如松皮，若强行剥离鳞屑，则底面出现筛状出血点，全身可见搔痕，奇痒难忍，口干舌燥，大便秘结，舌质红，舌苔黄，脉弦数。诊断：银屑病进行期。治宜：清热解毒，软坚，活血，凉血，祛风。处方：乌梅 60g，生牡蛎（先煎）30g，红花 15g，三棱 10g，莪术 10g，土茯苓 30g，大青叶 20g，生地黄 30g，牡丹皮 15g，赤芍 15g，全蝎 5g，苦参 20g。水煎服，每日 1 剂。服10 剂后，瘙痒已明显减轻，皮损减少，皮疹消退，原方再进 10 剂，除四肢外皮损消退。连续治疗 40 天，皮肤恢复如常人。随访 8 年余，未见复发。［中医杂志，2002，（9）：651］

总之，无论是内服，还是外用，《本经》对乌梅功效的认识已经比较全面。

山茱萸

原文：味酸平。主心下邪气，寒热，温中，逐寒湿痹，去三虫。久服轻身。

山茱萸为《本经》中品，为山茱萸科植物山茱萸的成熟果肉，其味酸性平，平中偏温，故能够"温中"，即温暖中焦脾胃。脾胃居中焦，即在"心下"，所以山茱萸主"心下邪气"。"去三虫"即杀灭人体内的寄生虫。

以上功效在临床上极少应用。

"逐寒湿痹"是指本品能够治疗风湿痹痛。对于风湿痹痛初起者，因邪气较盛，此时宜祛邪为主，不宜用本品。而对于风湿日久，伴有肝肾不足，筋骨痿弱者，宜配伍熟地黄、山茱萸等温补肝肾之品。这是临床常用的一个方面。

肩凝以肩周疼痛为主要表现，属于风湿痹痛的范畴。熊某，女，45岁。1980年春节因过劳渐感右上臂抬举困难，伴轻微疼痛，我院外科诊断为肩凝症，经用考的松等痛点封闭及中药治疗，一月后病情反而加重，于同年5月15日来诊。患者肩痛明显，劳则加剧，夜间尤甚。肩关节前上方有明显压痛点，患侧伸臂时不能抬高，外展约50度，不能摸及尾骶部，梳头、系裤带均有困难，伴有头痛、腰痛、多处筋痛、夜眠多梦易惊、足膝酸冷、夜尿多。舌淡红，脉弦细。证系肝肾本虚，风寒湿三气杂至，邪犯及肩（筋），发为肩（筋）痹，且因久病不已，内舍于肝，予山茱萸单味重剂（35g），煎服。连服4剂，肩部及全身痛楚即止，肩关节活动相继渐复，再嘱每日以15g泡服。半月后肩部症状完全消除，功能恢复，睡眠改善，足膝酸冷诸症明显好转，肩痹证至今未发已三年多。［中医杂志，1984，（11）：35］

"寒热"一词，其义甚广，包括恶寒发热、寒热往来、但热不寒等多种症状。而张锡纯认为："凡人元气之脱，皆脱在肝。故人虚极者。其肝风必先动，肝风动，即元气欲脱之兆也。又肝与胆，脏腑相依，胆为少阳，有病主寒热往来；肝为厥阴，虚极亦为寒热往来，为有寒热，故多出汗。萸肉既能敛汗，又善补肝，是以肝虚极而元气将脱者，服之最效。愚初试出此药之能力，以为一己之创见，及详观《神农本草经》山茱萸原主寒热，其所主之寒热，即肝经虚极之寒热往来也。"理论虽然如此，但除用山茱萸敛汗外，治疗寒热往来一症，应用本品的机会极少。

"久服轻身"说明本品具有一定的补益作用，这种补益作用主要体现在补益肝肾方面。现一般认为山茱萸是平补肝肾最常用药物之一，如治疗肾阴虚证的六味地黄丸、治疗肾阳虚证的肾气丸均含本品。张景岳是善用温补的高手，所创制的左归丸、右归丸、左归饮、右归饮均含山茱萸。平补肝肾这一作用在《本经》中未明确提出。

现行教科书把山茱萸归为收涩药，说明本品应该以收敛固涩为主要功效，治疗肾虚所致的遗精、滑精最为常用，不仅能够补肾，而且能够固肾，实属标本兼治。张锡纯认为本品"敛正气而不敛邪气"，汗出将脱者，宜山茱萸，《医学衷中参西录》记载："一人，年二十余，于孟冬得伤寒证，调治十余日，表里皆解。忽遍身发热，顿饭顷，汗出淋漓，热顿解，须臾又热又汗。若是两昼夜，势近垂危，仓猝迎愚延医。及至，见汗出浑身如洗，目上窜不露黑睛，左脉微细模糊，按之即无，此肝胆虚极，而元气欲脱也，盖肝胆虚者，其病象为寒热往来，此证之忽热忽汗，亦即寒热往来之意。急用净萸肉二两煎服，热与汗均愈其半，遂为拟此方，服两剂而病若失。"

综上所述，对山茱萸的认识，《本经》与现今认识有较大的差别。

桑螵蛸

原文： 味咸平。主伤中，疝瘕，阴痿，益精生子，女子血闭腰痛，通五淋，利小便水道。

桑螵蛸为《本经》上品，为螳螂科昆虫大刀螂、小刀螂或巨斧刀螂的干燥卵鞘，属于动物类药材，具有咸味，其性平，略偏温性。

药理研究发现，桑螵蛸能增加食物在胃中排空的时间，促进消化液的分泌，有助于食物的消化，这与"主伤中"这一作用相吻合。不过，从中医临床来看，桑螵蛸一般不用于治疗中焦病证，也未查找到相应的文献，所以，这一作用还有待于临床验证。

疝瘕，疝指疝气，瘕即癥瘕，均是小腹部有形症可见的包块，系肾阳虚衰或肝经受寒所致。阴痿，即阳痿，系肾阳不足所致。益精生子，说明桑螵蛸具有温补肾阳，益精固肾之功。女子血闭腰痛，系肝肾虚寒，血脉闭阻所致。总之，以上内容均说明桑螵蛸具有温补肾阳之功，这与现行教科书的观点相同。在古籍中也有应用的记录。《本草汇言》治男妇疝瘕作痛：桑螵蛸二两，小茴香一两二钱。共为末，每服二钱，花椒汤调服。《外台秘要》治遗精白浊，盗汗虚劳：桑螵蛸、白龙骨等分，为细末，每服二钱，空心用，盐汤下。

通过桑螵蛸的温补肾阳作用，可恢复肾的气化功能。对于小便频数者，桑螵蛸能够温肾固摄缩尿，临床极为常用，方如桑螵蛸散或与缩泉丸合用。单用亦效，如治疗遗尿症，取桑螵蛸、益智仁各45g（5～12岁儿童用30g），水煎，日服1剂。治疗11例，一般连服3～4剂即可见效，再服2～3剂，可巩固疗

效。[中医杂志，1965，（11）：30]

肾阳不足，气化无力，可致小便不利、淋沥涩痛等。桑螵蛸能够温肾助阳，而"通五淋"，系"利小便水道"之功也。

李某，男，45岁，2003年9月13日初诊。自诉小便混浊，类似米泔水2月。因无其他不适，一直未曾治疗。最近因尿浊伴臊臭特别严重求治。药用：桑螵蛸、白茅根各30g，黄柏10g。每日1剂，水煎服。服药3剂，尿液清澈如水，臊臭味消失而愈。[山西中医，2009，（2）：46]

王某，男，38岁，2002年3月8日初诊。自诉患双侧肾结石，经肾脏B超证实，左肾有结石8枚，右肾有结石3枚，如绿豆大小。药用：桑螵蛸、海金沙各30g，川牛膝、金钱草、车前子各10g。每日1剂，水煎服。嘱其服药7剂，并注意观察小便情况。服药后曾发现尿道内有细砂状沉淀物，未发现块状结石。B超复查，未见肾脏有结石阴影。[山西中医，2009，（2）：46]

总之，《本经》对桑螵蛸的认识既有病证，也有治法，朴素而实用，与现今的认识基本一致。

中药正名笔画索引